JN247008

させない！ つくらない！ モンスターペイシェント

もつれない患者との会話術

編著 大江和郎 東京女子医科大学附属成人医学センター 元事務長

第2版

日本医事新報社

序

2013年に「もつれない患者との会話術」が，2014年に「Part2」が掲載され，2015年に単行本として発刊されましたが，医療機関に従事する者として，如何に各医療機関がクレーム対応に苦慮しているか改めて窺い知らされました。

昔の古き良き時代を経験した方なら「昔は先輩の経験や知識を教え請うことで，十分に患者対応ができた」と懐かしく思うことでしょう。それが現在では「教え請われた知識だけでは，まったく患者に納得してもらえない」状況となってきています。患者が保険制度や医学に関する知識を容易に入手できる環境となったことで，情報量が以前に比べて飛躍的に増してきたこともあり，診療費についても納得できなければ支払いに応じない方も増えてきています。このような患者に対応するには，職員が業務に関わる必要な知識を身に付けるしかありません。

私自身，窓口で患者に対して法律で対抗せよと論じているわけではありません。不満を申し出る患者と対応する際に，気持ちの余裕の有無によって対応も違ってくるのではないかと思うのです。その余裕も，裏付けのある法的知識を持ち合わせているかどうかによって違ってくるのではないでしょうか。

「拳銃や暴力がものを言ったのは昔のこと，現代では法律を知っていることこそ自分の身を守る強力な武器だということを忘れてはならない」と言ったのは，作家であり弁護士でもある和久俊三氏でありますが，だからと言って法律を振りかざせというのではありません。むしろ，生半可な知識はかえってトラブルの元となりますし，法的知識を駆使すればすべて解決するかというと，そういうことでもありません。要は，法的知識を持ち合わせることで気持ちにゆとりが生じ，冷静な対応が可能となるということです。

本書に収載した事例は，いずれも窓口で生じたトラブル事例であり，今更ながら多様なトラブルが起こるものだと感じる次第です。今後，団塊世代や中年を迎えるゆとり世代の受診増加により，クレームもますます増加が予想されます。トラブルをなんとか解消したいと本書を手に取られた方もいらっしゃることでしょう。本書が少しでも患者対応の参考になれば幸いと存じますし，読者の皆さんのご意見等も仰ぎたいと考える次第です。

最後に，単行本発刊にご尽力いただきました日本医事新報社ならびに編集企画担当の上平和秀氏に感謝する次第です。

平成30年1月

東京女子医科大学附属成人医学センター 元事務長　**大江和郎**

目次

〈執筆者〉大江和郎　東京女子医科大学附属成人医学センター 元事務長
宮本芳誠　戸田病院 事務次長

総論

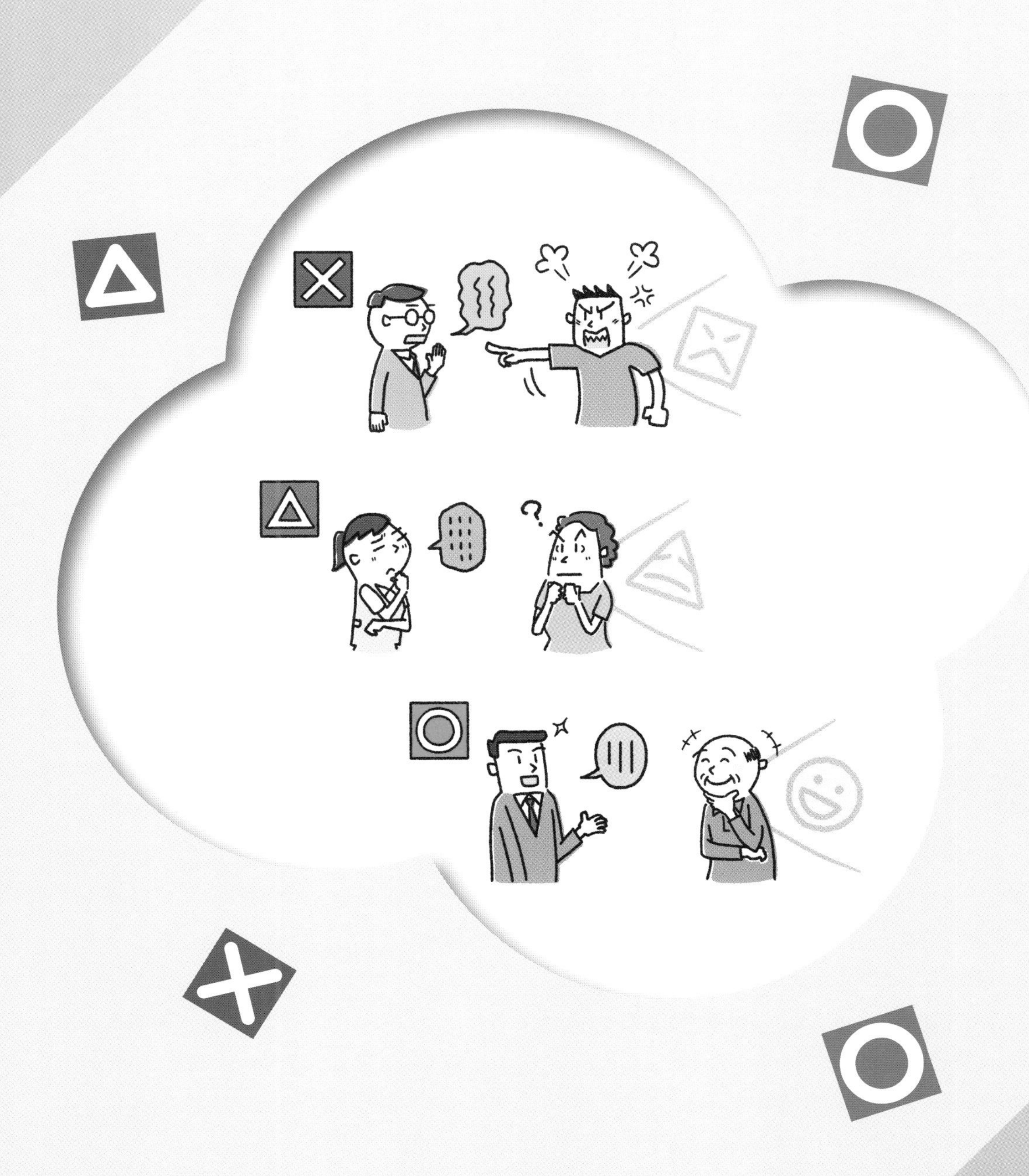

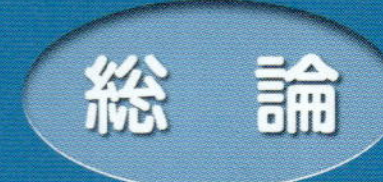

他院の対処法を知り，経験を積むことが肝要

最近の患者気質の傾向

患者の気質も時代とともに変わってきたように感じます。患者に対応していて，最近感じることは，「話せばわかる人」が少なくなったような気がすることです。

最近の傾向としては，①我慢できない，②自己主張を曲げない，③言わないと損と思っている，④常識に欠ける，⑤聞き分けがない，⑥人の指示に従わない―などが挙げられるかと思います。

精神科医の片田珠美氏は著書『一億総ガキ社会』（光文社新書）の中で「他責的人種」が増加していると記しています。「他責的人種」とは，うまくいかなかったら，すべて他人に責任転嫁しようとする人種のことをいい，他人を責め立てて切り抜けようとする人種をいうそうです。

患者に当てはめると，「病気が治らないのは医師のせい」「診療時間に遅れたのは電車が遅延したせい」「会計が遅いのは事務員のせい」「予約時間通り診てもらえないのは病院のシステムが悪いため」などです。このような人種は今後ますます増えていく傾向にあり，その対応に苦慮する医療機関も多くなるものと思われます。このような人たちが増えてきたのは，消費社会にどっぷり浸かったお客様意識の台頭が原因の1つとも考えられます。

病的患者と被害者意識増大患者の増加

最近感じるのが，病的患者と被害者意識増大患者の増加です。

病的患者とは，同じクレームを何度となく執拗に繰り返し主張する患者であり，また何に対してもクレームをつけてくる患者です。たとえば，「待合室のテレビの音声が大きい」「看護師の髪が長く，仕事向きではない」「言葉遣いが気に入らない」等々，切りがないほど対応を迫られることになります。

次が，被害者意識増大患者です。生活困窮者や障害者に対する医療機関の対応は今も昔も変わらないのですが，最近は弱者であることを楯に威張る患者が増えています。「生活保護受給者だと思ってバカにしてるのか」「障害者なんだからもっと優しい対応をしてほしい」「障害者なんだからもっとサービスしてほしい」等々です。

消費社会化現象

前述のような患者が台頭してきたのは，社会的には1990年のバブル崩壊以降と指摘されていますし，医療界においては1999年の横浜市立大学医学部附属病院で起きた「患者取り違え事故」以降と言われています。また2001年11月に厚生労働省健康局国立病院課による「国立病院・療養所における医療サービスの質の向上に関する指針」の中で，医療の質を高める一環として，患者を呼ぶ際，原則として「姓(名)」に“様”をつけることを提案して以降と言われています。この指針が誤解を生んだ結果，多くの医療機関が「患者」に“様”をつけて呼ぶようになってきました。

消費者には「お金さえ払えば何をやっても許される」という意識が生じ，最小の負担で最大のサービスを求めてくるようになってきました。医療に置き換えると，医療サービスにわずかな瑕疵でもあれば，相手の人間性までも否定して徹底的にクレームをつける態度と言えるでしょう。患者にとって，「医療機関は医療サービスを売る店」であり，「サービスを受けるのは当然の権利」であるため，消費者が一般のサービスを受けるのと同じようなふるまいをするようになっています。このため，患者が求める「お客様としての応対」を医療機関側が怠ると，感情が抑制できない「キレやすい人」となり，攻撃的な傾向が強くなります。

なぜクレームが減らないのか

1. クレーム発生の要因・現象

クレームが発生する要因，また，その傾向として次のようなことが考えられます。

①景気が悪化すると，件数が増加する
②アウトソーシングが行き過ぎると，クレームも増加する
③クレームの内容はしだいにエスカレートする
④新入職員入職時期や人事異動がなされたときに発生する
⑤人件費削減が顕著になると，クレームが増加する
⑥情報量が乏しい人ほどクレームを生み出す
⑦情報量・知識量が豊富になると，クレームが増加する
⑧医療機関に対する信頼度が低下すると，クレームが発生しやすくなる
⑨医療機関本位の合理化・効率化が進むと，クレームも増加する
⑩顕著なクレームが発生すると，クレームは連続して発生する
⑪クレーム対策を講じていない医療機関は定期的にクレームが発生する

2. クレーム対応が困難な理由

①常識が通用しない

立場(年齢・環境等)が違えば，常識や一般的と思われる解釈が異なるのは当然で，特に若い世代と高齢者との世代間ギャップはしかたがありません。

②手こずる患者の増加

・団塊世代の台頭

団塊世代の定年退職が始まり，患者としての受診機会の増加が予想されます。団塊世代には

高度経済成長期を牽引してきた自負があり，医師の診察や医療機関のシステムに不満があると黙ってはいられない方も増えてきました。

- 認知症患者と体の不自由な高齢患者の増加

患者の高齢化の比率が年々高くなり，自分で歩行するのが困難な患者や，何度言っても理解できない認知症気味（？）の患者が増えてきています。そのために，診療時間を多く要し，介助する職員も必要となり，効率的な病院運営が難しい状況となっています。

③説得がうまくいかない

人間は年ごとに経験を積み，確固たる信念を持つようになりますが，そのような人に正論を説いたところで説得は困難を極めます。

④クレーム発生の法則

「注意しなければならないと思う患者に限ってミスを犯してしまう」「立て続けにクレームが発生する日がある」「どういうわけか，同じ患者にミスが発生してしまう」という不思議な法則があるのは経験済みと思われます。

3. 患者が最後に発する「言葉」の真意

トラブルになったとき，患者が最後に「マスコミに言うぞ！」「都や県に申し立てるぞ！」「弁護士に訴えてやる！」「県会議員や市会議員を知ってるぞ！」などと言って，医師，看護師，事務職員を脅かす場合があります。このような発言の真意は，医療機関をビビらせるためです。筆者の広報室勤務時代の経験から言うと，まずほとんどの方は行動を起こしません。

仮に，このような行動に起こして記者が取材に来訪した場合，医療機関側に非がなければ事情を説明することで理解が得られやすいものです。また，第三者である弁護士や議員に説明するほうがかえって冷静に話し合いができ，医療機関側として都合が良いとも言えます。

クレーム対応8カ条

東邦大学医学部客員教授（社団法人日本小児科医会顧問弁護士）の桑原博道弁護士が著書『小児科医に関わる法律の解説』（日本小児医事出版社）の中で，次のように述べています。

1. 粘り強く話を聴くこと

※苦情の申し出内容および原因を探る

※患者視点と医療者視点が異なることで発生する場合もある

2. できない約束はしないこと

3. 回答期限に余裕をもらうこと

4. ほったらかしにしないこと（迅速に対応すること）

※ぐずぐずしていると，長期化し，さらに悪化が予想される

5. 毅然と，かつ丁寧に対応すること

6. 要求のままに院長を出さないこと

※院長が対応することで最終決断をその場で迫られることになるため。しかし，早期解決が図れる見通しが立てば積極的な関与も必要

7. 脅しに反応しないこと

8. 対応する場所・人数に注意すること

（※の文章は筆者）

クレーム内容による医療機関側の受忍限度

次に，クレーム内容によって，医療機関側として受け入れられるかどうか分類してみます。

1. 対応可能と思われるクレーム

①職員の接遇・態度・言葉遣い

確かに，中には指摘されてもやむをえない職員もおり，そのような職員には教育等を通して改めていくしかないと思います。

②無理のない運用の変更

患者動線がわかりにくいとか，手順を逆にしたほうが良いなど，患者に指摘されて初めて「なるほど」と気づくケースもあります。

③医療安全対策に関する場合

たとえば，滑りやすい床に対して材質を変えるとか手すりの設置などの対策を講じなければ事故につながりかねません。

2. 対応困難なクレーム

①施設に関すること

たとえば，構造上大掛かりな工事費用が伴う場合や，対応するには相当な人件費を要する場合などは，時間を要することを説明します。

②システムに関すること

理論的にプログラム改修で対応可能な場合でも，1本数百万円も要するような費用が発生する場合，運用で対応可能かどうか検討してみることです。

3. 対応不可能なクレーム

①法律に反する事柄

法律に反してまで患者の要求に応える必要はありません。

②診療報酬点数表に係わる算定変更

値引きや請求しないという行為は，制度の根幹に関わることから，医療過誤でもない限り要求があったとしても応じるべきではありません。

謝罪の有効性

▶▶名古屋大学グループの実験結果（2012年3月，新聞報道より）

男子学生48人に対して「公共の場での喫煙」と題する文章を書かせ，その後2班に分け，片方には「大学生の文章とは思えない」と怒らせるための侮辱の評価文を示した。もう一方の班にはその評価文に「こんなコメントをしてすみません」という謝罪部分を加えた。

その後，学生の脳波や心拍数，心理テストを実施した結果を比較したところ，謝罪を受けた班では左右の脳の活動に差がなく，汗は増加したが，心拍数の変化もなかった。心理テストでは攻撃性は変わらなかったが，不快感は高まっていた。

一方，謝罪部分のなかった班では，心拍数や手のひらの汗が増加，脳波検査では攻撃性が高まっていることを示す左右の脳の活動の差がみられた。心理テストでも攻撃性と不快感の両方が高まっていた。

名古屋大学グループは「謝っても怒りのすべては抑えられないし，不快感は消えない。ただ，攻撃されることはなくなり，和解への第一歩となる」と説明している。

クレーム対応のプロセス

基本的なクレーム対応・処理の流れを示します。

1. 何に対して怒っているのかを聞き出す

①患者はなんとかしてほしいから声を出している

②事の大小を決めるのは患者

「たいしたことではない」と片づけるのは問題

③「怒りの苦情＝患者にとっては重大事」との認識が必要

2. 怒らせた事柄について謝罪する

3. 医療機関側のシステム（運用）について理解を求める

◎怒りの原因となった事柄について，理解を求めるとともに，納得してもらう

4. クレームを貴重な意見と考えて，御礼の気持ちを述べる

◎相手の立場に身を置いてクレーム内容を考える

クレームの対応，結局は……

1. サービスが良ければクレームは発生しないのか

100%のサービスを提供したとしても，患者が不満と思ってしまえば，その時点でクレームとなってしまいます。すべては患者の感じ方，受け止め方次第ということになります。

2. どれだけ細心の注意を払えばクレームは発生しないのか

人間のやることにミスはつきものであり，クレームを“0”にすることはできません。むしろ，クレームは起こるものと考え，常に準備しておくことが肝心です。

3. 謝るだけでクレームはなくせるか

患者はなんとかしてほしいから訴えているのであり，困っている状況が解決されない限りクレームは解消されません。

4. クレーム対応の心得

①クレームはすべての企業において避けることのできないものです。

②クレーム対応は勉強で学べるものではありませんし，マニュアルも通用しないことが多々あります。似たようなクレームでも患者の目的・背景・生い立ちなどで対処方法も異なります。発生したクレームにその都度謝罪し，対応を考え，実践し，1つひとつ経験を積んでいくしかないのです。

③他院の成功例で成功するとは限りません。しかし，他院のクレーム対処方法を知った上での対応のほうが，失敗したときになぜうまくいかなかったのか学習できます。

④対策を講じない限り，クレームは減りません。個人，部署の問題と考えず，医療機関が総力を挙げて取り組むことが求められます。

総論② 診療行為は医師と患者の契約である

診療契約の成立

医療機関の窓口担当者は，初診の際，患者から被保険者証の提示を受け，診察申込書に氏名などを記入していただき，診察室に案内しています。果たして，この何気ない窓口業務が，実は「診療契約」を交わしているということに気づいている人が何人いるでしょう。

契約を交わすというと，売買契約や委任契約などのように契約書に双方サインして押印し，契約内容を履行するというイメージがあると思いますが，医療機関の窓口に契約書らしき書類を置いてあるところはまずありません。しかし，日常行われている「診療行為」は，民法上からみると，医師と患者の「診療契約」の上に立って行われていると言われています。

それでは，どの時点で「診療契約」が締結されるのでしょうか。

通常の初診外来の場合，患者が医療機関の窓口で症状を訴えて「診てもらいたい」と申し出て，これに対して医師（医療機関）が「診ましょう」と承諾することにより契約が成立します。実際には，患者が医療機関の初診申込書に記入の上，提出し，それを医療機関側が受理することによって契約が成立したことになるのです。

診療契約成立による医師・患者双方の義務

「診療契約」の成立によって「医師は診療するという債務が生じ，患者は診療に対する報酬を支払うという債務が生じる」ことになります。“契約”は双方の信義・誠実の原則に則って“履行”されますので，お互いに信頼関係の確立と維持に努力し，双方が病気の治療に全力で取り組まなければなりません。

つまり，医師は現時点の医学水準における「診療行為」を施行することに努め，患者は自己の症状を告知し，医師にすべてを委ねて治療に専念することが求められます。

「診療行為」は，患者が医師に対して投薬や処置，手術などの治療を行うことを“委任”することであり，「診療契約」の締結によって，医師・患者双方に契約上の義務（債務）が生じます。

ちなみに，「診療契約」は“準委任契約”と位置づけられています。そもそも委任契約は「法律行為を伴う」ものを指しており，“準委任”とは法律行為を伴わない行為，たとえば「物の管理などを依頼する場合」などを意味します。

「診療契約」は，一般の契約とは異なり，契約書の作成も行わなければ治療期間も治療方法も明確にされません。また，診断の方法，治療法の選択・変更などの“債務の履行”も医師の裁量の範囲とされ，結局のところ，契約の内容は医師が自由に決定することになります。したがって，患者の生殺与奪権は医師の裁量次第ということが言えます。

しかし，「診療契約」を締結している以上，何から何まで医師の自由な判断に委ねているわけではありません。最終目的（病気の治癒）に向けてどのような手段で診療を行えば，“契約”を“履行”したことになるのか，概ね次の項目が医師の“義務”として課せられています。

1．医師の義務

①インフォームドコンセント

この言葉も現在ではすっかり定着しましたが，医師と患者は対等の立場であることを前提に，医師は治療開始に当たって，まず事前に患者に説明を行い，同意を得ることが必要となります。特に，生命・身体に多大な影響を及ぼすと思われる治療や検査については，事前に患者の承諾を得なければならないとされています。

②医師は最善の方法をもって治療を行わなければならない

医師は，自己の持つ知識・技術・経験をもって，最善を尽くし診療にあたるべき，ということです。

③医師自ら診療を行わなければならない

原則として，医師自ら診察や投薬などの治療を行わなければなりません。これは，一連の行為を同一医師が行うことで一貫した治療が期待できること，また他の医師任せの治療が契約の基盤である信頼関係の崩壊につながりかねないからです。

④専門医への診療の委任

前項と矛盾するところがありますが，医学の進歩により治療も専門化・細分化され，1人の医師がオールマイティーで全診療科に精通できるわけではないことから，専門医の診療が必要と判断した場合には，積極的に紹介することが患者の治療にとって最良の方法であるということです。

⑤診療に対する患者への報告義務

医師は患者の容態や検査結果・手術結果について，患者から報告を求められた場合には必要な限り報告する義務があります。したがって，多忙を理由に報告を怠ることは義務を果たしていないということになります。

一方，患者には次のような項目が“義務”として課せられています。

2．患者の義務

①診療費の支払い

診療を受けた場合には，必ず診療費を支払わなければならないということです。この診療費の支払いは成功報酬を意味するものではなく，治療の結果如何を問わず支払わなければなりません。最近，医師の診察が気に入らないとか，手術結果が思わしくないなどの理由で支払いを拒否する患者がいますが，もっての外と言わざるをえません。

②病状の告知

医師はまず，問診などから経緯や現状を把握した上で治療を開始しますが，問診の際に患者が本当の症状をありのままに告知してくれない限り，適切な治療方針が立てられなくなります。

③医師への従順・療養への専念

治療を行う上での必要な命令・指示・注意などに患者は従わなければなりません。なぜなら，医師が最善の努力を尽くしても，患者がその指示に従わなければ，治療効果が期待できないからです。また，医師が最善の努力を行っても，患者に治そうとする自覚と意識がない限り，治療効果は期待できません。そのためにも，患者には療養への専念が求められるのです。

④療養上の規則の遵守

医療機関は日々，多くの患者を診療しています。そこには必然的に規則があり，かつ，その規則を守ることが義務づけられます。また，入院による療養生活では他人との共同生活を強いられることになり，互いに迷惑をかけることなく快適に過ごすためにも，規則遵守が必要となってくるのです。

診療契約に基づかない診療行為

「診療行為」は契約によって行われていることを説明してきましたが，すべての「診療行為」が「診療契約」に基づいているとは限りません。たとえば，重症で意識不明の場合や精神疾患で正常な判断ができない場合などです。一刻を争って診療を開始しなければならないとき，「診療契約」が結ばれていないまま「診療行為」を行うことを，法律では「緊急事務管理」と呼んでいます。「診療契約」が締結されていない「診療行為」を行った場合においても，医師・患者双方には次のような“義務”が生じます。

1．医師の義務

①依頼なき場合でも最善を尽くさなければならない

依頼がないからと言って，いい加減な診療行為を行ってよいということはありません。契約を締結した場合と同様に最善を尽くさなければならないのは当然のことです。

②診療行為の継続的な管理

いったん，診療を開始したからには途中で中止することなく，最後まで治療を続行しなければなりません。

③診療についての患者への報告

依頼がないからと言って報告する必要がないということではありません。契約締結の場合と同様に経過報告，検査や手術などの結果報告を必要な限り行わなければなりません。

2．患者の義務

◎診療費の支払い

患者側が診療を依頼したわけではないからと言って支払いを拒否できるものではありません。仮に結果が悪かったとしても，診療費の支払いをしなければなりません。

医療機関として

以上，「診療契約」について説明してきましたが，実際には，ほとんどの方がこうした医師・患者双方の“義務”の存在を知りません。そして，そのためにトラブルになることが多々あります。

医学部教育における医療保険制度に関する講義と，保険者による被保険者への周知・啓蒙がしっかりとなされれば，医師・患者の双方がそれぞれの“義務”を果たすようになり，スムーズな診療が行われるようになるのではないでしょうか。

準委任契約とは？

民法には，ある人が誰かに何かを依頼する関係の契約として，雇用契約（他人を雇って働かせる契約），請負契約（他人にある仕事の完成を約束させる契約），委任契約（他人に何かをするよう依頼する契約）の3項目があります。

一般に，医師は患者に雇われるわけではありませんし，完全に治癒を約束できないことから請負契約にも該当しません。残る委任契約が当てはまると考えられていますが，さりとて民法上の委任契約は法律行為（例：不動産を購入する契約を結ぶなど）を委任するものとされています。検査や手術のような行為は事実行為であると考えられているため，委任に準ずるという意味で「準委任契約」だというのが通説となっています。

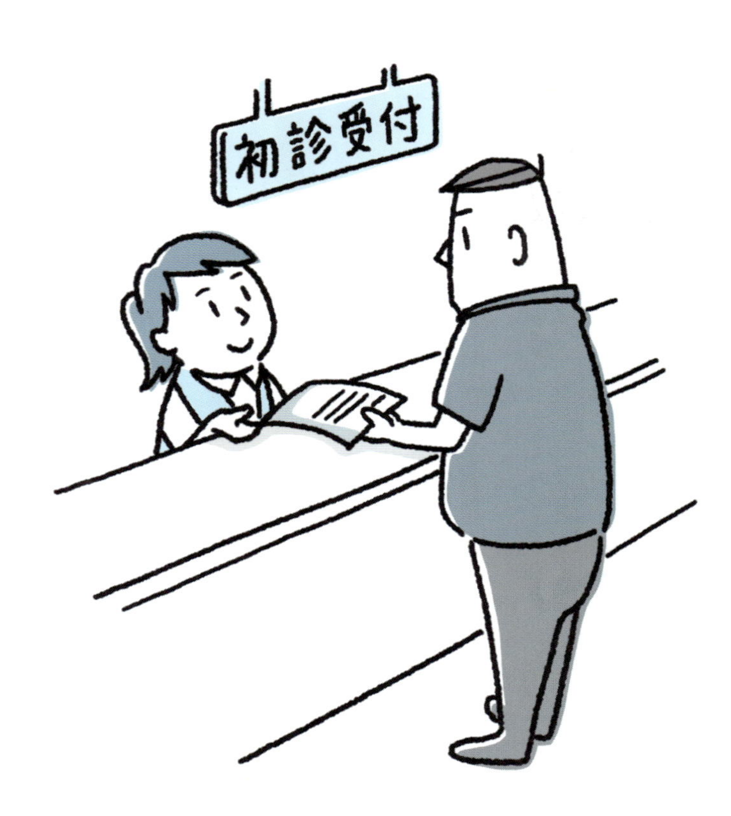

1章　窓口・待合室での会話術

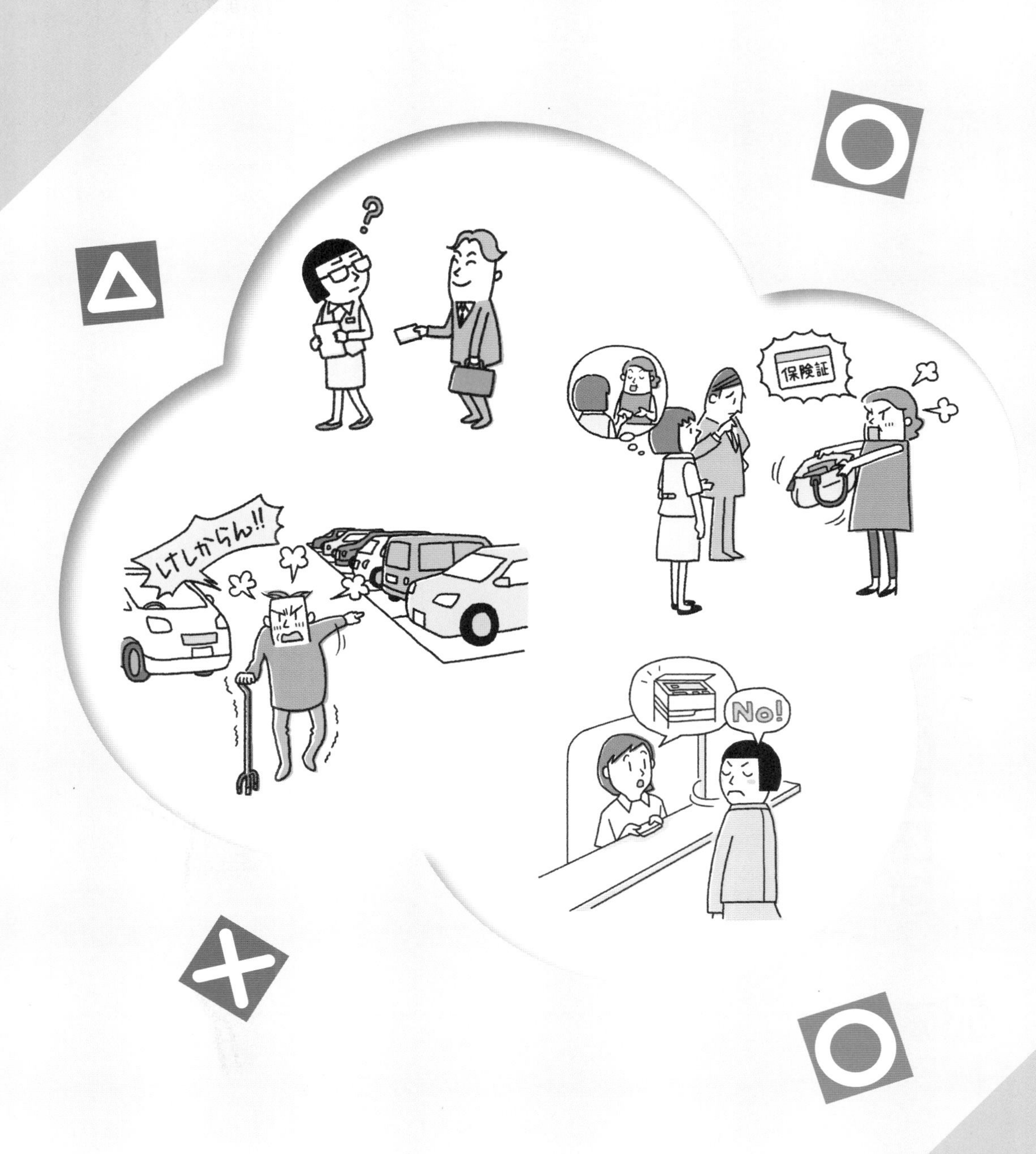

CASE 01 キレル患者

予約時間をだいぶ過ぎているじゃないか！
どうなっているんだ！

大勢の来院患者の待ち時間を減らそうと，予約時間制を設けている医療機関。しかし，スケジュール通りにいかないことがあると，大きなトラブルに発展することもある……。

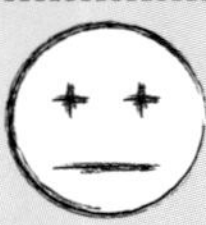

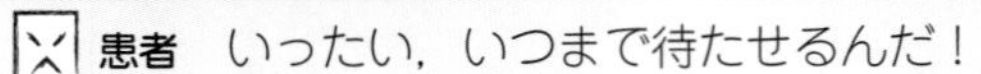

患者　いったい，いつまで待たせるんだ！
窓口　大変遅れており，申し訳ありません。もう少々お待ちください
患者　30分も待たせるなんて，予約の意味がないじゃないか！
窓口　極力予定通りとなるよう心がけておりますが，個々の患者さんの症状が異なるもので……
患者　この後に予定が入っていて，これ以上待ってられないよ！
窓口　でも，本日はA先生から処方していただく予定ですから
患者　もう要らん！

どう対応する？——良い例・悪い例

✕　順番で診察を行っておりますので，そのままお待ちください

✕　先生も一生懸命診察しております。我慢してお待ちください

△　もう少しで順番ですので，このままお待ちください

○　**申し訳ございません。時間がないようでしたら，本日は別の医師が症状を伺い，必要な薬を処方します。その上で改めてA先生の予約をお取りになり，後日ご来院いただけませんか？**

ポイント

医療機関によっては，クレーム処理業務を警察OBを雇用して担当させているところもありますが，どの医療機関でもできるものではありません。キレル患者は自己抑制ができない人です。とにかく，まずは落ちつくまで，相手の言い分を冷静に聞いてあげましょう。話すことで相手は落ちつくはずです。

解説

医療機関の場合，医師法第19条の応招義務があり，正当な理由がない限り，診療を拒否できないことになっています。したがって，キレル患者がいても，このキレル患者の診療を拒否し他院への受診を勧めようものなら，医師法違反となる可能性もあります。このため，結局はキレまくっている患者に対して強い態度で臨めないのが実情なのではないでしょうか。

医療機関の対応

このようなキレル患者が多くなると医療機関側としても対処しきれませんが，まずは落ちつくまで，とにかく相手の聴き手になることです。話を聞いてあげることで患者は落ちつくはずです。

某病院の医事課長によると，最近の医事課長の仕事は「朝から患者クレーム対応をすること」が日課となっているそうです。連日，患者のクレームに対応するだけで精神的に参ってしまうそうですが，どの医療機関も多かれ少なかれ同じような状況ではないかと推察します。

従来の窓口業務は医事担当職員がすべて対応してきました。しかし，未集金回収には回収業務経験者を配置したり，クレーム処理には民間企業で経験を積んだ方に担当させるなりして，業務を見直す時期にきているのではないでしょうか。

関係法令など

• 医師法第19条（応招義務等）

診療に従事する医師は，診察治療の求があつた場合には，正当な事由がなければ，これを拒んではならない。

2. 診察若しくは検案をし，又は出産に立ち会つた医師は，診断書若しくは検案書又は出生証明書若しくは死産証書の交付の求があつた場合には，正当の事由がなければ，これを拒んではならない。

コラム　時代がつくったキレル患者

キレル患者が増加したのは，過去20年の間にバブル経済が崩壊し，デフレ社会においてリストラが進み，経済・地域格差が増大したことなどが背景にあります。こうした社会環境の大きな変化が国民に不安・ストレスを与え，多くの人々の心をすさんだものにしてきました。電車内や航空機内での乗客の乗務員に対する暴言・暴力も，こうしたすさんだ現代社会が背景にあると言えるでしょう。

医療機関におけるキレル利用者（患者）の増大の背景には，さらに別の理由を挙げることができます。まずは，1999年に横浜市立大学医学部附属病院で起こった患者取り違え事故です。患者の権利意識の目覚め・高揚はこれ以前からもありましたが，この事件を契機に，医療機関に対する社会および国民の関心が非常に高まったのは間違いありません。この結果，従来の医師の立場に患者が追いつき，そして対等となり，物言う患者が増加しはじめたと思います。

もう1つは，インターネットの普及です。インターネットは必要な医療情報の収集を容易なものとし，短期間で国民が高度な医学的知識を持つようになりました。この結果，医師に対して納得ずくの治療を求める患者が増え，さらには，インターネット上で病院や医師の評判などを患者同士で情報交換するようになりました。今後，医師と患者の情報格差はますます縮まっていくと思われ，医療を取り巻く環境はさらに変化していくでしょう。

少し古いデータになりますが，2004年7月の内閣府政府広報室「安全・安心に関する特別世論調査」（全国の20歳以上の国民3,000人を対象に調査，回収率71.2%）によると，「今の日本は安全・安心な国か」との問いに，「そう思わない」との回答が55.9%を占め，その理由として「医療事故の発生など医療に信頼がおけない」との回答が43.0%を占めていました。

また，同調査では「身の回りで増えたこと」という問いに対して「情緒不安定な人，すぐキレル人（怒りっぽい人）」と回答した人が41.0%もいました。この調査で「おやっ」と思ったのは「人間関係が難しくなった」と回答した人が63.9%もいたことです。そして，その原因として「人々のモラルの低下」を挙げた人が55.6%もいました。これらの数値は現在はもっと高くなっていると思われます。

CASE 02 携帯電話の使用ルール

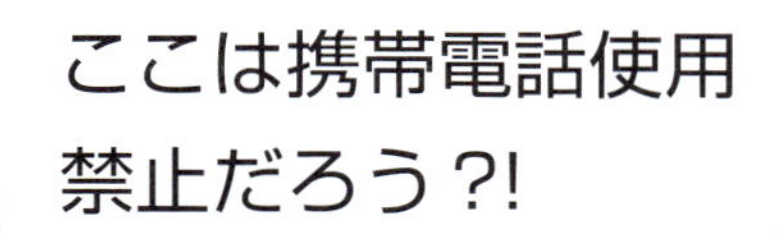

どの医療機関でも携帯電話は使用禁止か，使用エリア限定。メールのみの携帯やパソコンの使用は許可している医療機関もあるが，いずれの場合も，医療機器周辺と手術室付近では使用禁止にしている。

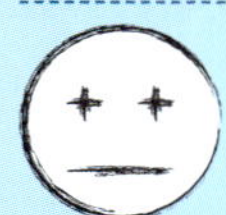

患者 待合室でメールをしている人を注意すべきじゃないの？

受付 メールは他の方に迷惑にならないと思って黙認しておりました

患者 待合室内にも『携帯電話での通話はご遠慮ください』と掲示しているのに，なぜ注意しないの？　ここは携帯電話使用禁止だろう?!

受付 ……

どう対応する？――良い例・悪い例

✕ いくら注意しても守らない人が多いんですよ

✕ ポスター掲示していますが，待合室での携帯電話使用は特に身体に影響なく，問題ありません

△ 待合室でのメール使用の場合のみ許可しております

〇 **当院では，通話は他の方の迷惑になりますので，許可した通話エリア以外では使用禁止とさせていただいております。ただ，メールについては身体的影響もないとされておりますので，許可しております**

ポイント

携帯電話の電磁波は遺伝子に悪い影響を与えないと言われていますが，そのことをまだ知らない患者の精神的苦痛に配慮する必要はあります。携帯電話，パソコン等の制限付き使用方法の院内ルールを定めるとともに，必要な場合はその根拠を説明し，患者に理解を求めることがトラブル回避の方法の１つとなります。

解説

●医療機関内での携帯電話

最近の医療系テレビドラマでは，医師が携帯電話を使用する場面が登場するなど医療機関内での携帯電話の使用が認められたかの印象を受けます。以前は，医療機器に悪影響を与えるということから弱い電波を発信するPHSのみが院内で使用許可されていました。

しかし，2014年8月に電波環境協議会が「医療機関における携帯電話等の使用に関する指針」を公表したことで，携帯電話を使用する医療機関が増えてきました。

指針によりますと，携帯電話端末からの電波は端末からの距離が遠くになるにつれて減衰することから，一定の離隔距離を確保すれば医療機器への影響は防止できること，そして各医療機関でルールを設定し使用することと述べています。

まだまだ多くの医療機関でエリアを限定して使用許可していると思われますが，使用に際してのルールを設定し，わかりやすく表示するなどして周知徹底を図ることであります。

●電磁波の人体への影響

電流や磁気の方向や強さが時間的に変化（交流）すると互いに影響しあうようになり，電界があると磁界が生じ，磁界があると電界が生じるというように次々と波のように遠くに伝わっていきます。この波のことを電磁波といい，波の伝わっている空間（場所）を電磁界といいます。

電磁波は電離放射線と非電離放射線とに分けられ，携帯電話は非電離放射線に属します。非電離放射線は比較的に波長が長くエネルギーが小さいため，曝露されても細胞内の遺伝子などに悪い影響を与えないと言われています。

WHO（世界保健機関）が2007年6月，電化製品や高圧送電線が出す超低周波電磁波の人体への影響について，常時平均0.3～0.4μTを超える電磁波（商用周波数磁界）にさらされていると小児白血病の発症率が2倍になるとの日本や米国などでの疫学調査の研究結果を支持し，「電磁波と健康被害の直接の因果関係は認められないが，関連は否定できず，予防的な対策が必要」と結論づけた「環境保健基準238」が話題となりました。

電磁波による人への影響としては，刺激作用が既に科学的に立証されていますが，小児白血病との関連性については経済産業省の調査においても「関連性が弱く，研究対象者選択の偏りや磁界以外の要因による影響も否定できない」とされており，「生活環境での電磁波（電磁界）による健康影響があるという確実な証拠は見つかっておりません。しかし確実にないという証拠を見つけるのは論理的に無理です」という報告がなされています（一般財団法人 電気安全環境研究所「電磁界と健康」）。

医療機関の対応

待合室での携帯電話の使用は周囲に迷惑という考え方が一般的ですが，携帯電話は生活上欠かせない道具となっており，医療機関内の全エリアで使用禁止というわけにもいかない状況となってきています。

したがって，単純に全面使用禁止とするのではなく，他人の迷惑とならないようマナーを遵守してもらい，最低限の院内ルールに従ってもらうという対応で，携帯電話を使用したい人および周囲の人に理解を求めることが双方のトラブルを避ける1つの方法ではないかと思います。

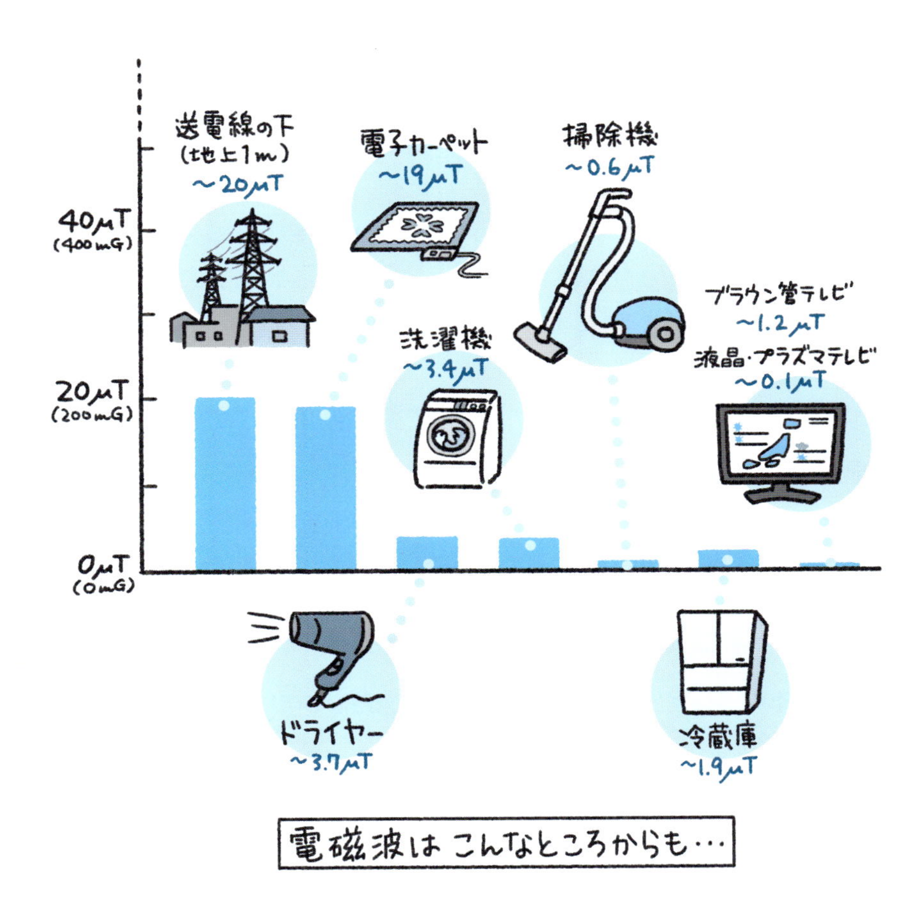

CASE 03 待ち時間に対するクレーム

予約の診察時間が大幅に遅れて商談が破談になった。責任をとれ！

予約時間制を導入している医療機関。しかし，遅い診療時間帯になるほど，予約時間から大幅に遅れ，ついには理不尽な要求をされた。

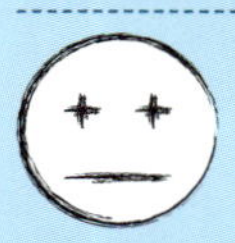

患者 さっきから待ってたが，ちっとも順番が来ないじゃないか？ 先方との商談に間に合わず，破談になってしまったぞ！

窓口 申し訳ありません。極力お待たせしないよう努力したつもりですが……

患者 結局，間に合わなかったんだぞ！ 責任をとれ！

窓口 どうしようもありません

患者 それが返事か?!

どう対応する？──良い例・悪い例

✕ それでは事情をうかがい，対処したいと存じます

✕ それでは当院の規定による損害額をお支払いします

△ 病院には関係ないことでありますし，そう言われても困ります

○ **大変申し訳ございませんが，当院では損害賠償の申し出はお受けできかねます**

ポイント

待ち時間が長引きはじめ，クレームが起こりはじめると，担当者は待っていただくよう丁寧にお願いするしかありません。また，予約時間はおおよその目安に過ぎないことを説明します。頻繁に待ち時間を聞かれる場合は，見込まれる待ち時間や待っている患者数を教えてあげるとよいでしょう。ただし，急いでいるからといって，順番を繰り上げるようなことをすべきではありません。

解説

●このケースでは損害賠償請求に応じる必要はない

結論から言えば，このケースのような場合，損害賠償請求に応じる必要はありません。

なぜなら，①予約時間の遅れによる診察が予想できたこと，②患者も打ち合わせ時間に遅れそうな場合には事前に連絡を入れることが可能であり，場合によっては改めて日程調整を図るか，打ち合わせ時間を多少ずらすなり，対応が可能と思われること，③さらに本当に大事な商談であれば，多少の遅れでキャンセルとなるのは考えにくいことなどが主な理由です。

また，仮に予約時間の遅れにより商談がキャンセルされたと主張するのであれば，それを証明してもらう必要があります。その証明には先方のお客様まで巻き込んで裁判することにもなりかねませんが，そうなると，結果的に先方のお客様に迷惑をかけることになり，そこまでやって医療機関に損害賠償を求めるメリットが本当にあるのかと思われます。医療機関に責任を求めるのは，少し短絡的な考え方と言わざるをえません。

●診療の遅れへの苦情には待っていただくようお願いするしかない

最近，待ち時間を少しでも解消しようとする工夫の1つが予約診察です。ただ，患者の中には，仕事の合間を縫って来院するビジネスマンもおり，仕事を気にしながら順番を待っている様子がうかがわれるときもあります。診察の遅れが生じはじめると次から次へと患者から苦情や問い合わせがあり，窓口担当者としては，その都度待っていただくよう丁重にお願いするしかありません。

医療機関の対応

個々の患者の症状は異なり，診察時間枠内で必ずしも終了するとは限りません。予約制を導入している医療機関は患者に対して，予約時間は診察のおおよその目安に過ぎず，「予約時間＝診察時間」を保証するものでは決してないことを説明する必要があります。

頻繁に窓口に順番を訪ねてくるような患者に対しては，待ち時間の見込みや待っている患者数など教えてあげましょう。その先は患者が考えることであり，その患者が急いでいるからといって順番を繰り上げるようなことはすべきではありません。ただし，予約料を徴収する選定療養に係る診察の場合，規定に照らした対応が求められるのは言うまでもないことです。

CASE 04 それは寄託契約です

あれだけ念を押して
頼んだのに……
紛失するなんて……
弁償してちょうだい！

医療機関には天候に関係なく，日々たくさんの患者が来院する。特に雨の日は傘立てが満杯になることも……。傘を忘れる患者も多く，自宅に帰って気づき次回まで預かってくれと依頼するのだが……。

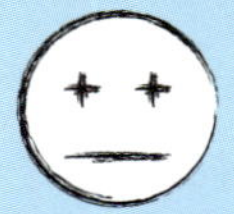

患者 1週間前に受診したとき，帰り際に傘を忘れていったので，預かってくれるように頼んでいたのを本日取りに来たのですが……

窓口 少々お待ちください。預かっていないようですが……

患者 そんなことはないでしょう。電話で念を押したのだから……

窓口 困りましたね……

患者 紛失したということですか？　それなら，絶対弁償してもらいます！

どう対応する？――良い例・悪い例

✕ 誰も電話を受け取っていないようです。間違いないですか

✕ 他の傘に紛れ込んで見当たらなくなったみたいです。申し訳ありませんでした

△ 大変申し訳ございませんでした。再度院内を探してみますので，もう少しお時間ください

○ **大変申し訳ございませんでした。どうやら当院の管理不行き届きで紛失してしまったようです。同等の傘で弁償させていただきます**

ポイント

金額の高い安いにかかわらず，他人から申し出があり医療機関が預かった場合には，紛失したり，傷つけたりしないようにして，引き取りに来たときに渡さなければなりません。

解説

●よくある傘の紛失事件

どの医療機関でも雨の中，来院していただいた患者のために玄関に傘立てを用意したり，傘を収納するビニール袋を用意したりしていると思われます。ビニール袋に入れて持ち歩くには患者自身が肌身離さず持っていれば紛失するということもありませんが，傘立ての場合は施錠型かそうではないかによって紛失する度合いも違ってきます。特に施錠型でない場合には，間違えて持って帰院することも考えられますが，意図的に自分のものよりもよい傘を持って帰る場合もありえます。最近の患者の権利意識の高揚を考えた場合，弁償を要請されることもありえます。場合によっては，お気に入りの傘だったということで同じ物を要求されることもあります。極端な場合には新品の物を既に購入してその代金を請求する方もいらっしゃるかもしれません。このように請求されたら，応じなければならないのでしょうか？

●関連した事例

傘の紛失のほかに医療機関で考えられる同様のケースに何があるでしょうか？　最近は，ちょっとした医療機関なら身の回りの品を一時預けられるようにコイン式ロッカーを設置しているところも多くなってきました。確かに手荷物を持ったまま，やれ検査だ，やれ処置だと言われても手荷物が気になり落ちついて受診できません。患者サービスの一環ということで，預ける際に硬貨を投入して，取り出す際に硬貨が戻ってくる方式を採用している医療機関もあると思います。また，病棟では同じくコイン式冷蔵庫を共有スペースに設置している医療機関もあります。こちらのほうは，有料のケースが多いと思います。

このようにコイン式ロッカーを設置している医療機関も増えてきていますが，駅や遊園地同様コイン式ロッカー荒らしなどが出現し，ロッカーが壊され，中の荷物が盗まれるという事件が発生する可能性があります。

医療機関において，盗難で頻度が高いのが床頭台の現金抜き取り事件です。鍵が付いているにもかかわらず，ちょっとトイレに行った隙に盗難に遭うというケースも多々あります。被害額も，多い場合には何十万円ということもあり，極力大金を所持しないように注意を促してはいますが，なかなか守られていないのが現状です。

●寄託契約と傘の保管

物の保管を委託する契約を「寄託契約」と言います。この寄託契約は物の保管という他人の労務を利用する契約であり，保管すべき物も動産・不動産を問いません。それでは，前述のような「傘の紛失」や「コイン式ロッカー荒らしによる盗難」「床頭台の現金抜き取り事件」などは，寄託契約となるのでしょうか。

寄託契約については「case05 寄託契約ではないもの」(23頁) で説明していますのでご覧いただくとして，受寄者(物を預かる者)の支配下に物を置くということは，自分の管理する場所を提供して物を預かることを言います。

したがって，銀行の貸し金庫や貸し駐車場などは，単に物を保管するための場所を他人に提供するだけであり，積極的な労務の提供がないので寄託契約ではなく，貸し金庫や貸し駐車場の賃貸借と解されています。この解釈から言えば，傘立てやコイン式ロッカー，床頭台などは，患者の便宜を図って設置しており，そこには病院職員の労務提供もなく，要するに単に保管場所を提供しているにすぎないと言うことになります。有料によるコイン式冷蔵庫においても保管料ではなく，物を保管するための賃借料と解されることになります。

医療機関の対応

今までの説明の通り，単に物を保管するための場所を他人に提供するだけでしたら，何ら法的責任を負うことはありませんが，預かる意思を示し預かった場合には寄託契約が成立し，返却するまで滅失毀損(紛失したり，傷つけたり)することなく保管することを義務づけられることになります。金額の高い安いにかかわらず，患者から預かった場合には引き取りに来るまで大事に保管しなければなりません。

関係法令など

• **民法第657条(寄託)**

寄託は，当事者の一方が相手方のために保管をすることを約して，ある物を受け取ることによって，その効力を生ずる。

参考文献

• 遠藤　浩，編：基本法コンメンタール．債権各論Ⅰ．第4版．新条文対照補訂版．日本評論社，2005.

CASE 05 寄託契約ではないもの

傘置き場の傘が
盗まれたが,
どうしてくれるんだ!

雨の日,診察を終えた患者から傘置き場の自分の傘がなくなっているという申し出があった。

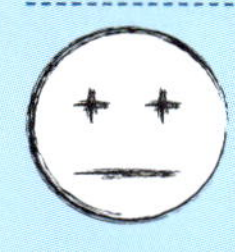

患者　傘置き場の傘が見当たらないんだけど……
当院　もう一度確かめていただけませんでしょうか?
患者　何度も確かめたから,こうして言ってるんだろう!
当院　そうですか。当院では単に設置しているだけなんで……
患者　傘置き場は病院で設置したんだから,傘が盗まれたなら弁償するのが筋じゃないのか?　どうしてくれるんだ!

どう対応する?──良い例・悪い例

✕　すみませんでした。当院で弁償させていただきます

✕　当院にはまったく責任はありません

△　すみませんでした。代わりの傘を用意させていただきます

○　**そうですか。それは大変お困りと存じます。傘置き場は患者さんの利便性を考えて設置しており,当院には責任はありませんが,お帰りの際,濡れてしまいますので当院の傘をご利用ください**

ポイント

まずは患者の立場に同情した上で,民法第657条に基づく「寄託契約ではない」との考えを背景に医療機関側には責任はないことをさりげなく示すのがよいでしょう。この場ではお詫びの言葉を述べる必要はないのです。ただ,戻ってこなくともよいような医療機関の傘を貸すなど,サービス精神を見せる工夫がベターです。

解説

●傘置き場で盗難が発生するのは必然

傘置き場や傘を収納するビニール袋はどの医療機関でも設置しているものですが，このケースのように，傘置き場の場合は盗難によるトラブルがどうしても発生してしまいます。患者のさしてきた傘が高価なものであればあるほど，医療機関側に対して盗難の弁償を求める度合いが強くなり，その対応に苦慮します。場合によっては，何が何でも弁償させようと執拗に食い下がられることもあります。

傘立てでは，施錠型かそうではないかによって紛失する度合いも違ってきます。特に未施錠型の場合，間違えて持って帰宅することも考えられますが，意図的に自分の傘よりもよい傘を持って帰る事例も考えられます。

●徐々にエスカレートする患者の要求。どこまでが医療機関の責任なのか

最近の患者の権利意識の急激な高まりの中では，弁償を求められたり，お気に入りの傘だったということで同じ物を要求してくることもあります。極端な場合，新品の物を購入した上で，その代金を請求する患者がいるかもしれません。

今回のケースのようなクレームの場合，いったい医療機関にはどこまで責任があるのでしょうか。もちろん，傘置き場の設置は医療機関側で行っていますが，「設置者＝責任」となるのでしょうか。傘置き場の傘は医療機関で預かった物ということになるのでしょうか。たかが傘程度のことと思われるかもしれませんが，傘置き場の設置については盗難・紛失に遭った際の医療機関の立場・責任の所在をしっかり理解しておかないと患者の言いなりになってしまいかねません。

●寄託契約

物の保管を委託する契約を民法上「寄託契約」と言い，物の保管という他人の労務を利用する契約です。保管すべき物は動産・不動産を問いません。それでは，このケースのような「傘置き場の設置」も寄託契約となるのでしょうか。

「寄託契約における物の保管とは，受寄者（物を預かる者）の支配下に物を保持しその物の滅失毀損を防止して原状維持のために保全の途を講じることである」（『基本法コンメンタール．債権各論Ⅰ』遠藤　浩，編，日本評論社）。「原状維持のために保全の途を講じる」とは，管理する場所で労務提供が行われることを意味します。したがって，貸し金庫や貸し駐車場などは，積極的な労務の提供がないので寄託契約ではなく，賃貸借と解されています。この解釈から言えば，傘立てには病院職員の労務提供もなく，保管場所を提供しているにすぎないということになります。

医療機関の対応

これまで説明してきたように，「紛失や盗難に遭ったから」といって医療機関側に弁償する責任が生じることはありません。しかし，ここ数年，自己主張型の患者が多くなってきており，不都合が生じると何から何まで医療機関側の責任として主張してくることが多々あります。傘の盗難・紛失にしても，常識を超えた態度を示す患者もいるでしょうし，医療機関側の言い分を一切聞かない患者もいます。医療機関としても傘の盗難・紛失で延々と患者とやり合っている時間的余裕はありません。このため，患者の言い分に無理があるとわかっていながら，無用なトラブルを避けようと要求を受け入れてしまう状況も考えられます。また，患者にしても医療機関側に管理責任があるという認識を持っている場合もあります。

有効な手立てとしては，「傘立ては患者さんの便宜を図って設置しており，事故や盗難については当院では責任を負いかねます」というような掲示を傘立ての上に貼付することが挙げられます。最近の患者気質を考えると，医療機関側でもトラブルの未然防止の意味から自衛策を講じるべきでしょう。

関係法令など

• 民法第657条（寄託）

寄託は，当事者の一方が相手方のために保管をすることを約してある物を受け取ることによって，その効力を生ずる。

CASE 06 無診察処方

長年通院している患者が予約なしで突然来院。今日服用しようと思った分の薬がないので，すぐに処方してほしいと訴えてきた。

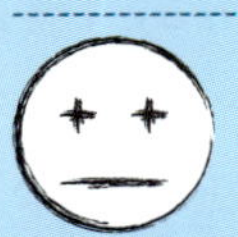

時間がないから，診察なしでいつもの薬を出してよ！

患者 俺は長年通院しているんだ。今日服用する薬を出してくれ

受付 診察しないとお出しできません

患者 どうして！ 慢性疾患で長いこと同じ薬を服用している。今さら診察しなくても薬さえもらえばいいんだよ！

受付 それはできません

患者 これから予定があって，診察を受けてる時間がないんだよ！

どう対応する？――良い例・悪い例

× そうですか，しかたないですね。今日だけですよ

× わかりました。でも診察代も合わせてお支払いいただきます

△ 医師と一言二言，話をしてくだされば，薬はお出しします

○ **申し訳ありませんが，当院では診察なしでお薬は出せません**

ポイント

医師法第20条は無診察での処方を禁止しています。症状が悪化した場合，医療過誤の法的責任が問われかねず，医師は診察を行い，症状に合った薬を慎重に処方しなければなりません。患者にも丁寧にこのことを説明し，納得していただくしかありません。

解説

●無診察処方を禁止した医師法第20条

医師法は医師自ら診察しないで治療，処方せん，診断書等の交付をすることを禁止する規定（第20条）を設けています。

同条でいう「診察」とは，問診，聴診，触診等を指し，どの方法によるかは規定していません。要するに，現代医学において診断を下しうる程度でよいとされています。

無診察による処方の禁止規定を設けている理由は，薬は本来，異物であり，使用法を誤れば危険な状態に陥り，副作用が起こる可能性があるからです。長期間服用していくうち体質の差はあれ，副作用が出現してくることは十分ありえます。この条文は，患者の求めに応じて処方することは危険きわまりないということを戒めているのです。

患者の求めによる安易な処方によって，病状が悪化した場合，医師の過失責任や医療過誤としての法的責任が問われかねません。診察を行い，症状に合った薬を慎重に処方すべきです。

●処方は医師が注意義務等を果たした上で判断するもの

診療報酬の改定により，昔と比較して医師が必要と認めれば，相当日数分の薬を処方することが可能となりました。患者の通院する間隔が広がったことで，経済的負担および通院に伴う精神的・肉体的負担が軽減されたわけです。ただ，処方日数の縛りがなくなったといっても無制限ではなく，規定上の処方量は予見できる必要期間でなければならないとしています。

薬剤には治療目的で用いられる本来の効能に加え，人体にとっては都合の悪い副作用を生じさせるものが含まれています。

そこで，医師は，①患者の治療のため，薬剤の処方・投与にあたっては副作用を防止するために最善の注意義務を負うこと，②その注意義務は診療当時の臨床医学の実践における医学水準を基準として判断されること，③その医学水準は診療にあたった医師が研鑽義務（医薬品に関する情報収集の義務）を尽くし，転医（勧告義務）も前提とした場合に達せられるべき水準とされていること，④薬剤の使用にあたって医師は常に，副作用による事故防止のため医薬品添付文書の記載をはじめとする医薬品に関する医療上の知見に従って禁忌等を識別し，適正な用法・用量により副作用の発現に留意しながら処方すること，とされています。

法的にみると，医薬品の使用にあたっての医師の注意義務，その根拠となる予見可能性・予見義務・回避可能性・回避義務が果たされていたかどうかがポイントです。予見とは「事がまだ現れない先に，推察によってその事を知ること」（広辞苑）という意味であり，医師が処方する際に求められる注意義務とされています。したがって，患者に処方する必要期間というのは，医師としての注意義務を果たした上で患者の症状に応じて医師が判断することになります。

医療機関の対応

●患者の多くは保険診療のルールを説明すると納得する

今回のケースのように，「薬を切らしたので，薬だけ出してほしい」とか「痛み止め薬を出してほしい」等々の理由で処方のみを求めてくる場合があります。極端な例だと，一方的に電話で要求して電話を切る患者もいます。

受付担当者としては個々の患者の事情は察しても，保険診療のルールを逸脱してまで患者に便宜を図れないことから，無診察による処方ができない旨を説明しますが，ルールを知らない患者は「なぜなのか理由を示せ」などと詰め寄ってくることもあります。

患者の多くはルールを説明することで，近日中に受診し処方を受けることで了承しますが，「忙しくて受診する時間がない」とか「症状が安定しているので処方のみでいいから」などというわがままとしか思えない理由で要求してくる場合もあります。しかし，薬が体にとって異物であることに変わりはなく，あなどるわけにはいかないのです。

●長期投与の例外について十分説明する

最近は長期投与についても当然患者に知れ渡っています。しかし，すべての薬剤が該当するわけではないこと，麻薬・向精神薬や薬価基準収載1年以内の新薬は投与期間に上限が設けられていること，解熱剤や抗生物質などは患者の症状から医学的に必要な範囲で投与すべきと思われること，また薬事法等で投与期間が定められている薬剤については薬事法に則った投与期間となること，そして医薬品には副作用があり，患者の症状や疾患によって適切に服用することが望ましいこと，場合によっては一定期間ごとの診察によるチェックが必要であることなどを十分説明する必要があります。

医療機関・医師に課せられた義務を患者は知らないまま，様々なことを要求してきますが，医療機関側では患者に対し，課せられた義務の内容や違反すれば罰せられることなどを説明し，了承を得ることが肝心です。

関係法令など

・医師法第20条（無診治療等の禁止）

医師は，自ら診察しないで治療をし，若しくは診断書若しくは処方せんを交付し，自ら出産に立ち会わないで出生証明書若しくは死産証書を交付し，又は自ら検案をしないで検案書を交付してはならない。但し，診療中の患者が受診後24時間以内に死亡した場合に交付する死亡診断書については，この限りでない。

CASE 07 診断書の再交付

診断書を再交付してほしいが，なぜ診察を受けなければならないんだ！

医療機関の窓口では，一度に数通の診断書の交付を求める患者が多いが，以前交付した診断書の再交付を求める患者も意外と多い。

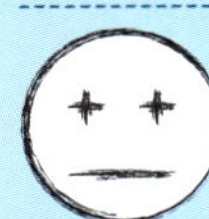

患者　以前交付してもらった診断書の再交付をお願いしたいんだけど……

窓口　申し訳ありませんが，当時の医師は先日，退職しました。
もう一度診察を受けた上での交付となりますが，よろしいでしょうか？

患者　なぜ診察を受けなければならないんだ！　そんな時間はない！

どう対応する？──良い例・悪い例

✕ やむをえませんね。今回に限り交付させていただきます

✕ 作成した医師がおりませんので，交付はできません

○ **診断書は直接診察した医師しか作成できません。急ぐ場合は証明書という形式でなら交付できますが，診断書は面倒でも再度，診察の上でとなります**

ポイント

医師法第20条により，医師が直接診断しなければ診断書は交付できません。どうしても必要な場合は証明書を交付することになります。

診察した医師が不在なのに再交付に応じた場合は，当該医療機関は同条違反となります。

解説

●診断書の交付が困難な場合は証明書の交付も

診断書とは，「医師が診察の結果に関する診断を表示して人の健康上の状態を証明するために作成する文書」(大審院大正6年3月14日判決 刑録第23輯179頁) です。また，死亡診断書は，生前診療中の患者の死亡の事実を医学的に証明したものです。したがっ

て，患者を直接診察したことがない医師では診断書を作成できません（医師法第20条）。

現実には，担当医が既に退職してしまっているとか，長期の海外出張や研修中であるとか，大学病院からの派遣医師で期間満了となったために帰局してしまったとか，場合によっては当時の医師が死亡してしまったなどの理由で再交付が困難な場合がいろいろあります。

とは言え，患者にとって診断書は必要なものであり，交付されなければ日常生活にも支障を来しかねないことも考えられます。このように，診断書の再交付が困難な場合は，診断書の控えを複写して「写しである」ことを奥書して交付するか，控えがなければカルテから書き出して「証明書」として交付します。なお，出生証明書や死産証書などの胎児については，いずれの文書も助産師が作成できる点で他の診断書と異なります（保健師助産師看護師法第40条）。

医療機関の対応

医療機関によっては，毎日あるいは週単位で書類作成担当医師というものを配置し，依頼された診断書等の作成を行っているところもあると聞きます。また，診察した医師が不在でも再交付に応じている医療機関もあるとのこと。しかし，これらは医師法第20条違反となり，許されることではありません。

どうしても再交付に応じなければならない状況にある場合は，証明書という形で交付することを心がけることです。

関係法令など

• 医師法第20条（無診治療等の禁止）

医師は，自ら診察しないで治療をし，若しくは診断書若しくは処方せんを交付し，自ら出産に立ち会わないで出生証明書若しくは死産証書を交付し，又は自ら検案をしないで検案書を交付してはならない。但し，診察中の患者が受診後24時間以内に死亡した場合に交付する死亡診断書については，この限りでない。

• 医師法第33条の2

次の各号のいずれかに該当する者は，50万円以下の罰金に処する。

1．第6条第3項，第18条，第20条から第22条まで又は第24条の規定に違反した者

2～3は略

• 保健師助産師看護師法第40条（証明書等の交付に関する制限）

助産師は，自ら分べんの介助又は死胎の検案をしないで，出生証明書，死産証書又は死胎検案書を交付してはならない。

CASE 08 診断書の有効期間

半年前の診断書を内定先の企業に提出してかまわないか？

先日，健康診断を受けに来られた方から診断書の有効期間に係わる質問を受けた。

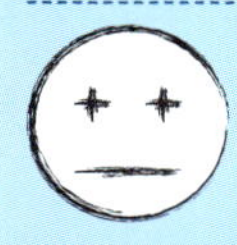

患者 就職が決まったので，以前作成していただいた診断書を会社に提出したいのですが，期間的に問題はないでしょうか？

窓口 普通は直近に健康診断をお受けになられて，それを提出するかと思いますが……

患者 数カ月前のものでも差し支えないでしょうか？ 本当は，どのくらい前までの日付の診断書なら受け付けてもらえるのでしょうか？

どう対応する？──良い例・悪い例

× いつのものでも問題ありません

× 普通は1カ月前くらいまでじゃないでしょうかね

△ 心配でしたら，改めて健康診断を受けてみたらいかがでしょう

○ **健康診断の結果は一応3カ月程度は有効と言われていますが，取り扱いはまちまちです。実際提出する先に確認されたほうがよろしいと思います**

ポイント

診断書は「ある時点において診断したときの状態（症状）に関する内容を証明する文書」であり，提出日の直近が一番望ましいことになります。どのくらいまでさかのぼって有効とするかは受け入れる側の裁量に委ねられていますが，一般的には3カ月以内の診断書を有効としているところが多いようです。

解説

診断書の定義としては，「医師が診察の結果に関する判断を表示して人の健康上の状態を証明するために作成する文書を指す」（大審院大正6年3月14日判決　刑録第23輯179頁）が基本的なものとされています。ただし，診断書の記載内容については，死亡診断書や出生証明書のように記載事項と記載様式が法定されているものを除き，具体的に規定されていません。したがって，一般に使用される診断書の内容に関しては全面的に医師の裁量に委ねられています。

一般に医師が診断書で記載するのは，患者の「主訴」ならびに診察や諸検査結果に基づく「病状」です。故に，患者側からすると，満足すべきものとなっていないケースが多いと言えます。一方，医師からみても，十分なものを常に作成できているわけではないのは確かです。

毎年1回実施している健康診断において，前回に比べて血圧が上がったり，血糖値が高くなったり，肝機能のデータが悪くなったりという結果に一喜一憂したことは多くの人が経験済みと思います。換言するなら，状態が変化しているからこそ，健康診断は1年間という間を空けているのです。したがって，1年前の診断書が有効であるという企業や学校はないと考えられますし，相当期間経過している診断書はまず使えないと考えてよいでしょう。

医師の作成する診断書は，その時の状態（症状）を証明するのにすぎないのであって，将来も同じ状態であることを保証するものではありません。利用する側が目的に応じて，自己の良識に基づいて判断することになります。ということは，利用する側の裁量で診断書の有効期間も決定されるということです。

医療機関の対応

診断書の用途は実に多様で，かつ目的に応じた様式も数多くあります。窓口でも「今日，作成していただいた診断書は，いつ頃まで有効なのか」とか「以前の診断書を就職先に提出したいが，期間的に問題はないか」などの質問を受けることがあります。

企業や学校によっては，所定の診断書様式を用いて「提出日から○カ月以内のもの」を提出する旨を明記している場合がありますが，診断書の性格から考えると，一般的には3カ月以内のものが有効と言えるかもしれません。

CASE 09 委任状の有効期限

患者の委任状を預かってきたので，診断書を交付してほしいのだが

医療機関には，患者本人以外の人間が患者の容態を聞きに来院したり，本人に代わって診断書の交付を求めに来院することが多い。先日も保険会社の社員が来院し……。

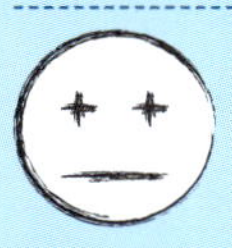

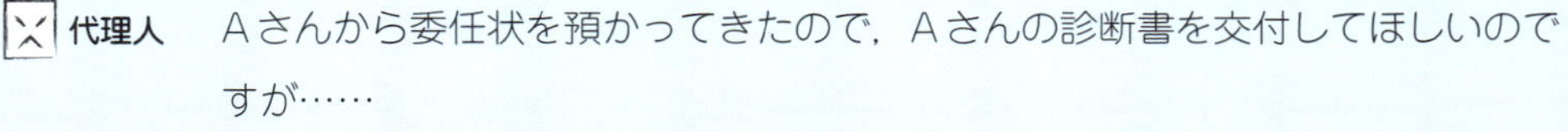

代理人　Aさんから委任状を預かってきたので，Aさんの診断書を交付してほしいのですが……

窓　口　ちょっと拝見させていただきます。Aさんが作成した委任状の日付が1年前ですが，古くありませんか？

代理人　古くたって委任状には違いないじゃないですか？　それとも，古い委任状では交付できないということですか？

どう対応する？──良い例・悪い例

✕　当院では半年以上前の日付の委任状につきましては交付に応じられません

△　委任日が古すぎますので，改めて提出してください

○　**委任状の作成日が1年前となっており，改めて交付していただくか，もしくは当院からご本人様に確認させていただいてよろしいでしょうか**

ポイント

委任状には有効期限はありません。ただ，最近は患者の金銭トラブル等に医療機関が巻き込まれる事例が多発していることから，患者と代理人の間で何らかのトラブルが感じられたり，委任状等に不審な点が見受けられたりする場合，患者の意思を確認するなど予防的措置が必要でしょう。

代理人が委任状を取り直すことに難色を示すようであれば，医療機関側から患者宅に連絡をとり，事情を説明し，委任契約が継続しているかどうかを確認した上で診断書を交付することは差し支えありません。その際，診療録に患者との交信記録を残しておくことも大切です。

解説

●委任契約（委任状）には期間を制限する規定はない

委任契約は法律上，特段，期間を制限する規定を設けていません。したがって，何年間有効というように明確に区切ることは困難です。今回，代理人が交付を求めてきたというのは，何らかの理由から必要性が生じたものと思われ，その必要性がある限り委任事務は終了していないと考えられます。しかし，古い日付の委任状の場合は，既に患者の診断に関する調査が終了している，つまり委任事務が終了している可能性もありますし，委任契約はいつでも解除可能（民法第651条）なことから，委任者（患者）が委任契約を解除（調査終了の意思表示）している可能性もありえます。

●代理人による文書請求の背後には金銭トラブルが潜んでいる場合が多い

医療機関は，患者本人以外から実に様々な文書作成・提出の依頼を受けますが，そのような場合，必ず本人の委任状の提出を求めているはずです。しかし，このケースのように古い日付の委任状を提出された場合，対応に苦慮するところであります。自筆であっても日付の古い委任状については慎重に取り扱うことが求められます。

なぜなら，本人以外の人間が来院する場合，何らかのトラブルを抱えこんでいることも考えられ，場合によっては医療機関もそのトラブルに巻き込まれる恐れがあるからです。特に，最近は保険金がらみの事件が多発しており，保険会社は保険金の支払いに慎重に対応するべく情報収集に努めており，改めて医師の意見書や診断書を求める事例もあります。

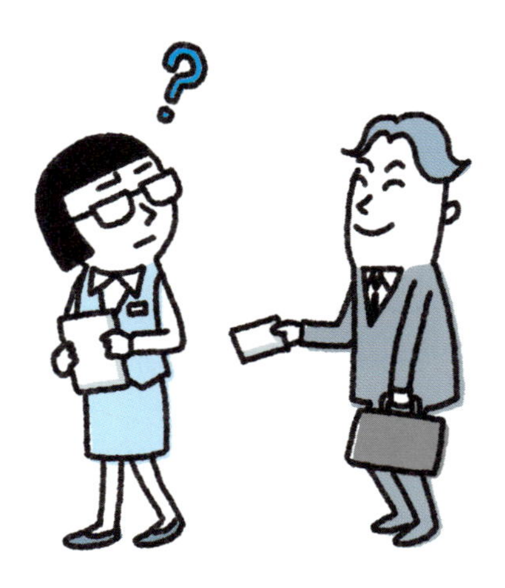

そのような状況下では，患者と保険会社との関係も険悪な状態にあると察せられ，保険会社の申し出に簡単に応じてしまったあとで患者側からクレームをつけられることすら考えられるのです。

医療機関の対応

委任状の作成日からどの程度の期間が経過したら応じないようにしたらよいかを明確に言うことは困難ですが，ある程度患者の状況（たとえば，保険会社とトラブっているとか，家族間でもめているとか）が察せられる場合や，あまりにも古い日付の委任状を提出してきた場合などは，改めて委任状を取り直してもらうという対応が必要と思われます。いずれにせよ，医療機関がトラブルに巻き込まれないよう記録を残す心がけが必要です。

最近起きた事例では，患者が損保会社に委任した委任状の写しを，損保会社から調査依頼を受けたリサーチ会社が持参して，この患者の診断書交付を求めたという例があります。この事例では患者が直接リサーチ会社に委任したわけではないので，医療機関としては診断書の交付をはっきり断ることが必要です。

関係法令など

- **民法第651条（委任の解除）**

委任は，各当事者がいつでもその解除をすることができる。

CASE 10 保険証提示を嫌がる患者

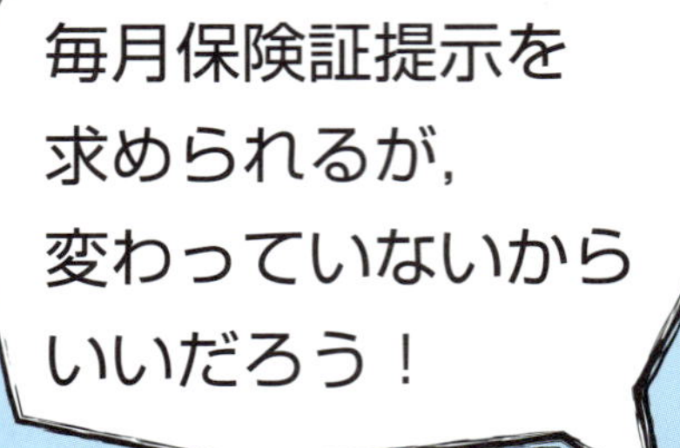

被保険者証を忘れて受診する患者への対応のしかたは医療機関によってまちまちなのが現状である。中には安易な対応も……。

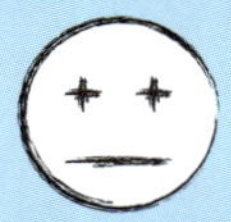

窓口　今月初めての受診ですので，保険証の提出をお願いします

患者　いつもいつも保険証，保険証ってうるさいな～

窓口　決まりですので……

患者　先月と変わってないから見せなくてもいいだろう？

窓口　でも，一応念のため確認させていただいております

患者　何度言ったらわかるんだ！　変わってないんだよ！

どう対応する？――良い例・悪い例

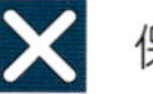

× 保険証の提示がなければ，自費診療です

△ 一応決まりになっておりますので，提出をお願いします

○ **大変ご面倒でしょうが，厚生労働省の指導により医療機関には毎月確認しなければならない義務があって確認させていただいております。ご理解のほどよろしくお願いします**

ポイント

医療機関は，療養担当規則第3条により被保険者資格の確認をしなければならない立場にあります。近隣の住民や数日以内に提出が見込まれるような場合は当日は自費診療，後日の提示時点で保険診療扱いとする場合などがありますが，安易に償還払いで済ませるような対応は避けるべきです。

解説

●安易に償還払いで対応すべきではない

被保険者証（以下，「保険証」と言う）を巡るトラブルで最も多いのが，保険証を忘れて来院するケースです。医療機関によっては，初診時の場合と再診時の場合で取り扱いを変えているところもあります。

保険診療では「保険証によって療養の給付を受ける資格があることを確かめなければならない」〔保険医療機関及び保険医療養担当規則（以下，本書では「療養担当規則」と言う）第3条〕と規定しており，医療機関では初診時であれ再診時であれ，保険証を忘れた場合の受診は自費診療として取り扱うことになります。ただ，医療機関によっては，近隣の住民であるとか，身元が確認できて数日以内に保険証の提出が可能な場合，受診当日は自費診療扱いとするものの，保険証の提出のあった時点で改めて保険診療扱い（差額の返還等）としている場合があります。

窓口担当者の中には，保険証を忘れた患者に対して一律に，自費診療とした上で後日，保険者による償還払いがあると説明している人もいると聞きます。しかし，償還払いは本来，突然または予期せぬ出来事で医療機関を受診せざるをえなかった場合に限られ，単に保険証を忘れただけでは償還払いの対象とならないことを理解する必要があります。

●資格確認は医療機関の義務

保険医療機関にとって，保険証の確認は療養担当規則で定める義務であることを理解しなければなりません。療養の給付を受ける前に確認を怠った場合には療養担当規則違反となります。

また，審査支払機関からの返戻レセプトの事由の中に「資格喪失のため」というものがあります。会社を退職したことにより，組合健康保険の被保険者の資格を喪失したにもかかわらず，受診した場合などです。発生理由としては2つ考えられます。1つは，退職したにもかかわらず保険者に保険証を返却せず，そのまま使用してしまった場合，もう1つは保険者に返却したあとで保険医療機関を受診した際に，窓口担当者が保険証の確認を怠った場合です。

レセプト返戻の際，保険証の確認を行っている保険医療機関では抗弁できますが，未確認の場合にはそのまま受け入れざるをえず，その分診療報酬が減ることになります。

それでは，どの程度の確認が必要かというと，療養担当規則では資格があることを確認するとだけ規定しています。どの程度までの確認が必要なのかは規定していませんので，「一般的に要求される程度の注意義務」を果たしていればよいということになります。つまり，保険証に記載されている性別・年齢などが本人と相違ないかどうかの確認を求められる程度であり，本人であるかどうかの確認を行うことまでの義務は課していないということです。

●さらに解説を

(1)保険証のコピーを持参して保険診療扱いを希望する患者の場合

療養担当規則第3条では，実際の保険証によって確認することを求めています。コピーの提示では保険診療扱いはできません。本人のものかどうか確認できず，資格喪失の可能性も考えられるからです。

(2)保険証交付前の受診の取り扱い

最近は転職される方も大勢います。また4月の入社時期ともなると，新社会人が一斉に世に出ます。新しい保険証が交付されるまでの間に受診するような場合，保険証未提示となり，自費診療となってしまいます。しかし，この場合には「やむをえない理由による受診」ということで償還払いとなり，後日，保険者から現金給付されることになります。

●保険証の重要性の認識

「保険証は健康保険の身分証明書である」と言う人がいます。会社には社員であることを証明する身分証明書があるように，その人が健康保険に加入しているかどうかを証明するのが保険証です。健康保険の被保険者，被扶養者であることは，この保険証によって初めて証明されます。このような大事な役割を果たす保険証の取り扱いについて，もう少し保険者が被保険者に教育していただけたなら，受付窓口業務も楽になることでしょう。

関係法令など

・保険医療機関及び保険医療養担当規則第3条(受給資格の確認)

保険医療機関は，患者から療養の給付を受けることを求められた場合には，その者の提出する被保険者証によつて療養の給付を受ける資格があることを確かめなければならない。ただし，緊急やむを得ない事由によつて被保険者証を提出することができない患者であつて，療養の給付を受ける資格が明らかなものについては，この限りでない。

参 考

・償還払い

やむをえない事情により保険医療機関で自費による診療を受けた場合，全額自費で保険医療機関に支払い，あとから保険者から保険給付分の額の償還を受けることを言います。

CASE 11 ホームページの掲載内容

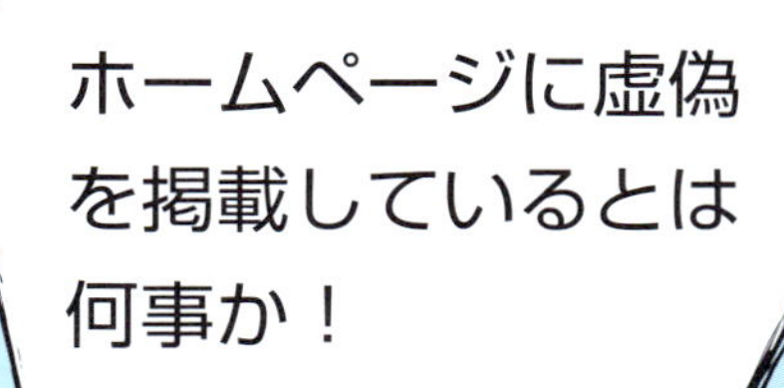

2診体制をとるクリニックで，ある日A医師が学会出張中のためB医師が代診することに。ところがホームページの診療担当表にA医師の休診の記載を忘れてしまって……

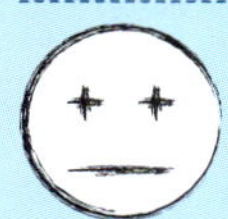

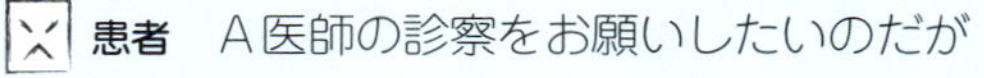

患者 A医師の診察をお願いしたいのだが

窓口 誠に申し訳ありません。A医師は今週，学会出張のため，休診となっております

患者 A医師の診察を受けたくて，ホームページの表示通り，来院したんだぞ！ ホームページに虚偽の内容を掲載しているとは何事だ！

どう対応する？──良い例・悪い例

✕ 申し訳ありませんが，来週お越しください

△ 本日はB医師が診察を担当しております

〇 **ホームページの更新を忘れており，大変ご迷惑をおかけしまして申し訳ございません。A医師は今週学会で休診となっておりますので，代わりにB医師が診察させていただきます**

ポイント

まず，ホームページを更新しなかったことについては謝罪しなければなりません。最近は受診前にインターネットで検索してから来院する患者も多くなってきており，ホームページを公開している医療機関であれば，新着情報の更新は必須と考えなければなりません。

ただし，人間のやることですから，ついうっかりというミスはつきものであり，強硬に責め立てられても致し方ない場合もあります。

このケースのように，代診医を勧めるなどして，誠意を示しましょう。

解説

仮に代診医もおらず，患者に無駄足を運ばせた場合，電車賃を執拗に求められる場合もありますので，ホームページの更新には十分留意しましょう。

しかし，本来，ホームページは「当院ではこのような医師が診療を担当していますよ」と知らせる意味合いの広告的要素のものであり，決して強硬に責め立てられる筋合いのものではないのです。ホームページのない時代には雑誌や入り口の看板，駅の広告板，電柱の張り紙等々で紹介していたものがインターネットで表示されるよう切り替わってきたと考えることができます。

そもそも診療契約は，患者の「診てもらいたい」という申し込みに対して医師の「診ましょう」という承諾で成立します。具体的には，初診受付で患者が申込書に記入し，医療機関がそれを受理することにより診療契約が成立すると考えられています。したがって，このケースのように，「ホームページ上で確認して来院した」と言っても，診療契約の成立前の段階であり，「虚偽記載呼ばわり」されることは心外と言わざるをえません。

医療機関の対応

今回のケースのようなことを生じさせないためには，ホームページの診療担当表に「お断り」として次のようなコメントを書き添えておくのも一法と思われます。

「学会や出張により担当医が休診または代診となる場合もありますことをご了承ください」

今の時代，説明していないことや書いていないことに対して執拗に攻めまくる方がなんと多いことか。だからこそ，指摘される前に予防を講じることが大事なのです。

●増加するインターネット検索による医療機関選び

総務省の平成28年版情報通信白書によると日本でインターネットを利用している人の数は2015年末には1億46万人，普及率は83.0%と，国民の約10人に8人の人たちが利用していることになります。

10年前に比べて利用者数は1,517万人，普及率は13ポイント増加しています。患者が病院を選ぶにあたって参考にしたものとして「インターネット」と言う人も年々増加しています。

このように，利用率が高くなってきているインターネットは，医療法による広告規制は受けないものの，厚生労働省はホームページのガイドライン〔「医療機関のホームページの内容の適切なあり方に関する指針（医療機関ホームページガイドライン）」（平成24年9月28日付医政発0928第1号通知）〕を作成し，適切な運用を求めています。また，日本医師会や自治体でもガイドラインを作成しています。

これらのガイドラインでは，利用者に誤解を与えるような表現は避けること，そして外来診療スケジュールに変更があった場合は，すぐに修正するなどしてその医療機関の最新情報を提供するように努めることなど，客観的で正確な情報提供が行われることを求めています。

参 考

医療法第6条の5などでいう「広告」は，厚生労働省の「医業若しくは歯科医業又は病院若しくは診療所に関して広告し得る事項等及び広告適正化のための指導等に関する指針（医療広告ガイドライン）」（平成20年11月4日付医政発第0401040号通知）により，具体的には以下の3要件を満たす場合に，広告に該当するものと判断されている。

①患者の受診等を誘因する意図があること（誘因性）

②医業若しくは歯科医業を提供する者の氏名若しくは名称又は病院若しくは診療所の名称が特定可能であること（特定性）

③一般人が認知できる状態にあること（認知性）

CASE 12 どこまで求める情報開示

カルテ開示の申し込み方法がわからない！

カルテ開示を求める患者も増えてきているが，開示の申し込みがよく理解できず窓口で逆切れする患者もいる。

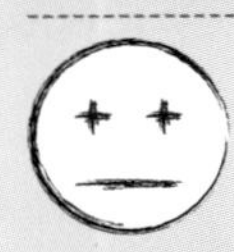

親族　カルテ開示を申し込みたいが……

窓口　開示については，本人かまたは本人の委任状持参の方以外は開示できません！

親族　そのようなことはどこにも掲示もなければ，明記もされていないのではないか

窓口　事前に問い合わせして頂ければご説明したのですが……

親族　なぜ，親族ではいけないのか，続柄を表す書類とはいったいどのような書類か，料金や開示方法も表示されていないのではないか

窓口　改めて説明させていただきます

親族　もういい！　何て不親切な病院なんだ！

どう対応する？――良い例・悪い例

✕　本人以外の場合は委任状の持参がなければ開示できません

✕　開示については，個人情報保護法に則り当院は対応させていただいております

△　当院では，原則本人か委任状持参の方以外はお断りしております。来院前にお問い合わせ頂ければ，ご足労をおかけしないで済んだのに……

○　**誠に申し訳ございませんが，個人情報保護法によりご本人以外の方の場合，委任状の提出がないと開示できないことになっております。委任状の用意ができましたら改めてご来院くださるようお願いいたします**

ポイント

医療機関として積極的に情報公開して，患者さんが戸惑うことのないよう各種料金表や手続き，申請手順などを目につく場所に掲示するなり，案内を設置することが求めら

れています。

解説

●聞いていない・書いていない

先日，某病院の医事課長が「窓口にカルテ開示を求めてきた人がいた。その方は患者の親族で，“開示については本人か，または本人の委任状を持参した方以外は開示できない”と説明したところ，“誰まで開示するのかどこにも掲示していなければ明記もしていないではないか，料金や開示方法も表示されていないではないか，続柄を表す書類とはいったいどのような書類なのか”等々わめき通しだった」とこぼしていました。

確かに，平成17年4月に個人情報保護法が全面施行されてからは，どの医療機関も個人情報の取り扱いを受付などの見やすい場所に掲示していますが，その他の手続きに関することや，各種料金表，申請手順など事細かなところまでは掲示していない医療機関も多々見受けられます。どの医療機関でもこのような「うるさ型」の親族はいますし，自己主張を絶対曲げない，聞き分けのない親族も年々増えているようにも思えます。

●地方厚生局の施設基準等の実施調査における指摘事項

某保険医療機関に厚生局の施設基準等の実施調査が入ったとのことで，そのときの指摘事項を聞くことができました。驚いたのは，掲示物の表示のしかたで，その保険医療機関では自費料金価格を「○○円～○○円」と幅を持たせて掲示していましたが，項目ごとに○○円と表記すること，また室料差額については入退院窓口で入院する患者に配布する「入院のしおり」に記載するだけではだめで，一般の患者が目にする場所に具体的に料金表を掲示するよう指導を受けたということでした。

自費項目にしろ，差額料金にしろ，掲示する項目が多くなって壁一面料金表になるのではないかと思いました。そうでなくても，院内の至るところに院内ルールの遵守についての掲示物を掲示して患者に注意を喚起しています。たとえば，受付順に診察を実施すること，保険証の提出・確認を行っていること，携帯電話の利用は指定の場所のみであること，会計カードは順に上から乗せること，患者の症状によって診察時間が長引くこと，急患の場合は診察順番が前後すること，担当医の事情により休診となる場合もあること，クレジットカード利用の場合の利用カードの種類の案内，待合室で席を離れる場合には受付に申し出ること，待合室の雑誌を持ち帰らないこと等々。

患者に知らしめる意味もありますが，書いていない，あるいは掲示されていないという患者からのクレームに対抗する自衛手段でもあります。このような掲示物の中には常識で考えれば当然であり，あえて掲示する必要がないと思われるものもあります。しかし，最近は冒頭の話のように「聞いていない，掲示されていない」と言って文句を言う患者も増えているのも事実です。

●いやはや……

一般企業の商品などにも最近は「ここまでやる？」と思う説明書きが見受けられます。おやっと思ったのはカップラーメンのラベルに「やけどに注意」の注記のほかに「移り香注意」という説明書きがあったことです。これも消費者からのクレームで付け加えたのでしょうか？　このように説明書きが増えると商品の周りは説明書きだらけとなってしまいかねません。しかも，それらを全部読んでから使用するかと言うと，まず読まずに使用するのが実態ではないでしょうか。

企業には消費者の安全を守る義務があります。製造物責任法によれば，本来の使い方でなくても予見しうるケースでは万一事故が発生した場合には企業側が責任を問われることになります。某企業の商品開発担当者が，企業側は消費者の中でも「一番知らない人」を対象に説明書きを盛り込む必要が生じてきたと言っているのを雑誌で読んだことがありますが，筆者に言わせれば「一番知らない人＝世間知らずの人，常識を知らない人」と思えてきます。このような人を対象とするから，単にお湯を入れて食べるカップラーメンでさえ，詳細な注意書きを必要とするようなことになるのではないかと思いました。これも世相なのでしょうか……。

医療機関も一般企業に倣って，医療機関を一度も受診したことがない人を対象に「来院時から帰院するまで」の手順と，その間の注意事項を克明に記した案内書を渡し，最初に十分説明を行い，理解した上で診察申込書に記入して頂くことをお願いしなければならないかもしれません。

関係法令など

・製造物責任法第１条（目的）

この法律は，製造物の欠陥により人の生命，身体又は財産に係る被害が生じた場合における製造業者等の損害賠償の責任について定めることにより，被害者の保護を図り，もって国民生活の安定向上と国民経済の健全な発展に寄与することを目的とする。

・製造物責任法第２条（定義）

2.　この法律において，「欠陥」とは，当該製造物の特性，その通常予見される使用形態，その製造業者等が当該製造物を引き渡した時期その他の当該製造物に係る事情を考慮して，当該製造物が通常有すべき安全性を欠いていることをいう。

CASE 13 「さん」と「様」

サービス業だろう？
どうして「様」を付けて
呼ばないんだ？

いつものように患者を「さん」付けで呼び出したところ，「様」付けを要求された。

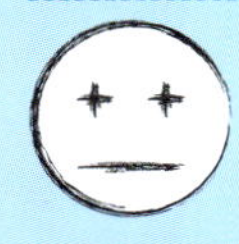

窓口　受付番号２番の患者さん，５番診察室にお入りください

患者　病院もサービス業なんだろう？　どうして「様」を付けて呼ばないんだ？

窓口　当院では昔から「さん」付けでお呼びしています

患者　他の医療機関はほとんど「様」付けだよ。そのほうがお客様扱いされて，いい気分に浸れるんだ

どう対応する？――良い例・悪い例

× 昔から「さん」付けで呼んでおり，改めることは考えておりません

△ 当院では親しみを込めて「さん」付けでお呼びしております

○ **他の病院のことは存じませんが，当院では「さん」付けでお呼びしたからといって皆様へのサービスが劣っているとは思っておりません**

ポイント

総じて，患者の側からみると「様」付けで呼ばれることへの反対意見のほうが多いと思われます。患者は過剰な敬語よりも医療の中身の向上を求めていることを，医療機関側は察するべきです。ただ，患者の呼称に正解はなく，自院内で医師と患者のあり方を踏まえ，呼び方を検討するとよいでしょう。

解説

患者のことを「様」付けで呼ぶ医療機関も多いかと思います。この呼称を最初に取り入れたのは1995年，千葉県の某総合病院であったと言われています。聞くところによると，患者の呼称を「様」付けすることによって，それに続く言葉もぞんざいにできなくなり，言葉遣いが全体として丁寧になる効用があるということから使いはじめたそうです。

また，厚生労働省の医療サービス向上委員会が2001年11月に公表した「国立病院・療養所における医療サービスの質の向上に関する指針」の中で，国立病院，国立療養所において原則として患者を呼ぶ際に姓（名）に「様」を付けるよう提案しています。

実はこの当時，どの医療機関でも患者を呼ぶ際に「様」を付けなければいけないのだと医療機関側が勘違いし，そのまま普及しはじめたと言われています。

この呼称については，患者側，医療側はもちろん，マスコミや国語学者をも巻き込んで賛否両論の議論が交わされた経緯があります。賛成の立場の意見では，前述のように，「様」付けで呼ぶことで言葉遣いが全体に丁寧になる効用を挙げています。

一方，反対の立場の意見としては，「様」という言葉から「お客様」を連想してしまい，「金づるではないと反発したくなる」「病を患ってしかたなくその立場に甘んじている状態なのに『様』付けは違和感がある」「『様』付けで呼ばれることで逆に馬鹿にされているような気がする」「『様』付けで呼ばれることで病人が利益を生み出す対象とみられているようで違和感を覚える」「患者サービスを考えるなら，ほかにやらなければならないことがたくさんあるはずだ」「『様』に見合う扱いを受けていない」「形式だけ変わっても待ち時間や医療の質が変わらないのでは意味がない」などが挙げられます。

新聞の投書欄などでも「様」付け問題は時折，話題となっており，国民の強い関心事のひとつと言えるでしょう。ただ，文化庁が平成26年9月24日に公表した「平成25年度国語に関する世論調査」によると，気になる言葉の使い方で「患者様」への違和感は29.7%にとどまり，58.5%が気にならないと回答しております。消費者社会の中で，今後，気にならない方が増えていくものと思われます。

医療機関の対応

元日本医師会会長の植松治雄氏はかつて，この「様」付け論争について，「明らかに行きすぎである。『様』付けでは，かえって壁をつくっているようで病気の治療に協力して取り組もうという姿勢が感じられなくなる。大切なことは，医師と患者は互いに協力し合う平等な立場であることだと思う」と述べています。

医療現場においても，「様」付け呼称に改めた後に患者や職員の意見を踏まえて「さん」付け呼称に戻した医療機関もあります。そうした医療機関のひとつ，長野県の東御市民病院の澤田祐介元院長（現・恵仁会さなだクリニック院長）によると，「院長就任当初，『様』付け呼称を聞いて嫌だと感じた。この呼称を用いることで医師と患者が一線を画し，互いにこれ以上絶対に入り込みませんという突き放した印象を与えがちになる。そこで，患者とどう接したらよいのか考えてもらうために，呼称についての検討会を設置し，どうあるべきかを検討してきた。その結果，患者アンケートでは約6割の患者が『さん』付け呼称を希望し，職員も7割強が『さん』付け呼称に賛成の意思を表明した。この結果を踏まえて，『さん』付け呼称に戻した」のだそうです。

国語学者の金田一春彦氏は著書『日本語を反省してみませんか』の中で，言葉を丁寧な形にしても，決して丁寧な意味にならない例として，「患者様」を取り上げています。

金田一氏は「患者という言葉自体が既に悪い印象を与えているため，いくら『様』を付けてもらってもうれしくない。それは，もともと印象の良くない言葉に『様』を付けても丁寧語にはならないからである」と指摘し，代わりの呼称として「ご来院の方」「外来の方」という言い換えを提案しています。

金田一氏の話には一理あると思います。「患者」という言葉自体が悪い印象を与え，それに「様」を付けるということは，極端な例かもしれませんが，「痴漢様」「被告人様」「盗人様」と同様，おかしな日本語なのかもしれません。

大阪府摂津市でクリニックを開業している神前　格氏は「医療がサービス業であることは確かだが，最も大事なサービスの内容は何かと考えると，治療を行って健康を取り戻すこと，あるいは回復しないまでも日常生活ができる状態までに戻すことである。『様』付けで呼んでくれる医療機関を受診するよりも，納得のできる医療を提供してもらえることのほうが，ずっと大事で本質的なことだと思う」と述べています。

前述の澤田氏は「患者の呼称に正解はない。各々の医療機関が自院の理念や地域の特性に合わせて意思の疎通がスムーズにいく呼称を選べばよい」とも言っています。

患者は過剰な敬語より医療の中身の向上を求めていることを医療機関側は察するべきであり，呼称について自院で十分検討を行い，医師と患者のあり方，治療を行っていく上での共通のパートナーとしてのあり方を踏まえ，どのような呼称を用いるか，見直してもよいのではないでしょうか。

参考文献

- 神前　格：毎日新聞．2003年6月19日．
- 最新医療経営Phase3．2004（8）：76-7．
- 金田一春彦：日本語を反省してみませんか．角川書店，2002．
- 文化庁：平成25年度 国語に関する世論調査の結果の概要

CASE 14 割れ窓理論

診察台の隅に埃が溜まってたわよ！

医療機関内の衛生面に敏感な患者は多く，診察室から出てきた婦人が職員にクレームをつけはじめた。

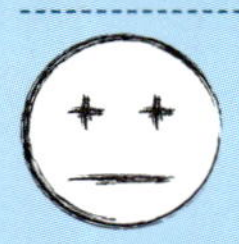

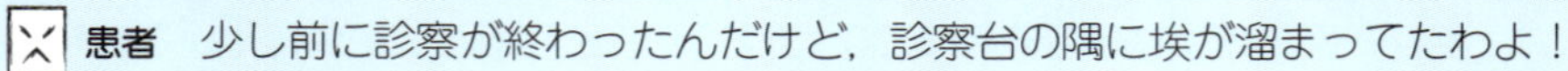

患者　少し前に診察が終わったんだけど，診察台の隅に埃が溜まってたわよ！

窓口　そうでしたか，気がつきませんでした

患者　病院って清潔じゃなきゃいけないでしょう！　患者の目に付くところほどきれいにしないとねぇ

窓口　毎日，業務終了後に清掃業者がモップをかけているのですが……

患者　業者任せなんて，よくないわ！

どう対応する？——良い例・悪い例

✕　隅まで掃除機が届かないので，しかたないですよ

✕　でも，診察には影響ありませんし……

△　業者にもう一度，しっかり清掃するよう言っておきます

○　**ご指摘ありがとうございました。業者にも再度清掃するように言いますが，私たちもこれからは十分注意するようにします**

ポイント

患者・家族からのこうした指摘には素直に受け入れる姿勢がまず必要です。言い訳や熱意のない姿勢は，より大きなトラブルに発展しかねません。「今後は自分も組織も改善していきます」という姿勢を示すことで，たいていのクレームは収まるものです。

また，単にその場のクレーム処理に終わるのではなく，次の行動（ごみを取り除く，上司に報告する，業者に指摘するなど）に結びつかなければなりません。問題を放置せず，行動に移す。こうした環境づくりこそが最も重要なのです。

解説

建物の窓ガラスが割られたとき，そのまま放置しておくと，割られる窓ガラスが徐々に増え，その後，建物全体が荒れて，ひいては町全体が荒廃してしまうという説があります。つまり，たとえ小さな汚れ（あるいは犯罪など）であっても放置することなく，小さなうちに芽を摘むことこそ大切だ，ということです。これを「割れ窓理論」（Broken Windows Theory）と呼びます。この理論を最初に提唱した人物は，アメリカ・ニュージャージー州，ルトガーズ大学の犯罪学者ジョージ・ケリング博士です。

この理論を実際に採用したのが，ジュリアーノ元ニューヨーク市長です（在任期間：1994年1月～2001年12月）。当時のニューヨーク市は凶悪犯罪が多発し，治安が非常に悪化していました。すさんだ公園，不衛生なアパート，崩れかけた工場，そうした中を薄汚れた地下鉄が走り，街全体がまさに荒廃していました。このようなニューヨーク市の治安を回復させる拠り所となったのが「割れ窓理論」です。この理論を実践するために，ニューヨーク市は警察官5,000人を採用，また迷惑防止条例の積極的な運用を図りました。具体的には，徹底した徒歩パトロールと軽微な犯罪（落書き，地下鉄の無賃乗車，万引き，騒音，未成年者の喫煙など）の取り締まりを実施し，結果的に犯罪防止の効果を上げたのです。殺人事件だけでも，市長の就任前と比較して4割ほど減少したと言われています。

日本でも，警察や自治体，地域住民にまで，この「割れ窓理論」を実践するところが出てきました。全国初の「歩きたばこ禁止条例」で有名になった東京都千代田区の「安全で快適な千代田区の生活環境の整備に関する条例」も，この理論に基づいていると言われています。条例の冒頭では，「千代田区は，区民とともに，安全で快適な生活環境を護るため，ごみの散乱防止を始め，諸施策を実施してきた。しかし，公共の場所を利用する人々のモラルの低下やルール無視，マナーの欠如などから，生活環境改善の効果は不十分である。生活環境の悪化は，そこに住み，働き，集う人々の日常生活を荒廃させ，ひいては犯罪の多発，地域社会の衰退といった深刻な事態にまでつながりかねない」と，制定の趣旨を説明しています。

要するに，たばこや空き缶のポイ捨て，歩きたばこなどが環境を悪化させており，モラルによる改善の期待には限界があるから，ルールを定め，快適な住環境を実現しようということなのです。条例では罰則を設け，違反者に厳しい制裁を科しており，この結果，施行前と比べて落ちている吸殻の本数が確実に減少し，街全体がきれいになっている，と区の広報で紹介されています。

かつて，「医療機関＝安全（安心）な場所」との認識があり，医療機関は犯罪や事件とは無縁な施設と思われていましたが，最近では「最も無防備な場所」と言われています。少し古いデータになりますが，平成20年に警察庁が公表した「犯罪統計書」によると，医療機関（病院・診療所）内での犯罪認知件数は1万1,690件であり，このうち窃盗犯が全体の8割を占め，以下，暴力，損壊となっています。

これらの事件を未然に防止するには，原因となる芽を小さいうちに摘まなければなりません。たとえば，窃盗に対しては，巡回を頻繁に実施したり，監視カメラを設置したり，鍵付きの床頭台を取り付けたり，貴重品預かり窓口を設けたりするなどして，窃盗しにくい環境づくりをすることです。

また，清潔な環境も医療機関には不可欠です。よく目にするのが，窓の縁やカウンターの隅に放置された空のペットボトル，満杯のままのごみ箱，埃が残って清掃が行き届かない待合室です。

医療機関の対応

「アメニティ」という言葉が叫ばれ，最近ではそれぞれの医療機関が快適な療養環境づくりに努めています。たとえ築年数が長くても，清潔で手入れが行き届いていれば利用者を十分満足させることができるものです。これは，現存する古いホテルやデパートで実証済みと言えるでしょう。

一方，ごみ1つにしても，これを拾わず放っておけば，次から次へと新たなごみが積もり，最後には不潔きわまりないものとなります。トイレにしても，汚れをそのままにしておけば異臭を放ちますし，きれいに使おうという意識が患者の中で薄くなると，ますます汚れがひどくなる悪循環に陥ります。結果的に患者の不興を買い，医療機関自体が敬遠されることにもなりかねません。さらに，服装の乱れ，言葉遣いも同様です。これらも環境の美化と同様に注意しなければ，医療機関のイメージダウンへとつながり，経営にも影響を与えかねない状況となります。

つまり，事の大小，軽微か重大かということではなく，摘んでおかなければ後々，禍根を残す「芽を見逃さない」という意識を全職員が持ち，実際に行動することが肝要なのです。事の始めに適切に対処する，その重要性を常々，職員に説くことが管理者には求められます。

一方，患者・家族の自発的な協力を得られるよう，一工夫してみるとよいでしょう。ある大学教授が禁止メッセージの効果測定を目的とした実験を行った話を聞いたことがあります。命令口調で「ごみを捨てるな！」とポスター掲示するよりは，お礼口調で「皆様のご協力により待合室の清潔性が保たれております。ありがとうございます」というメッセージのほうが効果があったのだそうです。既にこうした呼びかけをポスターで掲示している医療機関もあります。皆様のところでも検討されてみてはいかがでしょうか。

CASE 15 身体障害者用駐車場の確保

身体障害者用駐車場の確保は医療機関の義務だろう？

病院の駐車場に身体障害者用駐車スペースがなく，身体障害者がカンカンになって職員にかみつきはじめた。

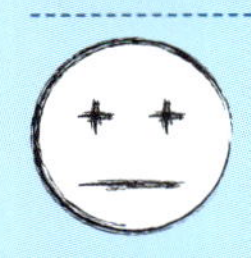

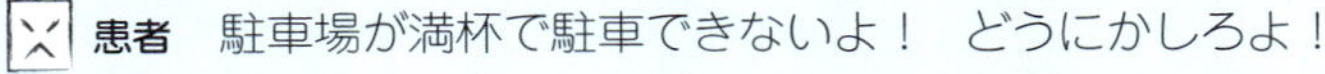

患者 駐車場が満杯で駐車できないよ！　どうにかしろよ！

窓口 大変申し訳ございませんが，空くまでお待ちください

患者 私は身体障害者なんだ！　医療機関は身体障害者用駐車場の確保が義務なんだよ！　そんなことも知らないのか！

窓口 そうでしたか……知りませんでした

患者 とにかく早くなんとかしろ！

どう対応する？――良い例・悪い例

✕ 空くまで待っていただけませんか

✕ ですから，通院の際には公共交通機関の利用をお願いしているんです

△ しかたありませんね。玄関前に駐車してください

○ **当院では駐車場が狭いこともあり，公共交通機関の利用をお願いしております。また，駐車スペースの狭い駐車場の場合，特に身体障害者用スペースの確保は義務づけられておりません。もう少しで空くと思いますので，ご迷惑をおかけしますが，それまでお待ち願います**

ポイント

身体障害者用駐車スペースの設置はすべての医療機関に義務づけられているわけではありませんが，患者の中にはこのことを知らない人も多く，トラブルにつながりかねません。

このため，職員は自分の勤務する医療機関にどのようなことが義務づけられているの

か理解しておく必要があります。そうした知識を事前に身に付けていることで，冷静にクレーム処理が行えるのです。

解説

2010年に国土交通省が，自治体独自の駐車利用証を交付している2県1市（福島県，佐賀県，埼玉県川口市）の住民2,087人に「不適正駐車」に関するアンケート（郵送による調査票）を実施したところ，1,281人が回答（回答率61%）し，このうち，47%が駐車スペースに自分の車を「ほとんど止められない」「混雑時以外でも止められないことがある」と回答しました。その理由として，健常者による不適正駐車（「利用証の提示がない車の駐車が多い」）が全体の65%と最も多く，ついで「駐車スペースが少ない」が25%でした。そして，特に改善を望む施設としては大型ショッピングセンター・百貨店（64%），病院・診療所（63%）が上位を占めました。

2006年12月から施行されたバリアフリー新法（「高齢者，障害者等の移動等の円滑化の促進に関する法律」）は，駐車場を新設する際，幅3.5m以上の駐車区画の整備を原則義務化しましたが，健常者の利用を禁じていないことから，このような不適正駐車が問題となっています。

ただ，市の中心部の医療機関では，通常の駐車スペースの確保すら困難なのに，身体障害者用の駐車場まで確保しなければならないとなると，大変な負担です。そこで，駐車場に関するクレームやトラブルに対処する際，医療機関関係者は，設置義務はいくつかの要件を満たしている場合のみであり，要件を満たさなければ身体障害者用駐車スペースを用意する必要はないということを理解しておきましょう。

バリアフリー新法について具体的に解説します。同法の対象となるのは，「路外駐車場車いす使用者用駐車施設」（「車いすを使用している者が円滑に利用することができる駐車施設」で，いわゆる身障者用駐車スペースの意）であり，一定条件を満たす駐車場（「特定路外駐車場」と言います）を新設する場合には「1以上設けなければならない」と定められています。

そもそも，この「特定路外駐車場」には以下の3つの要件があります。

(1) 道路の路面外に設置される自動車の駐車のための施設で，一般公共の用に供されるもの。

(2) 駐車の用に供する部分の面積が500m^{2}以上であるもの。

(3) 利用について駐車料金を徴収するもの。

そして，「特定路外駐車場」の構造および設備に関する基準には，いわゆる身体障害者用駐車スペースの設置を含む，以下の3要件があります。

(1) 幅は350cm以上とすること。

(2) 路外駐車場車いす使用者用駐車施設又はその付近に，当該駐車施設であることの表示をすること。

(3) 路外駐車場車いす使用者用駐車施設は，当該駐車施設から道，公園，広場その他の空地までの経路の長さができるだけ短くなる位置に設けることとし，その経路のうち1以上を，以下（注：段差を設けないことや，併設する傾斜路の勾配に関する基準等の4つ）のすべてに適合する高齢者，障害者等が円滑に利用できる経路（路外駐車場移動等円滑化経路）とすること。

これらは，特定路外駐車場を新設する際の設置・報告義務であり，既存の特定路外駐車場については基準に適合させる努力義務が課せられています。

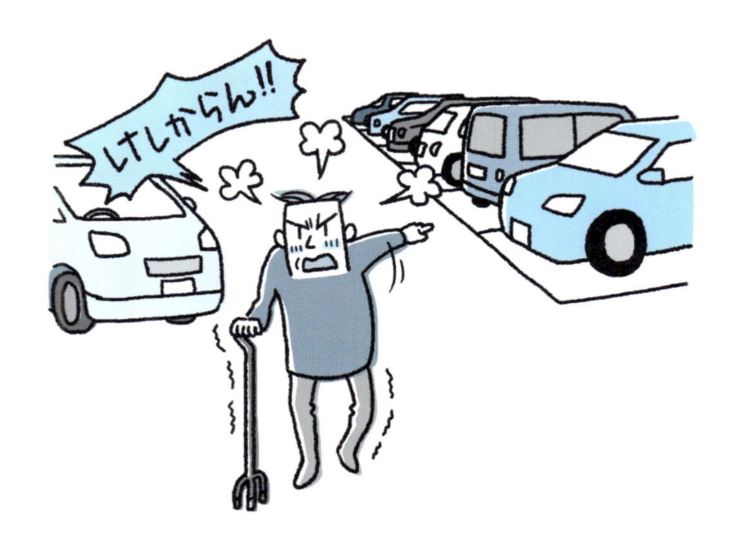

医療機関の対応

患者さんの中には車でしか来院できない方，さらに身体障害者の方もいます。そのため，多くの医療機関では来院者用に駐車場を確保しています。ただ，地価の高い都市部では，駐車場用に広大なスペースの確保は困難で，狭い敷地であればあるほど身体障害者専用の駐車スペースの確保は難しいと言えます。

このケースのように，車で来院しても駐車スペースがなければ怒りたくなるのは，もっともなことでしょう。ただ，急病人を早く診察してもらいたい家族が自家用車で患者を連れてきたとき，身体障害者用の駐車スペースと知りつつ一時的に駐車してしまうこともあるでしょう。

身体障害者用駐車場の確保が難しいと思われる場合，せめて「身体障害者用の優先駐車場」である旨のステッカーを貼ったりするなどして，来院者に周知させるようにします。

ただし，今回のケースのように，すべての医療機関に身障者用駐車場の設置義務があるという誤解に基づいたクレームに対しては，500m^{2}以上の有料駐車場が設置義務の対象であることを説明し，自院の事情について理解を求めればよいと思います。

また，駐車スペースの少ない医療機関の場合，ホームページなどにおいて公共交通機関を利用するよう呼びかけるとともに，来院した患者に対しては常に満車状態であることをアナウンスしたり，目立つところに院内掲示するなどして，クレーム抑止効果を上げていきます。

関係法令など

■高齢者，障害者等の移動等の円滑化の促進に関する法律

・第11条（路外駐車場管理者等の基準適合義務等）

路外駐車場管理者等は，特定路外駐車場を設置するときは，当該特定路外駐車場（以下この条において「新設特定路外駐車場」という。）を，移動等円滑化のために必要な特定路外駐車場の構造及び設備に関する主務省令で定める基準（以下「路外駐車場移動等円滑化基準」という。）に適合させなければならない。

2. 路外駐車場管理者等は，その管理する新設特定路外駐車場を路外駐車場移動等円滑化基準に適合するように維持しなければならない。
3. 地方公共団体は，その地方の自然的社会的条件の特殊性により，前2項の規定のみによっては，高齢者，障害者等が特定路外駐車場を円滑に利用できるようにする目的を十分に達成することができないと認める場合においては，路外駐車場移動等円滑化基準に条例で必要な事項を付加することができる。
4. 路外駐車場管理者等は，その管理する特定路外駐車場（新設特定路外駐車場を除く。）を路外駐車場移動等円滑化基準（前項の条例で付加した事項を含む。第53条第2項において同じ。）に適合させるために必要な措置を講ずるよう努めなければならない。

■「移動等円滑化のために必要な特定路外駐車場の構造及び設備に関する基準を定める省令」（国土交通省令第112号　平成18年12月15日）

・第2条（路外駐車場車いす使用者用駐車施設）

特定路外駐車場には，車いすを使用している者が円滑に利用することができる駐車施設（以下「路外駐車場車いす使用者用駐車施設」という。）を1以上設けなければならない。ただし，専ら大型自動二輪車及び普通自動二輪車（いずれも側車付きのものを除く。）の駐車のための駐車場については，この限りでない。

2. 路外駐車場車いす使用者用駐車施設は，次に掲げるものでなければならない。

（1）幅は，350cm以上とすること。

（2）路外駐車場車いす使用者用駐車施設又はその付近に，路外駐車場車いす使用者用駐車施設の表示をすること。

(3) 次条第１項に定める経路の長さができるだけ短くなる位置に設けること。

• 第３条（路外駐車場移動等円滑化経路）

路外駐車場車いす使用者用駐車施設から道又は公園，広場その他の空地までの経路のうち１以上を，高齢者，障害者等が円滑に利用できる経路（以下「路外駐車場移動等円滑化経路」という。）にしなければならない。

2．路外駐車場移動等円滑化経路は，次に掲げるものでなければならない。

(1) 当該路外駐車場移動等円滑化経路上に段を設けないこと。ただし，傾斜路を併設する場合は，この限りでない。

(2) 当該路外駐車場移動等円滑化経路を構成する出入口の幅は，80cm以上とすること。

(3) 当該路外駐車場移動等円滑化経路を構成する通路は，次に掲げるものであること。

イ　幅は，120cm以上とすること。

ロ　50m以内ごとに車いすの転回に支障がない場所を設けること。

(4) 当該路外駐車場移動等円滑化経路を構成する傾斜路（段に代わり，又はこれに併設するものに限る。）は，次に掲げるものであること。

イ　幅は，段に代わるものにあっては120cm以上，段に併設するものにあっては90cm以上とすること。

ロ　勾配は，12分の１を超えないこと。ただし，高さが16cm以下のものにあっては，8分の１を超えないこと。

ハ　高さが75cmを超えるもの（勾配が20分の１を超えるものに限る。）にあっては，高さ75cm以内ごとに踏幅が150cm以上の踊場を設けること。

ニ　勾配が12分の１を超え，又は高さが16cmを超え，かつ，勾配が20分の１を超える傾斜がある部分には，手すりを設けること。

CASE 16 予約なしの当日診療

予約なしで来院した患者が，A医師の診療を希望。予約制であることなどを説明するものの，診療拒否を口走る。

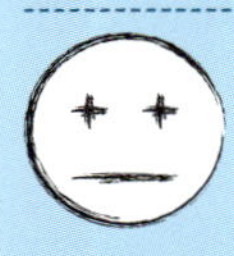

A先生に
診てもらいたいんだ！
診療拒否するのか？

患者 A先生の診察を頼むよ！

窓口 A先生は本日，午前のみの診療で，予約枠はすべて埋まっています。予約なしの方は診察できません

患者 1人くらい診てよ！

窓口 午後はB先生が診察することになっていて，B医師なら診察できますが……

患者 俺はA先生に診てもらいたいんだ！　診療拒否するのか？

どう対応する？――良い例・悪い例

✕ A先生の診察が無理と言っているだけで，診療拒否しているわけではありません

△ B先生なら診察可能と申し上げているんです

○ **予約枠外でお受けしたいところですが，あいにく本日は午後休診となっています。どうしてもということでしたら，次回の予約をお取りになって改めてお越し願います**

ポイント

患者から「診療拒否！」とクレームをつけられると，心穏やかなはずがありません。しかし，そもそも診療契約は，“患者の「診てください」＋医療機関の「診ましょう」”で成立しますので，状況判断がまず大切です。このようなケースでは診療契約は成立しておらず，診療拒否には当たらないことを理解しておきます。

ただ，医療機関側に瑕疵がない場合でも，できる限り次善の策を提示するなど，患者側の要望に応える姿勢を示すとよいでしょう。そうすることで患者を落ちつく方向に誘導し，冷静に状況判断をし，次の行動の選択肢を検討します。

解説

このケースの対応としては，まず，今日はA医師の診察は無理ではあるもののB医師の診察は可能であることを説明し，その上で，そう手配するかどうか，患者の意思を確認します。

そして，患者が「どうしてもA医師でなければ嫌」ということであれば，別の日に予約を取ってもらうしかありません。

人気のある医師の予約は取りにくいものですが，このケースのような診療前の段階というのは，診療契約締結前のやり取りであり，診療拒否には該当しないのです。

患者は何かにつけて「診療拒否」を口にしますが，診療契約というのは，患者の「診てください」＋医療機関の「診ましょう」という合意で成立するのです。具体的には，診察申込書に記入し，それを医療機関が受理した段階で契約が成立すると言われており，その前の段階では契約そのものが成立していません。

目の前で患者から「診療拒否！」とクレームをつけられると，心穏やかではないでしょうが，窓口において状況をしっかり把握した上で冷静に対処することが，トラブル回避，クレームの沈静化につながります。

医療機関の対応

ホームページや掲示版の診療担当表を用いてB医師の代診を周知・案内するなどして，来院した患者の便宜を図ることも大切な業務の1つです。

ただし，急な休診などに対して，ホームページや診療担当表の更新が困難な場合，あらかじめ注意事項として「突然の休診などもあることから来院時，電話でご確認の上，ご来院ください」などの文言を付け加えておいたほうがよいかと思います。

CASE 17 印鑑

担当医の印鑑だけじゃなく，病院の印も押してくれ！

診断書を交付したはずの患者が，しばらくして窓口に戻ってきた。

患者 本日でき上がった診断書に病院の印が押していなかったので，押していただけませんか？

窓口 診断書を作成した担当医の印鑑が押してありますが

患者 普通は担当医の印鑑とは別に病院印を押すんじゃないの？

窓口 そう言われましても，当院では担当医印で済ませておりますが……

どう対応する？──良い例・悪い例

✕ 病院印の押印は必要ありません

✕ 当院では押さないという規則なんです

△ 医師個人の印鑑があれば，病院印は不要です

○ **診断書は医師個人が発行するものですので，担当医の印鑑で十分です。ただ，ご希望であれば病院印も押印します**

ポイント

厳密に言えば，病院印を押す義務はありません。ただ，慣例的に行っている病院も少なくないことから，患者の求めに応じて病院印を押印しても差し支えないと思います。患者の希望に沿うことも，医療機関のサービスの一環です。

解説

押印するということは，「ある行為について最終意思確認をしたという証拠になる」ということです。したがって，印鑑も本人のものであると判断できるようなものでなければなりません。とりわけ「実印」は住民登録している市区町村に自分の印鑑として登録をして印鑑証明書の交付が受けられる最も信頼性の高い印鑑です。

一方，日頃よく使用される，いわゆる「シャチハタ印」でも，押印するという行為に変わりありません。押印したにもかかわらず，その意味・責任の重さを「知らなかった」では済まされないことになります。

医療機関の対応

診断書は医師個人が医学的診断に基づき結果を記したものであり，診断書に病院印が必要という法的な規定もありません。よって，原則としては医師の押印のみでよいということになります。

ただ，体裁を整えるためということで古くから慣習で行っている医療機関もあります。また，料金漏れ防止などの理由から，診断書の作成にあたっては必ず会計窓口を通し，かつ病院印を押すというシステムを採用しているケースもあります。

このため，不要なトラブルを回避する意味合いから，窓口で病院印をすぐに押すことができるのであれば，患者の希望を聞き入れて，そのように対応すればよろしいかと思います。

●署名と記名の違い

ちなみに，「署名」と「記名」の違いについても触れておきます。両者を混同し，使い分けができていない事例が散見されるためです。

「署名」とは，自分自身が自筆で書くこと，つまりサインのことを言います。一方，「記名」とは，自筆以外で記す方法を言います。たとえば，パソコンで表示したり，ゴム印を押したり，他人に代筆してもらった場合などです。

また，「署名」と「記名・押印」は同等の効力を持つとされています。したがって，「記名」だけでは「署名」の代わりとして認められませんが，「記名」の後に印鑑を押すことにより「署名」と同じと見なされるのです。

●押印の際に注意すべき事項

日常何気なく日々押印している印鑑ですが，押印することの意義を十分理解し，取り扱いに注意を払う必要があります。

(1)逆さ印

よく斜めや逆に押印してある印影を見かけることがあります。本人の意思表示の確認という意味においては特に問題ありません。ただし，時には相手に対する反抗的な意思表示と受け取られることもあるので，押印前には印影の位置を確認するよう心がけましょう。

(2)書き判

手書きで苗字などを書き，字の周囲を囲んでサインすることを言います。拇印と同様，印鑑がないよりはましという扱いですが，単なる署名よりも最終的に意思表示したものと見なされます。

(3)同一印による文書

入院の申込書と同時に規則遵守の旨の誓約書に署名していただくことがあります。このときに，患者欄と保証人欄の押印を同一印で済ませている光景を見かけることがあります。

しかし，印鑑が個人の最終意思を表示する証明書ということであれば，本来，別の印鑑が用いられることになるはずであり，同一印の押印ということは，いずれか一方の証明にはなっても，もう一方の証明にはなりません。したがって，文書そのものの信憑性が疑われる結果にもなりかねません。

(4)第三者による記名押印

入院の申込み手続きの際，同一人物が入院申込書や誓約書などに別々の氏名を記入し，それぞれの印鑑を押印している例に遭遇することがあります。たまたま院内でトラブルが発生したときに，記載されている連絡先に問い合わせたところ，当の本人は「記入したことも，押印したこともない」などと言って，発覚するケースがあります。

それでは，第三者が作成した記名押印は無効なのでしょうか。記名とは前述の通り，代筆でもよく，押印は最終的な本人の意思表示の証明でもありますから，原則として本人が行うべきではありますが，第三者が記名押印するということは本人が第三者に指示したものと見なされ，結果的に第三者が本人の記名押印を代行したということで有効となります。

しかし，後日，本人が「承諾した覚えがない」と主張した場合に困難を極めることになりますので，本人同席の上で自署していただくようにすべきです。

仮に，本人の指示なく勝手に記名押印した場合は，刑法第159条「私文書偽造等」に該当し，3月以上5年以下の懲役に処せられます。

関係法令など

- **刑法第159条（私文書偽造等）**

行使の目的で，他人の印章若しくは署名を使用して権利，義務若しくは事実証明に関する文書若しくは図画を偽造し，又は偽造した他人の印章若しくは署名を使用して権利，義務若しくは事実証明に関する文書若しくは図画を偽造した者は，3月以上5年以下の懲役に処する。

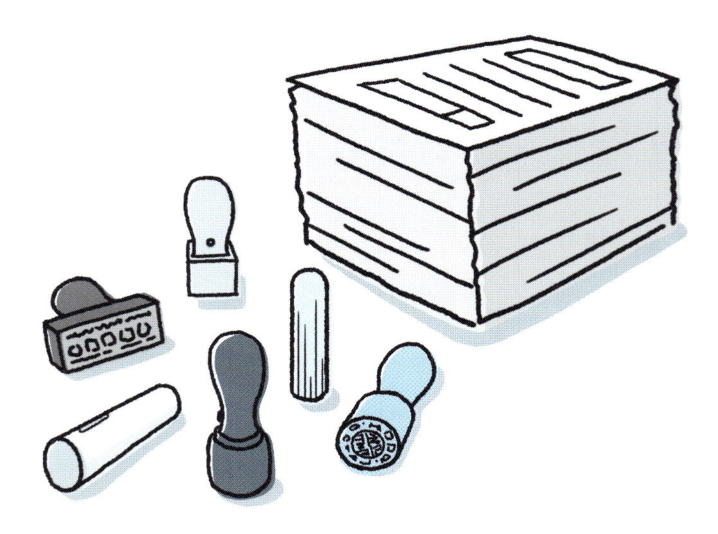

CASE 18 申し込みの誘引

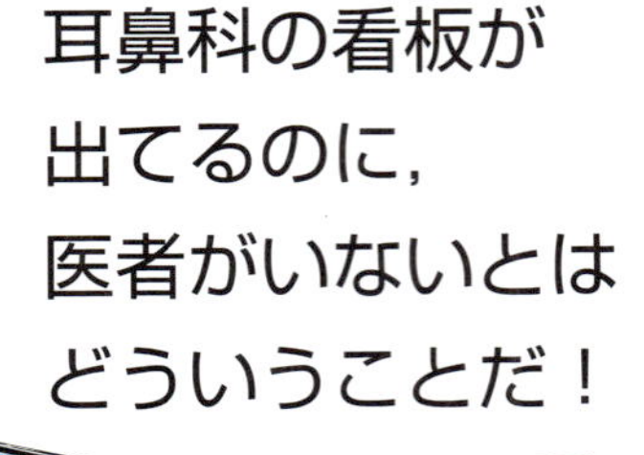

耳鳴を訴える初診患者が飛び込んできたが，たまたま耳鼻咽喉科の医師が不在だった。

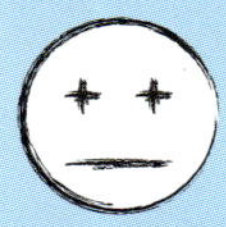

患者 耳鳴りがひどいので，耳鼻科で診てもらいたいのだが

窓口 本日はあいにく耳鼻科の医師が休診で診察できません

患者 何だと！ 表の看板には診療科として「耳鼻咽喉科」と標榜しているじゃないか！ あの看板は嘘か？ どういうことだ！

どう対応する？――良い例・悪い例

✕ 何を言われようが，本日は診察できません

✕ 無理ですから，他院へ行ってください

△ 看板に耳鼻科は標榜していますが診察日まではご案内しておりませんので，必ずしも嘘ということにはならないと思います

○ **せっかく来院していただいたのに，申し訳ございません。お急ぎであれば，近くの耳鼻科医をご紹介します。そちらのクリニックで受診していただくようお願いします**

ポイント

玄関側の看板に示した診療科の医師が不在でも，医療機関は診療契約違反で訴えられることはありません。ただ，日常業務としてホームページの診療体制情報を適切に更新したり，医師不在時のルール（紹介する他院など）を前もって決めておいたりするべきでしょう。

解説

医師も生身の人間であり，急に体調を崩して休診となることもありえます。

また，看板やホームページは，昔で言うなら電柱の看板と同じで，患者に情報提供しているに過ぎません。「当院では，このような診療科を揃えて皆様のご来院をお待ちしておりますよ」とご案内しているのです。これは，民法第521条でいうところの「申し込みの誘引」であり，患者からの申し込み（＝診療してもらいたい）を誘う行為です。

この誘引（＝看板やホームページ）に応じた患者の意思表示が申し込みとなりますが，「申し込みの誘引」を行った者（＝医療機関）が改めて承諾しない限り，契約は成立しないのです。つまり，患者が窓口で診察を希望している旨を職員に告げている段階では，まだ「診療契約」は締結されていません。このケースのように，玄関側の看板を見て医療機関に飛び込んできた患者が，その担当医が不在であったことを理由に「嘘つき」呼ばわりしても，「診療契約違反」とはならないのです。

医療機関の対応

前述したように，看板やホームページは情報を提供しているにすぎず，契約成立にはそれなりのステップが必要となります。たとえば，ある八百屋がリンゴを10個で500円として陳列し，消費者に「特売！」と購入を呼びかけし，消費者がこれに反応して購入の意思表示を行い，レジで500円支払ったところで売買契約が成立するのです。

これを医療機関に当てはめると，玄関側の看板を見て希望する診療科の診察申し込みを行い（具体的には診療申込書に記入），医療機関側が申し込みを受諾（申込書を受理）したときに診療契約が成立したことになるのです。

最近はインターネットで検索して来院する患者さんも多くなってきていることから，ホームページの更新を速やかに行うことが求められます。ただ，更新作業を随時できない医療機関においては，ホームページ上の診療担当表の周辺に「やむをえず休診となる場合もありますので，ご来院の際は事前に電話で確認してお越しくださるようお願いします」といった文言を加えることで，トラブルを未然に防止できるかと思います。

関係法令など

• 民法第521条（承諾の期間の定めのある申込み）

1. 承諾の期間を定めてした契約の申込みは，撤回することができない。
2. 申込者が前項の申込みに対して同項の期間内に承諾の通知を受けなかったときは，その申込みは，その効力を失う。

CASE 19 保険証の返却

保険証をまだ返してもらってないわよ！

窓口で会計を終えたはずの患者が戻ってきて，バッグの中にないから，まだ保険証を返却してもらっていないと騒ぎはじめた。

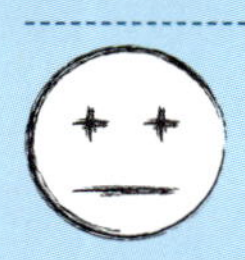

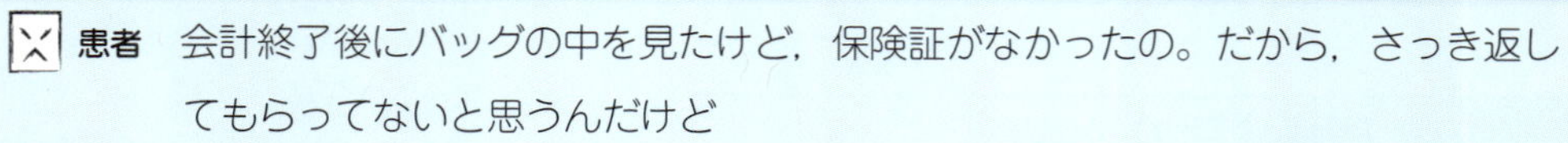

患者 会計終了後にバッグの中を見たけど，保険証がなかったの。だから，さっき返してもらってないと思うんだけど

窓口 いえ，お返ししているはずです

患者 でも，バッグの中に入っていないんだから。まだ返してもらってないわよ！

窓口 今，窓口でお預かりしている分をお調べしましたが，○○さんの保険証はありません。ですから，返却していると思いますが……

患者 私はちゃんと探したの！ そっちも本気で探してよ！

どう対応する？──良い例・悪い例

✕ 間違いなく返却しております

✕ 別の所持品の中にあるんじゃないんですか？

△ 預かりボックスにもないので，お渡ししているはずです。ご確認願えませんか？

○ **当院でももう一度探してみます。恐れ入りますが，○○さんも，もう一度身の回りをよくご確認いただけませんでしょうか？**

ポイント

患者の勘違いに基づくクレームであることが最初からわかっていても，患者自身が本気でそう思い込んでいる以上，“上から目線”は禁物です。恥をかかせて一層怒らせないよう気を配りながら，患者自身が自分の勘違いに気づいてくれるよう，丁重に対応することが肝心です。

解説

療養担当規則第3条に規定されているように，保険証の確認は医療機関に課せられた義務です。返却のタイミングは医療機関によってまちまちだと思いますが，保険証の紛失は医療機関の窓口でどうしても発生してしまうトラブルです。

最近は，認知症気味の高齢患者も増えてきており，職員が間違いなく返したにもかかわらず，自分の身の回りをまったく調べもせずに，一方的に「返却されていない！」と言い張り，「責任をとれ！　責任者を出せ！」と罵る患者さえいます。

こうした思い込みの激しい患者に対して，医療機関側は不本意と思いながらも丁重に対応し，怒りが鎮まるよう努めるしかありません。結局，最後には，財布に入っていたり，定期券や手帳の中に挟まっていることがその場でわかったりします。その場ではわからなくても，後でこうした場所から出てきたと患者から電話が入ることもあります。

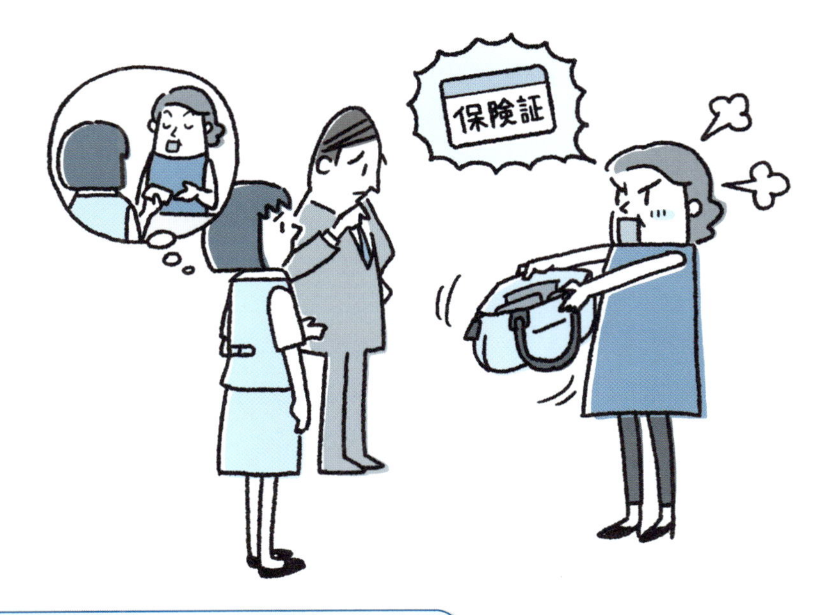

医療機関の対応

保険証の確認事務で肝心なのは，「重要な証書を預かるという気持ち」で対応することです。そして，保険証の返却を巡るトラブルを回避するには，担当者が直接，その患者に手渡すのがよいと思います。もう少し念を入れるとすれば，銀行の番号札システムのように，番号札と引き換えに保険証をやりとりする方法などがあります。

なお，人間のやることですから，ついうっかりということもあります。医療機関側の責任で紛失などのミスが起こったときは誠心誠意，一所懸命に心当たりを探し，なお発見できなければ丁重にお詫びし，後々の対処を患者に説明して，迅速に必要な行動に移す必要があります。こうした対応次第で患者の気持ちが決まると言っても過言ではありません。

注意すべき点は，自分の名前が呼ばれたと勘違いして他人の保険証を受け取って帰宅してしまう人のほか，世の中には故意，意図的に他人の保険証を失敬する輩もいるということです。拾った保険証でその当人になりすましてコンビニエンスストアに勤務し，レジからお金を盗んだという事件も報道（2013年）されました。

お預かりするときに"100万円の小切手"と思えば，真剣さも違ってくることでしょう。常に「他人様の大切な預かり物」との認識で取り扱うことです。

コラム 保険証を紛失してしまったら

保険証を紛失して真っ先に思い浮かぶのは，消費者金融で悪用されることだと思います。今は，無人店舗で機械を相手にカードを作成できるようになりましたが，身分を証明する証として保険証が用いられていることに変わりはありません。

保険証には，資格の有無を証明する資格証と，治療の給付のための受療証の2つの機能があります。ただ，有価証券（小切手や手形の類）としての価値はまったくありませんから，悪用されたとしても金銭借用の債務が生ずるものではないということです。仮に，消費者金融で悪用されたとしても，事情を説明して債務者たることを否定することです。

関係法令など

• 保険医療機関及び保健医療養担当規則第３条（受給資格の確認）

保険医療機関は，患者から療養の給付を受けることを求められた場合には，その者の提出する被保険者証によって療養の給付を受ける資格があることを確かめなければならない。ただし，緊急やむを得ない事由によって被保険者証を提出することができない患者であって，療養の給付を受ける資格が明らかなものについては，この限りでない。

CASE 20 開示対象に含まれる医師記載の診断内容

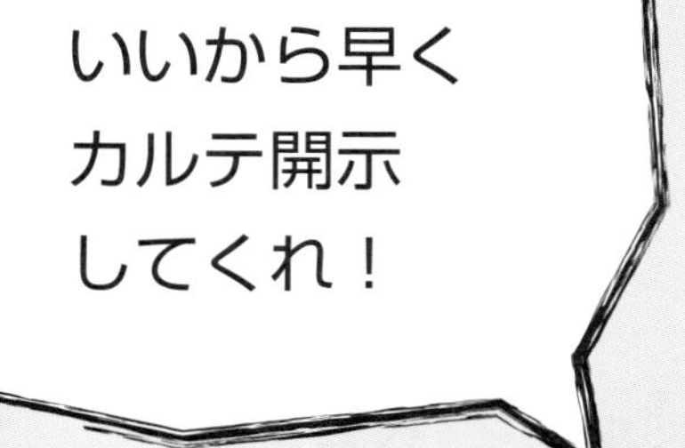

個人情報保護法施行以来，年々，患者からのカルテ開示請求が増加している。先日も医療不信を抱く患者から請求が出された。

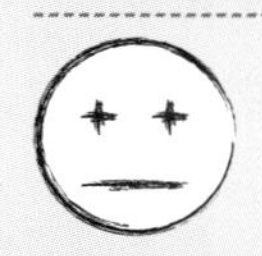

患者 現在，診てもらっている科のカルテ開示請求をしたいんだが

窓口 どのようにお使いになられますか？

患者 何！ いちいち理由を告げなければ開示できないのか！

窓口 いえ，ちょっとお尋ねしただけで……

患者 今は，個人情報保護法でいつでも開示できるようになったんだろう！

窓口 そうですが，一応，開示までの院内の手順というものがございまして……。また，有料となります。ご了承ください……

患者 いいから早く開示してくれ！

どう対応する？――良い例・悪い例

✕ 裁判所で証拠保全手続きを取ってきてください

△ 所定の書類に記入してください。開示の諾否には1週間ほどかかります

○ **それでは，院内のカルテ開示委員会に諮って開示の諾否を審議した上で，ご返事差し上げたいと存じますので，1週間ほどお待ちください**

ポイント

個人情報保護法施行以降，例外規定を除き，カルテに記載されている内容はすべて原則として開示することになりました。カルテ開示を求められない最善の策は，日頃から信頼関係を構築，維持することです。

解説

カルテはかつて「医師の備忘録，メモにすぎない」と言われてきましたが，その後，保険診療に関しては請求の根拠となる資料，医療行為に関しては正当な理由の下で行われたことを証明する資料，また患者のプライバシーに属する個人的な情報を記録した資料として扱われ，単なる医師のメモとは言えない状況となってきました。

また，2005年4月の個人情報保護法全面施行により，従来の「患者情報は医療機関のもの」という認識ではなく，「患者情報は患者からの預かり物」というような解釈がなされたことにより，不開示事項に該当しない限り，患者からカルテ開示の求めがあった場合には原則開示となりました。

●どこまで開示するのか，医師の同意は必要か

そこで生じるのが，「カルテには医師の情報も含まれており，記載した医師の同意を得ないで患者が第三者に写しやコピーを渡すことは，個人情報保護法に触れるのではないか」という疑問です。

この疑問に対して，宇賀克也東京大学法学部・大学院法学政治学研究科教授は，同法に基づくガイドライン策定を検討した厚生労働省の「医療機関等における個人情報保護のあり方に関する検討会」で，以下のような発言をしています。

「カルテには客観的な検査のデータもあるし，それに対する医師の診断も記載されており，全体が患者の個人情報であることには疑いがないところである。つまり，個人情報というのは個人の様々な属性と個人に対する評価などをすべて含んでおり，これら全体が個人情報である。一方，カルテ作成を行う医師からすれば，医師が診断したという行為のもとに診断内容を記載しているわけであるから，医師個人の情報とも言える。そういう面からすれば，カルテは二面性を持っていると言える。だとすると，医師の個人情報の部分に関して第三者提供する場合には医師本人の同意を得なければならないという問題が生じてくる。それでは，患者本人が個人情報保護法に基づいて自分自身のカルテ開示を求めてきた場合にはどうなるのか。第23条第1項では本人の同意を要しない場合として第1号から第4号まで規定している。第1号の『法令に基づく場合』とは，他の法令に基づく場合ということではなく，単に『法令に基づく場合』とだけ書かれている。ということは，第23条第1項第1号の場合には『個人情報保護法』自身も含んでいると解されることになり，患者が当該個人情報保護法に基づいて開示を求めてくる場合，第23条第1項第1号の『法令に基づく場合』が根拠となる。そうなると，医師の個人情報に関する箇所についても，医師の同意を得る必要はまったくないということになる。また，医師の評価部分も開示の対象となるかどうかという点については，第26条の訂正等の求めでは事実だけが対象となっており，評価の部分の訂正までは求めていない規定とな

っている。第26条と対比していただければわかると思うが，第25条の開示の規定では，事実だけとは書かれていない。したがって，評価の部分も含めて開示の対象にしていると解される。個人情報保護法では医師には開示の義務が課されていると解釈されており，医師から開示しないということはできない。以上により，医師の記載部分も個人情報となりうることから，本人が第三者に渡すことは法に反しない」。

医療機関の対応

個人情報保護法第25条により本人から開示を求められた場合には，「遅滞なく，当該保有個人データを開示しなければならない」と規定されており，開示は事業者の義務となっていることを認識しなければなりません。それでは，すべての保有個人データを開示しなければならないかと言いますと，但し書きの各号（①本人又は第三者の生命，身体，財産その他の権利利益を害するおそれがある場合　②当該個人情報取扱事業者の業務の適正な実施に著しい支障を及ぼすおそれがある場合　③他の法令に違反することとなる場合）に該当する場合には応じなくてもよい（「その全部又は一部を開示しないことができる」と規定されている）のです（232頁参照）。

医師においては，「医療は個人情報に基づく行為であり，個人情報は患者から管理を委託された預かり物である」ということ，そして「個人情報＝私の情報であり，私以外はすべて第三者となる」ということを理解し，慎重な管理と適切な利用を図ることが求められています。

同法の施行によって容易に診療情報の閲覧・写しの求めができることになりましたが，医療機関において注意すべきなのは，信頼関係を損なった患者あるいは家族からの請求です。仄聞した範囲ですが，某病院に対して治療に不信を抱いた患者がカルテ開示を求め，それに応じたところ，その写しがそっくり報道機関の手に渡り，その後の取材でカルテ記載の不備を指摘され，医療ミスの疑いをかけられそうになったという事例があります。

制度を利用したこのような開示請求もなされるということを念頭に置いて，カルテの記載は漏れのないようにしていただく必要があります。

「医療は患者と医師との信頼関係で成り立つ」と言われているように，一度，信頼関係が損なわれると，その後の治療行為に関して，いかに懇切丁寧に説明しようとも患者には正確に伝わるどころか，むしろマイナス思考，被害者意識的な受け止め方をされることになります。このような状態にまで至ると，信頼関係の修復はきわめて困難となることは，既に皆さんも経験済みだと思います。日頃から信頼関係を構築し維持するよう努力すること，それがカルテ開示を求められない最善策と思います。

CASE 21 職員の身だしなみ

水商売じゃないんだから，あんな派手な髪の色，認めていいの？

若い女性職員の身だしなみに関して中年の女性患者から苦情の申し出があった。

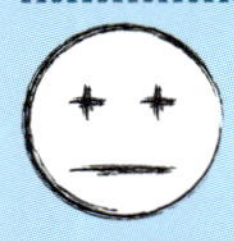

患　者　さっき受付にいた女性事務員だけどさ～，金髪っぽくない？　病院があんな派手な髪の色，認めていいの？

責任者　そうですか，気づきませんでした

患　者　病院もサービス業なんだからさ～，身だしなみにも注意すべきなんじゃないの？　水商売じゃないんだから，もっと清潔感を出してほしいなぁ

どう対応する？――良い例・悪い例

✕ あの程度でしたら，気にするほどではありません

✕ 今の若い女性は注意してもダメなんですよね

△ 後で本人に注意をしておきます

○ **ご指摘いただき，ありがとうございました。本人に接客業としての心構えを再度指導します**

ポイント

既に身だしなみについて細かな規定があると思いますが，カラーリングについても日本ヘアカラー協会のレベルスケールを参考に，医療機関としてふさわしい水準を設定する必要があるでしょう。ただ，全般的には，“プロの医療人”らしい身なり・服装に自ずと帰着すると考えます。

解説

筆者の勤務する病院においては就業規則の中で「患者に対しては，その感情心理を理解し親切丁寧を旨とし，不快，又は不安の念を与え或は刺激興奮させる如き服装又は言動をしてはならない」と規定していますが，おそらく読者の医療機関の就業規則も同様の文言になっているものと思います。

ただ，このような抽象的な文言では，どの程度の服装，言動までなら許容範囲なのか，具体的なイメージが伝わらず，病院によっては別途，身だしなみに関する基準を設けて指導していると思います。

参考までに，某病院の基準の中から「頭髪」について紹介します。

まず男性に対しては

・常に手入れを行い清潔感を保つ。

・全体的に短くするのが望ましく，後ろ髪はワイシャツの襟に，横は耳に大きく掛からないようにする。

・前髪はみだらにたらすことがないようにする。

・不自然な髪の色，形にしない。

・カツラの使用は，ファッションとしての着用を厳禁する。

・香りの強い整髪料は避ける。

女性に対しては

・常に手入れを行い清潔感を保つ。

・髪の色は自然な色（栗毛色程度）とし，派手な染髪や髪型は避ける。

・頭髪は肩に掛からない程度にカットするか，肩より長い場合にはまとめる。その時のリボンや髪飾りやカチューシャは黒又は紺，もしくはこげ茶色のものを使用する（布製ヘアバンドは不可）。

・前髪は短めにし，眉に掛からない程度にカットし長く前に垂らさない。

このような具体的な取り決めを「顔」「服装」「装飾品」「手」「靴」「口臭」「眼鏡」「携帯電話」に至るまで明記しています。「頭髪」だけでこれだけの項目が定められていることで驚かれた方もいることでしょうが，さらに詳細な項目を定めている医療機関もあると思います。換言すれば，ここまで細部に取り決めないと，歯止めが効かないのが現状なのです。

一般企業も“茶髪”については悩んでおり，各社それぞれ基準を設けています。日本ヘアカラー協会が数年前に実施した176社を対象とする調査によると，社員のヘアカラーを認めていると回答した会社は137社で，認めないと回答した会社は30社という結果でした。また，某リサーチ会社によると，10～50歳代の男性の50%，女性の89%が髪を染めているという調査結果もあります。このように，社会全般が年々茶髪に関して以前ほど気に留めなくなってきています。

以前，日本ヘアカラー協会の今井氏の「明るい職場づくりに必要なものとは」と題する講演記録を読む機会がありましたが，茶髪については，ダメで頭が悪い，協調性がないといった偏見が強いこと，日本人で黒髪の似合う人はほとんどいないこと，むしろレベルスケールでいうとレベル7か8あたりが綺麗であることなどが記されていました。実際のところ，このレベルスケールに照らし，日本航空では「6」まで，ホテルオークラ，三菱東京UFJ銀行では「7」までを許可しています。このように各企業によってレベルが異なるのは，業種やサービス対応の相違の結果と思われます。

従来は数値化されていなかったために基準の設定が困難でしたが，現在ではこのレベルスケールで各企業に合った髪色が決められるようになってきました。

医療機関の対応

かつて九州の某運輸会社に勤務する運転手と会社との間で「茶髪」を理由とした解雇を巡る訴訟があり，「解雇権の濫用で無効」という決定が出されました（福岡地裁小倉支部，平成9年12月25日判決）。サービス業を営む企業にとっては，お客様に対して不快感を与えず，清潔感や品位を保つ身だしなみに非常に気を遣いますが，一方で，人権侵害という声も聞かれます。

今後さらにカラーリングする人が増えると予想されるため，医療機関においても一律に禁止するのではなく，医療機関の職員としてふさわしいカラー基準を設定すること，また，その基準に従わない職員に対しては，設定した理由や医療機関の特性を十分説明し，理解を求める必要があります。

確かに，髪の色が少し明るくなっただけで印象も性格も明るくなったという話を聞くことはあります。そうしたプラス面を強調する人もいるでしょう。ただ，強いカラーリングは，患者や同僚職員に対して違和感，軽薄な印象を与え，清潔感がありません。

要は，医療人としてプロの自覚があれば，自ずと結果は身だしなみに現れるということでしょう。

参 考

・レベルスケールとは？

日本ヘアカラー協会が染め上がった毛髪の明るさを示すためにつくった統一基準で，「1」（真っ黒）～「20」（真っ白）まで設定しています。

このうち日本人の髪に合うのは，「5」（濃い焦げ茶）から「15」（金髪）までと言われており，同協会による一般企業向けの推奨レベルは「6」～「8」となっています。

CASE 22 保険証のコピーの違法性

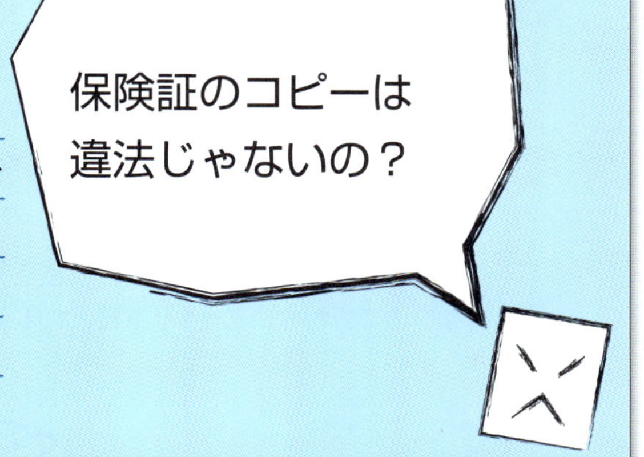

初診時や保険証変更となった場合にコピーを取り保管している医療機関も多いが，窓口でコピーを取る旨を説明したところ，患者に拒否されてしまった。

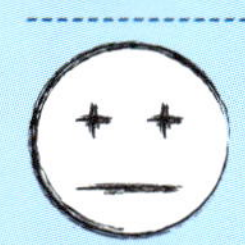

患者 今日，初めて診察するのですが……

窓口 そうですか！ では診察申込書にご記入いただき保険証の提出をお願いします。また，保険証をコピーさせていただきます

患者 えっ！ 保険証のコピーには同意できません

窓口 しかし，当院では必ずコピーを取ることになっておりますので

患者 そんな！ 診察に必要な情報を書き写せばよいのではないでしょうか。コピーを取ることは絶対許しません！

どう対応する？――良い例・悪い例

✕ コピーを取っても当院で厳重に保管管理しますので大丈夫です

✕ 当院では保険証のコピーを取るように規定されておりますので

△ 後々の請求する際に保険者とのやり取りで必要となるためコピーを取らせていただいております

○ **わかりました。それでは，必要な項目のみカルテに転記させていただきますことをご了承ください**

ポイント

受診する患者の中には個人情報に関して敏感に反応を示す方もおり，保険証のコピーを取ることに同意しない方もいらっしゃいます。

解説

個人情報保護法制定以降，個人を特定できる情報を他人に提供することに敏感な方が増えてきました。医療機関でも昔は当然のように保険証のコピーを取ってカルテに貼付していた時期もありましたが，個人情報保護法制定以後は必要事項を転記しコピーを取らずに本人に返却しているところが増えてきました。日本郵便や銀行の窓口では，「免許証による本人確認の後，必要事項を転記し返却する」「コピーを取らずに必要事項を記入して返却する」などの対応を行っています。厚生局の指導でも，医療機関や調剤薬局においての「保険証等のコピーを保有することは，個人情報保護の観点から好ましくないので行わないこと」と指摘されるようになってきました。

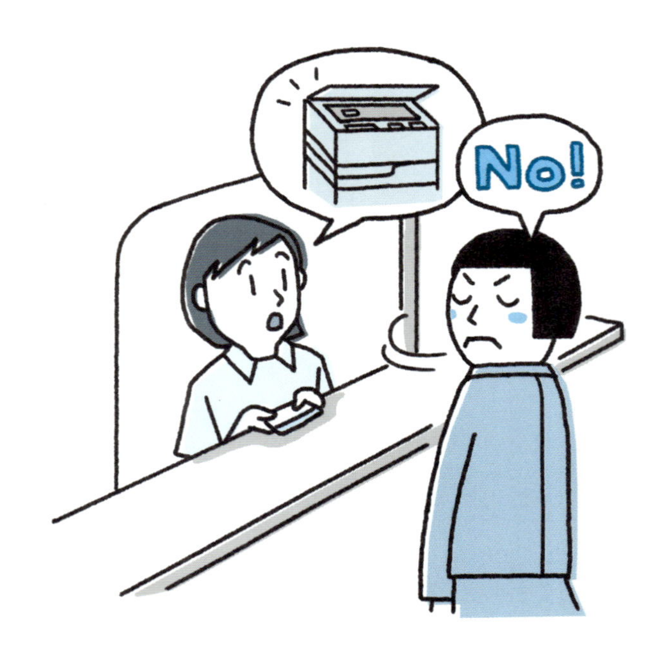

医療機関の対応

数年前の新聞に「身分証明書のコピーを断わろう」と題した投書が掲載されていました。かいつまんで紹介すると「毎回，銀行から海外送金しているが，その都度，身分証明書の提示を求められ担当者がコピーしようとするが，そのたびにコピーはダメと言っている。最初は規則でコピーを取ることになっていると主張するが，それではその規則の提示と個人情報を絶対に漏らさないという誓約書を求めることにしている。そのような申し出をすると窓口担当者は必要な事項を転記して返却する。身分証明書は本人確認が目的であって，コピーが目的ではないからだ」といった内容でした。

医療機関における保険証の確認も，まさに本人確認が目的であって，資格要件が確認できればよいのであって，コピーすることが目的ではありません。

後々になって保険者から資格喪失により返戻となり保険証の確認有無が問われることを恐れてコピーを取るようにしている医療機関が多いと思われますが，保険証の確認ができればそれで後々の保険者との対応も問題ないはずです。最近では，個人情報保護に過敏な患者がいて診療終了と同時にカルテ以外の個人情報をすべて廃棄させるように医療機関に強行に申し出て対応に苦慮したという話を聞いたことがありました。ちょっと行きすぎた感じもします。平成27年9月から施行された改正個人情報保護法により，病歴については要配慮個人情報という扱いになり，情報の取得については必ず本人の同意を得ることが求められることになりました。診療申し込みの際，あるいは入院手続きの際には，個人情報の利用目的を明確に説明し，同意を得る必要があります。

改正個人情報保護法施行によりさらに取り扱いに注意しなければならなくなりました。

厚生局では「患者等の同意を得た上で行った場合であっても，保険証のコピーは基本的には好ましくない」と指導しています。

関係法令など

• 保険医療機関及び保険医療養担当規則第３条（受給資格の確認）

保険医療機関は患者から療養の給付を受けることを求められた場合には，緊急やむを得ない場合等を除き，その者の提出する被保険者証によって療養の給付を受ける資格があることを確かめなければならない。

2章　支払いにまつわる会話術

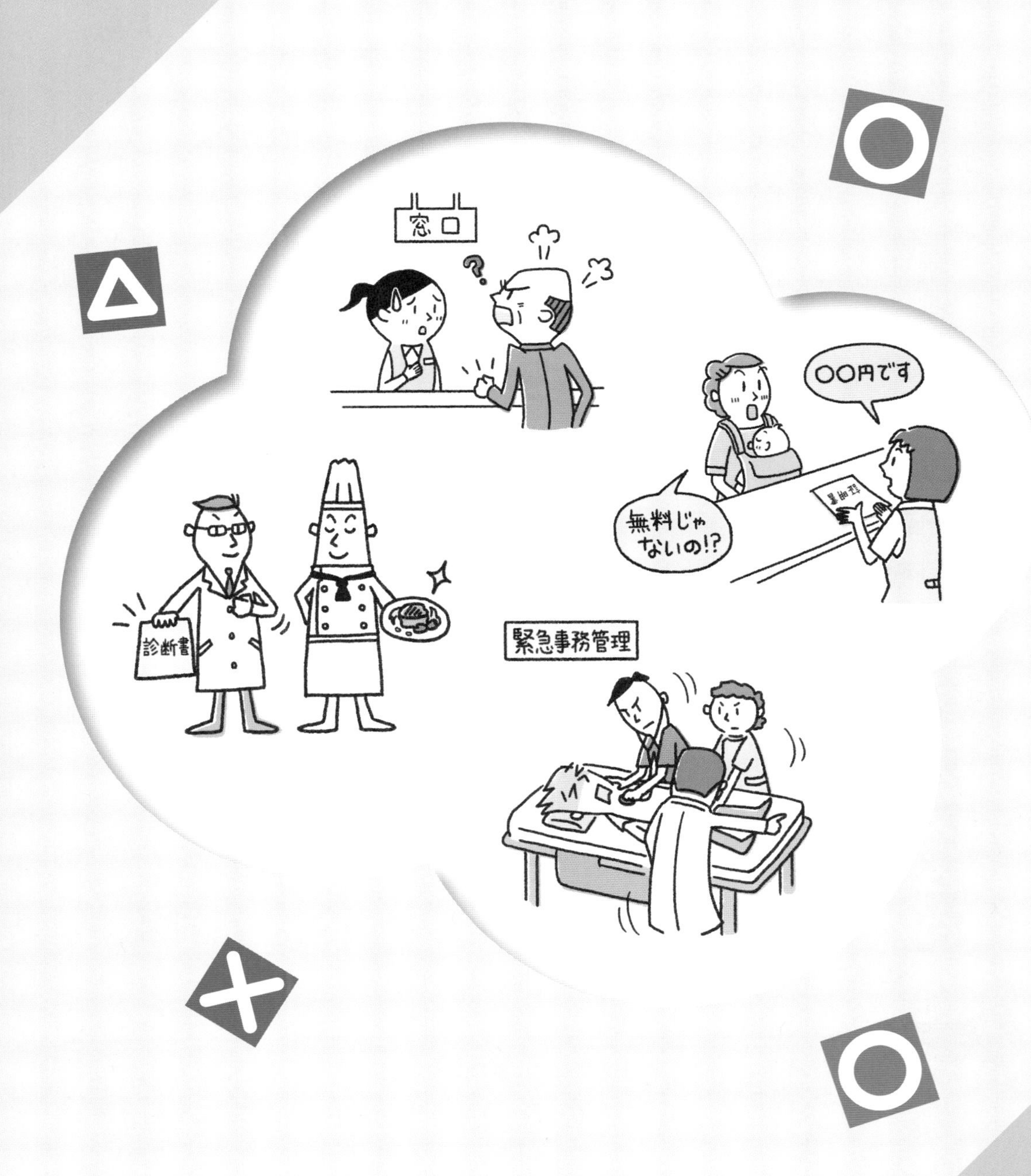

CASE 23 異なる初診料の算定基準

何で初診扱いに
なるの？
おかしくありません?!

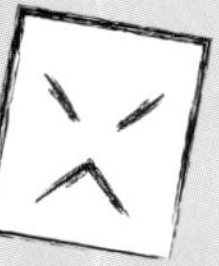

前回の診察から遠ざかって久しぶりに来院した患者が，診察終了後，会計の段階になって初診料を請求されたときに疑問を呈することがよくある。

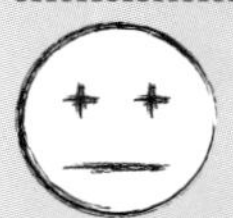

医院 ○○さん，本日のお会計は△△円になります

患者 ちょっと高くないですか

医院 本日は前回の診察から6カ月を経過しておりますので，初診扱いとなり初診料を請求させていただきました

患者 何で？　初診扱いだなんて……

医院 当院では，前回受診から6カ月経過すると初診扱いとさせていただいております

患者 担当医から6カ月後にまた外来に来るようにと指示をされて来たのに，おかしいじゃありませんか？

どう対応する？——良い例・悪い例

✕ 当院では6カ月期間が空いた場合，初診扱いとさせていただいております

✕ 当院では以前からこのような扱いで請求させていただいております

△ 担当医に確認してまいりますので，少々お待ち願います

○ **かしこまりました。担当医の指示で来院したということですので，本日は再診扱いとなります。改めて，請求書をおつくりします**

ポイント

医療機関では，初診料など外来の基本診療料を「健康保険法の規定による療養に要する費用の額の算定方法」（平成6年3月16日厚生省告示第54号）（以下「点数表」と言う）に基づいて算定していますが，算定方法を正しく理解していないことから医療機関によってまちまちな解釈のもと算定し，患者さんへ請求しているのが実態です。

解説

●医療機関によって異なる初診料の算定

点数表には初診料算定の基準として「患者が任意に診療を中止し，1カ月以上経過した後，再び同一の保険医療機関において診療を受ける場合には，その診療が同一病名または同一症状によるものであっても，その際の診療は，初診として取り扱う。前記にかかわらず，慢性疾患等明らかに同一の疾病または負傷であると推定される場合の診療は，初診として取り扱わない」と明記されています。この解釈によれば，本事例の場合は「医師の指示で6カ月後に来院したもの」であることから，診療は継続しており再診扱いとなります。

ちょっと古いデータになりますが，日本私立医科大学協会が全国私立医大附属病院72施設に「初診の定義」について調査（平成26年7月3日実施）しました。その結果を次のページの【参考】に紹介させていただきましたが，各保険医療機関が同じ点数表に基づいて算定していることから同じ解釈かと思いきや，医療機関によって算定基準が異なっているのに驚きます。

慢性疾患等明らかに同一の疾病または負傷である場合を除いて，6カ月以上あるいは3カ月以上受診歴がない場合に初診扱いとしている医療機関もいくつかありましたが，ばっさり月単位受診がない場合，初診扱いとしている医療機関も多々ありました。大学附属病院ですら算定基準がまちまちということは，全国の保険医療機関においても察して知るべしとのことと思います。

医療機関の対応

初診扱いの取り決めについて平成13年12月6日の朝日新聞朝刊によると，厚生労働省は「特に，何カ月という取り決めはない」と回答しています。昔の医療機関の窓口と違って，今は電子カルテを導入する施設も増えてきており，患者情報を瞬時に確認できる状況にあることから，経過観察の患者なのかどうかの情報も入力することで適正な算定が可能だと思います。初診料算定基準は，前回来院日からの空白期間にまったく関係なく，医師の判断ということになります。患者からすれば，算定基準がわかるはずもなく，医療機関に初めて受診するときが初診であり，一度初診料を支払えば，以後は再診と考えるのが当然と思うことでしょう。このような患者に説明しても理解してもらえず，医療機関としても対応に苦慮するところです。納得がいかないという患者に対しては，算定基準を示し理解を求めるしかないと思います。

参 考

• 初診の定義についてのアンケート調査結果（初めて来院された場合を除く）

一般社団法人 日本私立医科大学協会，平成26年7月3日

対象施設：私立医大附属病院72施設

・6カ月以上受診がなく，医師が初診と判断した場合	30病院（41.7%）
・3カ月以上受診がなく，医師が初診と判断した場合	16病院（22.2%）
・期間は定めず，医師が初診と判断した場合	11病院（15.3%）
・1年以上受診がなく，医師が初診と判断した場合	7病院（9.7%）
・4カ月以上受診がなく，医師が初診と判断した場合	3病院（4.2%）
・1カ月以上受診がなく，医師が初診と判断した場合	2病院（2.7%）
・その他（治療を継続している科がない場合，最終受診日の内容により判断 小児科は1カ月以上受診がない場合， 最終来院日より2年以上経過している場合，等）	3病院（4.2%）

• 初診料算定の原則

（1）特に初診料が算定できない旨の規定がある場合を除き，患者の傷病について医学的に初診といわれる診療行為があった場合に初診料を算定する。

（診療報酬点数表：2016年4月改定より）

CASE 24 指導管理料の説明

指導管理料の指導って何だ！
私は受けた覚えはないし，不当請求だ！

患者のコスト意識の高まりに伴い，少しでも納得のいかない請求について質問している光景をよく目にするようになった。

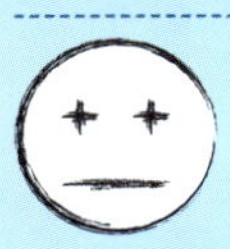

中でも指導管理料に関しては質問が多くなってきた。

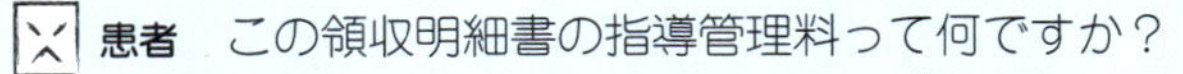

患者 この領収明細書の指導管理料って何ですか？
窓口 担当医に話を聞いた料金です
患者 話って言われても，症状のことを聞かれて説明を受けただけだよ
窓口 それが指導管理料です
患者 私は指導を受けた覚えはないし，不当請求だ！

どう対応する？――良い例・悪い例

× 健康保険法で算定できると決められております

× 医師の診察を受けることで医療機関が請求できる項目です

△ 医師の診察に含まれており，診察の都度，請求させていただいております

○ **医師から，入浴や食事，嗜好品のことについて話を聞きませんでしたか？日常の過ごし方など療養の説明が指導管理料です**

ポイント

専門知識を有しない患者に指導（管理）の概念を理解してもらうのはそもそも困難ですし，指導内容を忘れてしまう患者もいます。必要に応じ，窓口では診療報酬点数表に基づいて該当する指導（管理）料の説明をしましょう。一方，医師も，行政が示している水準を超える社会的・道義的な説明責任が求められている時代であることを認識し，丁寧に指導（管理）をしていただきたいものです。

解説

●医師の自覚にかかっている指導（管理）料

指導（管理）料は，該当する疾患を有している患者に治療計画に基づき服薬・運動・栄養などの療養上の指導を行い，指導を行った内容の要点をカルテに記載した場合に算定できるとされています。逆に，主疾患に対して必要な指導が行われなかった場合や主疾患に対する治療が行われていない医療機関は算定できないとされています。

実際には，診察時に症状や検査結果の説明，療養上の説明が一緒に行われることから，患者にとってはどこまでが診察で，どこからが指導なのか判別がつきにくいと思われます。かと言って，担当医が「ここから指導を行います」と区切っていちいち説明している医療機関はないと思います。

医師としては，保険医であることの自覚を持ち，少なくとも自科の算定しうる指導（管理）料には何があって，どのような場合に算定可能なのか理解しておく必要があります。そして患者のコスト意識を十分認識し，請求額に見合う納得すべき診察と指導を行うことを心がけるべきです。

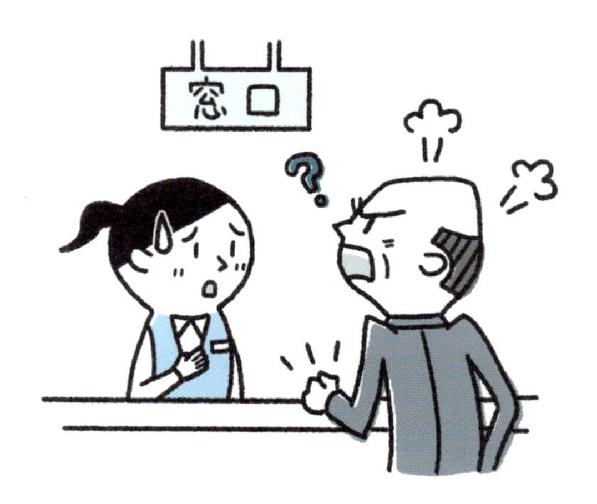

●点数表を基に説明しても納得する患者は少ない

実際の窓口業務では指導（管理）料に関して多くの質問を受けます。「指導（管理）を受けていないのに，なぜ指導（管理）料を支払わなければならないのか」「指導（管理）を受けた覚えなどまったくないのに，支払う必要があるのか」「請求額に見合うだけの指導（管理）を受けた覚えなどまったくない」「以前と変わらない診察なのに今回の請求額は納得できない」「指導（管理）料を請求できる根拠と，どの程度の指導（管理）を行えば請求可能なのか，基準を示してほしい」などです。

こうした質問が一番返答に困ります。点数表を基に窓口では，「この○○指導（管理）料は，このような場合に請求させていただいております」「この○○指導（管理）料は，月○回請求させていただいております」「担当医から主疾患に対する療養上の説明を受けておりませんか？　そのときの説明がこの○○指導（管理）料です」等々の説明を行いますが，この程度の説明で納得して引き下がる患者は少ないと思われます。

そもそも，担当医師が十分な時間をかけて患者の話を聞き，患者が満足すべき説明を行ったとしても，帰宅する頃には医師の説明内容をほとんど忘れている患者もいます。

医療機関の対応

先月，新聞の投書欄に次のような投書が掲載されていましたのでかいつまんで紹介します。

「持病の高血圧のため，10年間月1回の通院をしているが，担当医からは“お変わりありませんか。それではいつものお薬を出します。お大事に”と言われ処方せんを頂いて尾張です。明細書には管理料の請求があるがそのような指導を受けたことは一切ない。医療費が年々膨らむ一方で，このような実態も確認すべきではないのか」という内容でした。

従来，医師は診療を，医事職員は算定を，と役割分担してきましたが，担当医も保険医として保険診療を担っていることを意識しながら日々の診療に取り組むことが大切です。

「厚生労働省の指示通りに算定して何が悪い」と開き直る医師もいますが，指導（管理）に不満な患者は今後ますます増えると予想されます。したがって，行政が示している水準を超える社会的・道義的な説明責任が求められていることを医師自身に受け止めていただきたいと思います。

そもそも社会保険診療報酬の請求は，事前にいくら費用がかかるかわからないシステムであり，一般の商店で物を購入するのとはわけが違います。また，医療保険制度および医学の専門知識を有している患者は少なく，そのような人々にとって，とりわけ指導管理の概念は理解しにくいものです。説明し，納得していただくことが困難なのはむしろ自然だと言えるでしょう。

関係法令など

・点数表区分「B000　特定疾患療養管理料」（平成24年3月5日保医発0305第1号）

〔（1）略〕

（2）特定疾患療養管理料は，別に厚生労働大臣が定める疾患を主病とする患者に対して，治療計画に基づき，服薬，運動，栄養等の療養上の指導を行った場合に，月2回に限り算定する。

〔（3）～（5）略〕

（6）管理内容の要点を診療録に記載する。

CASE 25 診断書料の説明

たかだか数行の診断書なのに，なんでこんなに高いんだ！

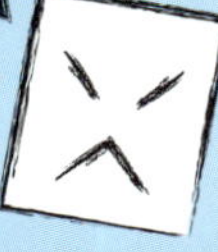

医療機関が依頼される診断書，証明書，意見書等々の料金はおおよそ1,000円から1万円まで幅広く設定されている。ただ，その金額に納得しない患者は少なくない。

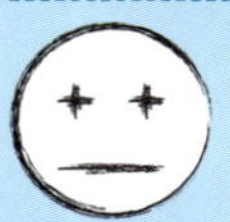

患者　先日依頼した診断書を受け取りにきたんですが……

窓口　はい，できております。料金は1通で5,400円となります

患者　えっ！　数行足らずの文書でなんでこんなに高いの？
A病院でも同じ診断書を発行してもらったが，あそこは3,240円だったよ！

窓口　文書料金は医療機関によってまちまちですので，致し方ないと思います

患者　この病院はぼろ儲けしてるんじゃないの？

どう対応する？──良い例・悪い例

✕ 決して近隣の病院と比べて高いとは思いませんが……

✕ 医師会からの指導で統一した料金となっています

△ この料金は当院で設定した料金であり，妥当だと思っております

○ **記載内容に関しては作成した医師に全責任が及ぶので，診断書の作成料が高くなるのは致し方ありません**

ポイント

医師の作成する各種文書はきわめて高度な内容であるにもかかわらず，内容・ボリューム面と料金面で患者の納得が得られない場合も多々あります。しかし，文書内容に対する医師の責任の重さに鑑み，堂々と患者に請求する姿勢が大切です。また，独占禁止法違反になるため，他院と統一料金にはできないことも説明します。一番のトラブル回避策は，あらかじめ料金一覧表を院内掲示しておくことです。

解説

●医療機関によって料金が異なるのは当然

医師は，自分が交付する文書の内容に関して，道義的な責任はもとより，場合によっては民事・刑事上の責任まで負います。このような責任のある文書だからこそ，それに見合う作成手数料が設定されるというのは当然です。一般的に文書料金は医師の技量，用途，内容量に基づき，医師，医療機関の良識と経営方針によって決定されます。このため，文書料金が医療機関によって異なるのです。

レストランのメニューを見て「値段が高い」と言う人がいますが，これは，最高の材料を使い，シェフが最高の技術を駆使し，じっくり時間をかけてつくり上げる裏の努力を知らないで評価しているようなものです。医師の作成する文書にも同じことが言えるのではないでしょうか。

●マスコミも注目する診断書料

以前，新聞に「診断書料 どう決まる？ ──病院により3千円～8千円台も」というタイトルの記事が掲載されていました。内容は，読者の投書を基に，ある大学病院の診断書作成料に関して取材した記事です。

投書の内容は「某大学病院に入院していた妻の保険金請求に添付する診断書を請求したところ，1通8,400円の請求があった。書式は定まっており，作成に困難を伴うとは思えず，納得がいかない」というものでした。

そこで，記者がその大学病院に取材した結果，窓口担当者から「料金設定の明確な根拠はないようだ」との回答を得たことなどを記事としてまとめ，最後に「自由に料金を設定できるといっても，記載内容がほとんど同じで，これだけ差があれば患者は混乱する。医療機関はなぜその料金に設定したのか患者に説明すべきである。料金表を掲示していない病院は不親切だと思う」という主旨のコメントを加えていました。

関連した記事を紹介します。ある記者が厚生労働省に取材したところ，「診断書は治療に使用するものではないことから，健康保険の対象とはなっていない。料金は各医療機関の裁量で決定している」との回答を得たとしています。また，いくつかの病院に問い合わせた結果，多くの病院が「近隣病院を調べて同程度の額にしている」と回答，中には「算定根拠については答えられない」と，回答を拒否した病院もあったとしています。

●独禁法違反になるため，地区全体で同一料金にはなりえない

文書料金については以前から「高い」「医療機関ごとに違う」と言われ続けています。会計窓口で患者からの「たかだか紙１枚で，しかも数行程度記入して，これだけの料金……」と愚痴とも文句ともつかない言葉に遭遇している担当者も多いことでしょう。

しかし，医師会で統一料金体系ができないのは独禁法違反に問われるからです。したがって，上記の記事中の厚生労働省の回答の通り，「料金は各医療機関の裁量で決定する」こととなっているのです。

医療機関の対応

医療機関としては「当院としては適正な料金です」と胸を張って請求することです。そして，料金一覧表を掲示し，納得していただくことも必要でしょう。レストランの料理は客が満足する味つけやボリュームであれば価格的にも客は納得します。しかし，医師の作成する文書が必ずしも患者の満足する内容であるとは限りません。その不満が文書料金への苦情となるのでしょう。

CASE 26 文書料＝文書作成手数料

えっ！そんなに高いのなら要らない！

窓口には，いろいろな文書の交付を求めて患者や家族などが来院する。種類も多く料金もまちまちで，作成期間も即日から数週間を要するものまで幅がある。本日も，診断書の交付を求めて来院した患者から驚くべき発言が……。

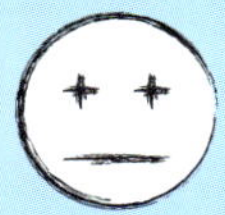

患者　先日頼んでおいた診断書ができ上がったというので取りに来ました

窓口　はい，でき上がっております。3通で15,000円＋消費税となります

患者　えっ！　そんなに高いの？

窓口　はい，1通5,000円＋消費税となります

患者　そんなに高いとは思わなかったわ，そんなにするなら要らないわ！

窓口　困ります！　診断書料は絶対払っていただきます

どう対応する？――良い例・悪い例

✕　何が何でもお支払いしていただきます

✕　今さら言われても困ります！　お支払いください

△　文書料は文書作成料と言いまして，作成に要する手数料です。不要と言われましても料金は発生します

〇　**文書料は正確には文書作成手数料金ですので，作成した段階で手数料としてお支払いして頂くことになります。**

ポイント

医療機関で設定している文書料金は文書作成手数料金であること，交付に関係なく料金が発生することを患者に説明することであります。

解説

●放埓な患者の増加

某病院での話ですが,「ある中年の女性が来院して, 診察室において担当医に診断書作成を申し込んだとのこと。担当医は診察後, 患者が待っている間に急ぎ診断書を作成し, 会計窓口で料金の支払いを済ませるように指示。その後患者は, 会計窓口で料金を聞いた途端に文書料金が高いと苦情を言い,『そんなにするのなら診断書は要らない』と, 結局料金を払うことなく帰ってしまった」ということでした。

筆者も長年医療機関に勤務していましたが, このような出来事は初めて聞きました。驚くと言うよりもあっけにとられたという感じです。本当に, 最近の患者の行動は奇異に感じることが多いと思います。また, 事前にどのような治療を施行し, 費用はどのくらい要するか説明していないでいると,「聞いていなかった」とか, あるいは「事前説明がなかった」とか言って支払いを拒否する患者もいると聞きます。特に, 点数表未収載の自費検査の場合については, 料金も高く事前説明をしないものなら未収金となりかねない事態となり, 医療機関の収入に影響を及ぼす結果にもなります。ちなみに「放埓」とは, 社会的な制約を無視して好き勝手にふるまうことを言いますが, まさにこのような患者は多いし今後も増えるものと思います。

●法律的な根拠

診療費の支払いについて, 法律ではどのように規定しているのでしょうか。医療機関における診療契約は準委任契約と呼ばれています(準委任契約については113頁参照)。

医療機関の対応

ここ数年, 窓口の対応をそれとなく聞くと以前は考えられなかったトラブルが増えているように思います。思うに, 医師と患者関係の優劣が逆転したのは横浜市立大学医学部附属病院の患者取り違え事故(1999年1月11日)以降です。実際, 気の弱い医師の場合など患者から文句を言われ, めそめそしながら診察をしている光景も見受けられたことがありました。そこまで, 医師の威厳がなくなったということでしょうか。

さて, 窓口対応としてはどうするべきでしょうか。患者側からみれば「高いから不要である」のかもしれませんが, ことはそんなに甘くはありません。医師の作成する文書は, 社会的に影響を及ぼすこともあり, また虚偽記載しようものなら刑事上の責任を追及される場合もあります。それゆえ, 医師は適切な診断のもとに1枚の文書を作成することになります。「高いから不要」と言われても簡単に応じるわけにはいきません。**なぜなら, 文書料とは「作成に要した手数料」であるからであります**。ここはやはり患者に対してとことん料金を請求すべきと思いますし，このような状態が続くようでは医師の診療に対する士気にも影響が出るというものです。

ただし，支払い拒否が発生する原因の1つに，医療機関側の事前説明不足も挙げられます。要するに，面倒でも文書作成依頼を受けた場合に，「料金は1通○○円となっており，前金で受領しております。また不要の申し出があっても返金に応じられません」と事前に説明し，了解のもとで作成すべきと思います。時間を要しますが，地道に事前説明を行うほかないものと思われます。医師にとっては，診療時間が長くなるのを気にしつつも，やはり事後のトラブルを考えれば，時間を要しても根気強く対応することが求められるのです。

また，自費料金一覧などを受付や入り口など，患者の目に触れる場所に掲示しておくことも必要です。患者から「聞かされなかった」「言われなかった」「掲示されていなかった」「見せてもらったことがなかった」等々言われないように，自衛手段を講ずることです。

CASE 27 有償・無償交付の文書

この証明書は無料じゃないの？

患者からの依頼に基づき，出産育児一時金に係る証明書の交付を行った。

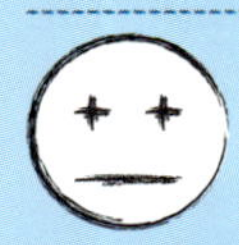

患者　先日お願いした文書ができたという連絡をいただいたので，取りに来たんですが

窓口　出産育児一時金に係る証明書ですね。税込で1通2,160円になります

患者　えっ？　無料じゃないんですか？

どう対応する？――良い例・悪い例

✕ 当院での文書料金規定により，税込で1通2,160円となります

✕ 料金は保険で決まっております

〇 **そうなんです。療養担当規則に第6条「証明書等の交付」という規定がありまして，その中で「出産育児一時金に係る証明書または意見書は除く」とありますので，請求させていただきました**

ポイント

文書の有償・無償交付については医療機関によっては間違った対応が散見されますが，有償文書の範囲は療養担当規則第6条できちんと定められています。普段からその対象・範囲を把握し，また，なぜこの文書の交付にお金がかかるのか，窓口で的確に説明できるスキルを身に付けておきましょう。

解説

どの文書（証明書・意見書など）が有償で，どの文書が無償なのかは，療養担当規則第6条が根拠となります。ただ，この規定を読んでもわかりにくいことから，医療現場によっては，無償文書を有償扱いにしたり，有償文書を無償交付したりしている場合があるようです。

無償となる文書は，被保険者に保険給付を行う上で必要な証明書・意見書などのみであることに注意する必要があります。

無償文書，有償文書の代表例は次の通りです。

1）無償文書

高額療養費支給申請書，移送費支給申請書，埋葬料請求書など

2）有償文書

死亡診断書，各種生命保険会社や損保会社の診断書など

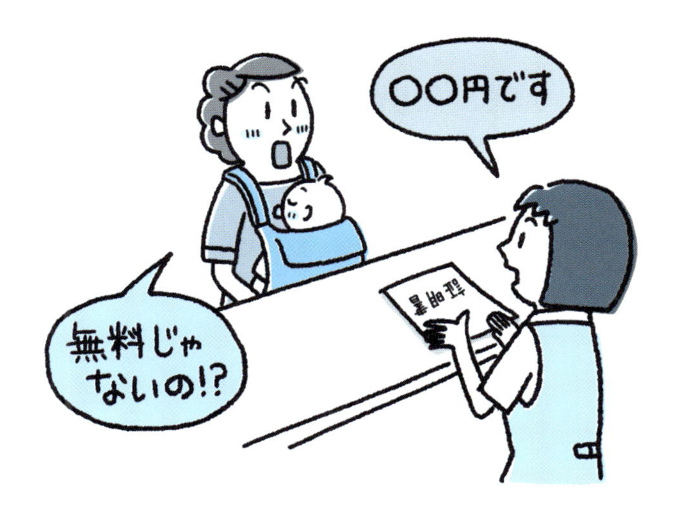

医療機関の対応

「保険給付」とは，健康保険法などで定める保険者に給付を義務づけた「法定給付」のことです。療養担当規則第6条は，これらに係わる文書について，医療機関は無償で交付しなければならないと定めているわけです。

一方，保険者が独自に被保険者に給付するものが「付加給付」であり，家族療養費付加金，埋葬料付加金，出産育児付加金などが代表例です。これらに係る文書は無償の対象から除かれます（医療機関は有償で交付することとなります）。

また，国・自治体で実施している各種助成制度に係る文書，生命保険会社・損害保険会社に係わる文書などについては有償となります。

なお，法律によっては無償で交付すべき文書を規定しているものもあるので，注意が必要です。たとえば，障害者自立支援法施行令などに基づく「指定自立支援医療機関（育成医療・更生医療）療養担当規程」第6条による自立支援医療に必要な証明書・意見書など，あるいは生活保護法第50条第1項に基づく「指定医療機関医療担当規程」第7条による生活保護法に基づく保護に係わる証明書・意見書などです。

医療機関においては，保険請求の際，請求漏れのないよう必死で点検に取り組んでいますが，意外と文書料については置き去りにされていないでしょうか。この際，見直しを行い，間違った請求をしていないか確認してもよいと思われます。「たかが文書料」かもしれませんが，「されど文書料」でもあります。その額は年間，数十万円～数百万円にも及ぶこともありうるからです。

関係法令など

• 保険医療機関及び保険医療養担当規則第6条（証明書等の交付）

保険医療機関は，患者から保険給付を受けるために必要な保険医療機関又は保険医の証明書，意見書等の交付を求められたときは，無償で交付しなければならない。ただし，法第87条第1項の規定による療養費（柔道整復を除く施術に係るものに限る。），法第99条第1項の規定による傷病手当金，法第101条の規定による出産育児一時金，法第102条第1項の規定による出産手当金又は法第114条の規定による家族出産育児一時金に係る証明書又は意見書については，この限りでない。

CASE 28 交通事故の負傷者

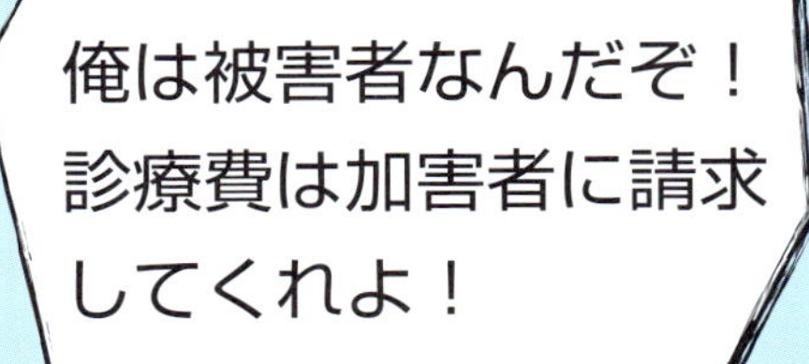

救急外来にけがや事故で搬送されて来る患者は多い。特に，交通事故の場合は被害者・加害者の双方がおり，診療費の支払いについてもトラブルとなるケースが多々ある。

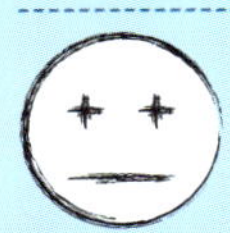

窓口 診療費は〇〇円となります

患者 なんで俺が払わなければならないんだ！ 俺は被害者なんだぞ！ 保険証は使えないのか？

窓口 当院ではご本人にお支払いいただいております

患者 すべて加害者に請求してくれよ，俺は絶対払わないぞ！

どう対応する？――良い例・悪い例

✕ 交通事故では保険証が使用できませんので，全額自費でお支払いください

✕ 治療を受けている方から当然お支払いいただいています

△ 診療費の支払いは，加害者とご相談の上，お支払いください

〇 **交通事故の場合も，治療を受けておられる方から当院ではお支払いいただいています。健康保険による治療もできますが，まずは加害者と診療費についてご相談ください**

ポイント

第三者行為による負傷で保険診療を希望する患者に対して，健康保険が適用可能という規定も，自賠責保険を利用する場合には健康保険の給付は行わないといった規定も存在せず，実質的に保険による治療が可能であることを理解しましょう。ただ，保険者への手続きが必要であり，まずは加害者との話し合いを勧めましょう。

解説

いまだ交通事故による負傷に対して，健康保険の適用ができないと思っている医療機関が見受けられます。第三者の行為によって交通事故などが生じた場合，当然，加害者がいるわけで，治療費に関しては相手方が責任を持って支払いをするのは当然ですが，患者（被害者）が健康保険による治療を希望した場合はどうなのでしょうか。

●自賠責か健康保険かは患者本人の意思次第

交通事故のような第三者行為による負傷については，必ず加害者が実費で全額負担しなければならないという規定はどこにもありません。

健康保険法の給付制限の規定においても第三者行為による負傷について保険給付を行わないとか，自賠責保険を利用できる場合には保険給付を行わないといった表記はありません。逆に，何が何でも健康保険による給付を義務づけているものでもありません。

要は，健康保険での給付を受けるのも，自賠責保険で治療を希望するのも患者本人の意思次第であるということです。したがって，第三者行為による負傷を理由に健康保険による治療ができないということはないのです。

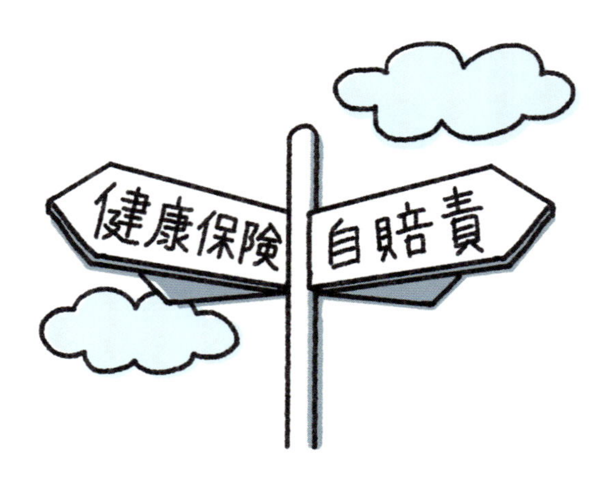

医療機関の対応

●具体的な届出の手順

患者が第三者行為による負傷に対して健康保険での診療を希望する場合，医療機関に対してその旨を申告するとともに被保険者証を提出し，速やかに保険者に対し「第三者の行為による傷病届」を届け出なければならないことになっています。この届け出によって保険者は被害を受けた被保険者が第三者に対して有する損害賠償請求権を「保険給付を行った価額の限度」で代位取得し，加害者にその費用を請求することになるのです。

また，被害者が保険者へ届け出たことの報告について，医療機関の窓口担当者は口頭で話を聞く程度で十分であり，実際届け出を行ったかどうかの確認まで求める必要はありません。

第三者の行為による負傷といっても，職務上や通勤途上でのけがは労災保険（労働者災害補償保険法）の適用となることから，窓口で第三者行為による負傷の申し出があった場合には，労災保険の適用か否かを確認する必要があります。労災保険適用の場合は，「第三者行為災害届」を勤務先を通して所轄の労働基準監督署に届け出ることになります。なお，ひき逃げ，無保険車，盗難車などによる交通事故の場合は，自賠責保険の恩恵を受けることができません。このような場合には，最小限の救済を行うことを目的とした「政府保障事業」により，健康保険および国民健康保険が優先適用されることになります。

●その他保険者へ報告すべき事故

前述のように第三者行為による負傷の場合には，保険者へ届け出ることになっていますが，交通事故以外の第三者行為による負傷の場合にも保険者に届け出が必要な場合があります。たとえば，自転車同士の衝突，ケンカや暴行による負傷，飼い犬にかまれた場合，レストランでの食中毒等々，本人の不注意や過失が大きい場合の事故でも第三者行為による事故となる場合があります。窓口では患者から状況を聞き，場合によっては保険者への報告を促す必要があります。

●規定がないことが根拠

第三者行為による負傷で保険診療を希望する患者に対して，健康保険が適用可能という規定や，自賠責保険を利用の場合には健康保険の給付は行わないといった規定は存在しません。要するに，第三者行為による負傷で保険給付ができるのは規定がないからであり，規定がないのが根拠であると言えます。

CASE 29 労災隠し

今日の診療はぜひ健康保険でお願いします

労災診療の窓口会計は本人負担なしだが，まれに「健康保険でお願いします」と，付き添いで来た会社の担当者から言われることがある。

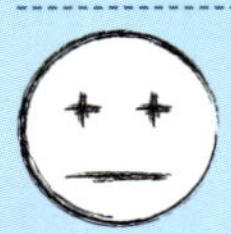

窓口　本日のお会計は労災扱いということで，本人負担はありません。そのままお帰りいただいて結構です

付添　いえ。今日の診療は健康保険扱いでお願いしたいのですが……

窓口　でも，業務上の負傷ではなかったでしょうか？

付添　そうなんですが，いろいろと事情がありまして……。ぜひ，なんとかお願いします

どう対応する？――良い例・悪い例

✕ 労災に関係ないということで処理しましょう

✕ わかりました。でも，今回限りですよ

△ 健康保険扱いにはできませんが，自費診療なら承ります

○ **業務上の負傷は労災保険で請求することとなっておりますので，どのようなご事情かわかりませんが，健康保険扱いはできません。仮に，健康保険扱いにしたところで，いずれ発覚するかもしれませんし，医療機関に責任が及ぶことにもなります**

ポイント

窓口で訴える人の情にほだされて健康保険扱いにするようなことがあってはいけません。労災隠しは労働安全衛生法等違反であり，労災事故と知りながら診療した医師が注意義務違反に問われます。

解説

●レセプト点検で結局は返戻されることに

労働者を１人でも常時雇用している企業は，業務上の負傷等に対して，労働者災害補償保険法（以下，「労災保険法」）第３条が適用されるにもかかわらず，事業主が労災保険の「保険関係成立届」を行わず，労災保険による診療が受けられないことがあります。業務上の負傷は健康保険の対象外であることを知らしめるべきであり，情にほだされて間違っても健康保険扱いにしてはいけません。保険者はレセプトの傷病名から労災適用か否かのチェックを行い，結局は保険医療機関にレセプトが戻されます。

●対外的な信用失墜を恐れ，事業主が労災隠し

業務上の負傷であっても事業主が従業員に健康保険で受診させようとする理由は，労災事故多発によって対外的な信用が失墜する，事故によって保険料率がアップする，労働基準局から業務改善指導を受けるなどのためです。このような「労災隠し」は労働安全衛生法，労働基準法，労災保険法，健康保険法，刑法等に違反するだけでなく，健康保険財源の不当な流用となり，決して認められるものではありません。

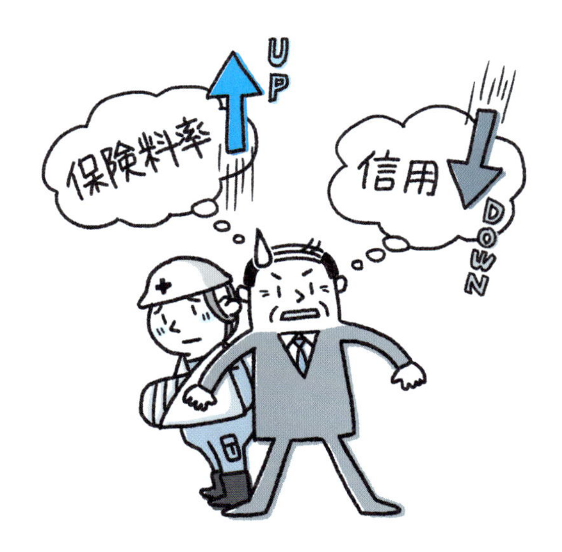

医療機関の対応

明らかに労災事故とわかる場合には，患者または付添人の申し出にかかわらず，「健康保険での診療はできない」旨をはっきりと伝えることです。

また，会社の不手際で「労災保険関係成立届」等を怠って労災診療が困難な場合には，いったん，自費診療となる旨を説明します。この場合は労働基準法第75条により事業主

が医療機関に医療費を支払うか，または労働者に医療費を支給する義務を負うことになりますので，医療機関は自費診療扱いにして診療費を事業主に請求することになります。

付添人がどうしても健康保険での診療を希望してきた場合には，「労災隠し」である旨を説明し，労働安全衛生法違反により事業主が処罰されること，そして労災事故と知りながら診療した場合には，診療した医師が注意義務違反に問われることを説明し，「健康保険による診療は絶対にできない」ことを説明します。

関係法令など

・労働者災害補償保険法第３条（適用事業）

この法律においては，労働者を使用する事業を適用事業とする。

・労働者災害補償保険法第12条の7（届出等）

保険給付を受ける権利を有する者は，厚生労働省令で定めるところにより，政府に対して，保険給付に関し必要な厚生労働省令で定める事項を届け出，又は保険給付に関し必要な厚生労働省令で定める書類その他の物件を提出しなければならない。

・労働基準法第75条（療養補償）

労働者が業務上負傷し，又は疾病にかかつた場合においては，使用者は，その費用で必要な療養を行い，又は必要な療養の費用を負担しなければならない。

・労働安全衛生法第３条（事業者等の責務）

事業者は，単にこの法律で定める労働災害の防止のための最低基準を守るだけでなく，快適な職場環境の実現と労働条件の改善を通じて職場における労働者の安全と健康を確保するようにしなければならない。また，事業者は，国が実施する労働災害の防止に関する施策に協力するようにしなければならない。

・健康保険法第55条（他の法令による保険給付との調整）

被保険者に係る療養の給付又は入院時食事療養費，入院時生活療養費，保険外併用療養費，療養費，訪問看護療養費，移送費，傷病手当金，埋葬料，家族療養費，家族訪問看護療養費，家族移送費若しくは家族埋葬料の支給は，同一の疾病，負傷又は死亡について，労働者災害補償保険法，国家公務員災害補償法又は地方公務員災害補償法若しくは同法に基づく条例の規定によりこれらに相当する給付を受けることができる場合には，行わない。

・刑法第246条（詐欺）

人を欺いて財物を交付させた者は，10年以下の懲役に処する。

CASE 30 ケンカによる負傷が後日，判明

ケンカでけがしたって
けがはけがだろう！
なんで保険証で診て
くれないんだよ！

頭が痛いとの訴えで来院。通常通りの受付を行い，診察を終了した。会計を済ませて帰宅したが，レセプト点検時に頭部外傷の

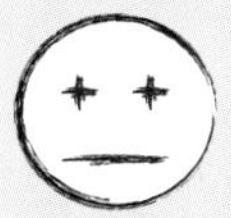

病名があったので，診療録を確認したところ，相手に殴られ負傷したことが判明した。

病院 先日の頭痛の訴えはケンカによるものだったんですか？

患者 そうだが，それが何か？

病院 ケンカは保険給付の対象外となります

患者 俺は殴られた，言ってみれば被害者だぞ！　加害者に請求してくれ！

病院 受診しているのはあなたですので，当院としてはあなたに請求しているのです

患者 俺は被害者だ！　請求するなら加害者にしてくれ。わかったか？

病院 加害者は病院とは関係ありません

患者 そんなの払えないよ！

どう対応する？――良い例・悪い例

✕ 絶対支払っていただきます

✕ 了解しました。あなたの言う通り，加害者に請求させていただきます

✕ 支払いを拒否するのであれば，以後の診療を拒否します

〇 **保険での診療は行いますが，後日，保険者から今回の診療について問い合わせがあるかと思います**

ポイント

療養担当規則により，医療機関はケンカでの傷害に対する治療について保険者に報告する義務があります。これは，保険給付を制限するかどうか判断する権限が保険者にあるためです。

解説

●療養担当規則第10条（通知）の主旨は「保険財政の無駄遣い防止」

療養担当規則第10条に保険者への通知義務が規定されており，その中で保険医療機関は「闘争，泥酔又は著しい不行跡によって事故を起したと認められたとき」には「全国健康保険協会又は当該健康保険組合に通知しなければならない」とされています。

この規定は誤解されて解釈されているところがあり，医療機関によって対応がまちまちです。この規定の主旨は「保険財政の無駄遣いの防止を図ること」を目的としているのです。

●保険給付を制限できる権限は保険者のみ

受診した患者が療養担当規則第10条に該当した場合，健康保険法第117条により保険者は保険給付の全部または一部の給付制限を行うことになります。保険医療機関が，この条文の項目に該当する患者と知りつつ保険者に通知せずに診療を続けているような場合には，当該診療に関する保険請求が認められない場合が生じ，取消，返還措置命令等の処分対象となることもありますので，十分注意を要します。この規定による取り扱いでしっかり理解していただきたいのは，保険給付の全部または一部の給付制限ができる決定権があるのは保険者（全国健康保険協会または当該健康保険組合）であって，保険医療機関ではないということです。

したがって，保険医療機関としては保険証を提出して保険診療を求められた場合，まず，それに応じる義務を負います。そして，その後，保険者に通知することによって，保険者が被保険者から保険給付分を直接徴収することになるのです。この条文を誤解している保険医療機関も多く見受けられ，ケンカや泥酔で来院した患者に対して「健康保険での給付はできない」と言って自費診療を行っているところもあるようです。

医療機関の対応

ケンカで来院した場合などは，このケースのように，患者から「被害者であり，治療費を加害者に請求してほしい」などと申し出がある場合もあります。しかし，保険医療機関は，治療を行った患者に対して請求を行い，支払っていただくのが筋です。

なぜなら，ケンカは被害者と加害者双方の問題であり，保険医療機関はまったく関係ないからです。

通常であれば，治療費を加害者に請求せずに，治療を受けた患者へ請求するのが当然です。しかし，患者に自費診療として請求するという原理を貫いた結果，未収金が発生する可能性もなくはありません。医療機関としては未収金発生を防ぐ対策を講じることも必要かと思います。

一方，加害者側から患者の医療費支払いの申し出があった場合には，柔軟に対応してよいと思われます。なぜなら，保険医療機関としては，最終的に治療費が支払われれば問題ないと考えられるからです。

加害者による支払いの場合の重要なポイントは，必ず患者に支払い状況を報告し，加害者からの支払いが滞った場合には患者（被害者）に支払ってもらうことを説明しておくことです。こうした事務手続きが面倒というときには，原則を貫き通し，あくまで患者からの支払いを求めたほうがよいでしょう。

ちなみに，療養担当規則第10条第2項の「著しい不行跡」とは，たとえば婚姻外において頻回に性病に罹患し，それが原因で症状を悪化させるといったような場合を指します。

関係法令など

・保険医療機関及び保険医療養担当規則第10条（通知）

保険医療機関は，患者が次の各号の一に該当する場合には，遅滞なく，意見を付して，その旨を全国健康保険協会又は当該健康保険組合に通知しなければならない。

1. 家庭事情等のために退院が困難であると認められたとき
2. 闘争，泥酔又は著しい不行跡によつて事故を起したと認められたとき
3. 正当な理由がなくて，療養に関する指揮に従わないとき
4. 詐欺その他不正な行為により，療養の給付を受け，又は受けようとしたとき

・健康保険法第117条（保険給付の制限）

被保険者が闘争，泥酔又は著しい不行跡によって給付事由を生じさせたときは，当該給付事由に係る保険給付は，その全部又は一部を行わないことができる。

CASE 31 未払いを繰り返す患者

診療費未払いだからって，なんで診断書が交付できないんだ！

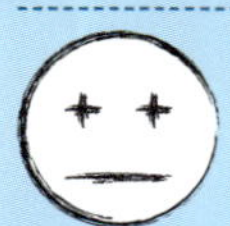

患者の中には，治療に不満を持っていて支払いを拒否している方や，持ち合わせのお金がないと言っていつも未払いで帰宅する方がいる。

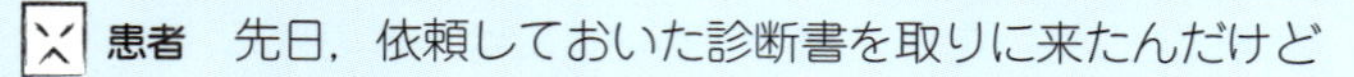

患者　先日，依頼しておいた診断書を取りに来たんだけど

窓口　1通で3,240円になります。
これまでの診療費未払い分も合わせると，1万3,260円となります

患者　今日は持ち合わせがないんで支払えないが，診断書は今日もらえないか？

窓口　お支払いいただけなければお渡しできません

患者　なんで未払いだからって，診断書がもらえないんだよ！　患者いじめじゃないか！

どう対応する？——良い例・悪い例

✕ しょうがないですね。今回限りですよ

✕ 必ず次回支払うということであればお渡しします。次回忘れずにお願いします

✕ 診断書料のみお支払いください

○ **診断書料金をお支払いいただけない限り，お渡しすることはできません。お支払いと同時にお渡しいたします。これは患者いじめではありません**

ポイント

トラブルを避けたいとか，高額でないとの理由で安易に診断書交付に応じるべきではありません。民法第533条の「同時履行の抗弁権」の主旨を理解し，あくまで診断書作成料と引き換えに診断書を交付しましょう。

解説

●診断書の作成・交付義務と作成料支払い義務は双方の債務

患者から医療機関が依頼を受ける文書の種類・数は多く，かつ生活していく上で必要な文書です。そのために医師法において文書の交付義務を規定しているわけですが，文書料の支払い拒否をしている患者に対してまでも交付すべきとは規定していません。

文書料の交付について説明すると，患者から「診断書を作成してください」と申し込まれ，医師（医療機関）が承諾し，診断書を作成して，その後，患者が受け取りに来院した際に，医師（医療機関）には診断書を交付する義務（債務）が，患者には文書料を支払う義務（債務）が生じます。したがって，医師（医療機関）側が診断書を作成し交付に応じて（債務履行）いるのに，患者が文書料の支払いを拒否（債務不履行）していることは契約違反となります。民法でも「双務契約には当事者の片方が債務を履行するまで，債務履行を拒否できる」という「同時履行の抗弁権」があるとしています。

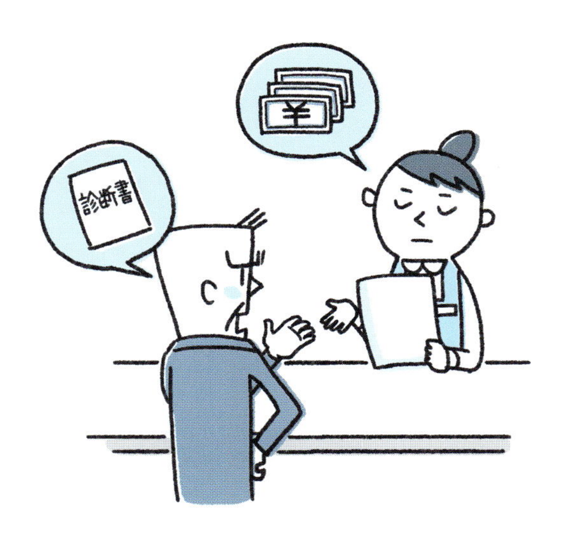

●どんな患者であっても文書料の請求は正当な行為

医師が作成する診断書等は虚偽記載すれば法律で罰せられることから，多忙を極める中，持てる技量を総動員し，かつ慎重に診断結果を記載しています。したがって，診療に不満があって診療費の支払いを拒否している患者からの求めであっても，料金と引き換えに交付すべきです。たとえ，所持金がないからと言われた場合であっても，料金と引き換えでなければ交付できないと拒否すべきです。

診療に不満がある患者の場合には，「しょうがないか」で済ませて交付に応じてしまうこともあるでしょう。また，文書料ごときで患者とトラブルになるよりは未収金額も少ないから交付してしまおうと考える医師もいるでしょう。しかし，診療に不満を持ちかつ診療費未払いの患者であっても，文書料の請求は正当な行為であり，料金引き換え以外に応じる必要はないのです。

●診療費未払いの実態

数年前のデータになりますが，産労総合研究所で「未収金実態に関するアンケート調査」を実施し，その結果を公表しています。

調査対象医療機関は全国の公的・私的病院280施設であり，1件当たりの入院未収金額は10万8,286円，同じく1件当たりの外来未収金額は6,381円です。1施設当たりで見ると，入院未収金額は1,127万3,265円，外来未収金額は185万9,261円となっており，病床規模が大きくなるにつれて未収金額が顕著となる傾向を示しています。未収金となる理由は，不況を反映してか，支払い困難な生活困窮者の受診による場合が多いということです。

中には診療トラブルや治療上の不満を理由に支払いを拒否する患者もいます。また，時間外等の救急受診の場合には所持金を持たずに来院し，明らかに医療費の踏み倒しをしようと考えている患者もいます。

飲食店での飲み食いに関しては，まずくても従業員の態度が悪くてもほとんどの客が支払いに応じているという状況なのに，なぜ医療費の場合だけ診療に不満だから支払いを拒否するなどという態度がとれるのか，まったく不思議というほかありません。

医療機関の対応

医師には応招義務（医師法第19条）があります。また，たとえ診療費が不払いであっても診療を拒むことはできないという昭和24年の厚生省（現厚生労働省）通知があり，未払い分の診療費を受け取ってから診療を行うということはできません。

しかし，患者の言いなりになっていては，ますます医療機関の未収金が増えるばかりです。医療機関側の対応等に不満があって支払い拒否している患者に対しては，何ら怯むことなく，正当に請求していくべきです。それでも支払い拒否の態度を示す患者には督促命令など裁判上の請求によって積極的に回収に努めてもいい時期に来ていると思います。

《注》 同時履行の抗弁権

相手が履行を請求してきたときには，相手の債務の履行と引き換えでなければ履行しないと拒否する権利。つまり，文書と引き換えに患者が代金を支払わなければ交付を拒否できるということになる。

関係法令など

• 民法第533条（同時履行の抗弁）

双務契約の当事者の一方は，相手方がその債務の履行を提供するまでは，自己の債務の履行を拒むことができる。ただし，相手方の債務が弁済期にないときは，この限りでない。

• 医師法第19条（応招義務等）

診療に従事する医師は，診察治療の求があつた場合には，正当な事由がなければ，これを拒んではならない。

2. 診察若しくは検案をし，又は出産に立ち会つた医師は，診断書若しくは検案書又は出生証明書若しくは死産証書の交付の求があつた場合には，正当な事由がなければ，これを拒んではならない。

• 病院診療所の診療に関する件（昭和24年9月10日医発第752号）（各都道府県知事宛厚生省医務局長通知）

2. 診療に従事する医師又は歯科医師は医師法第19条及び歯科医師法第19条に規定してあるように，正当な事由がなければ患者からの診療のもとめを拒んではならない。而して何が正当な事由であるかは，それぞれの具体的な場合において社会通念上健全と認められる道徳的な判断によるべきであるが，今ここに1，2例をあげてみると，

(1) 医業報酬が不払であっても直ちにこれを理由として診療を拒むことはできない。

(2)（以下略）

参考文献

• 前田和彦：医事法セミナー（上）医療・患者編．医療科学社，2000.

• 石田喜久夫：消費者民法のすすめ．法律文化社，2008.

CASE 32 時間外診療の預かり金

休日・夜間に救急診療を担っている医療機関における診療後の会計の名称には，当日会計，後日会計，預かり金などがあり，金額も異なる。

預かり金制度なんて聞いていない。
後日精算に来いとはなんなんだ！

患者 預かり金制度だなんて，聞いていないぞ！

窓口 いえ，電話で診療依頼があったときに説明したと思うのですが……

患者 いいや，一切聞いていないし，知らない

窓口 とにかくお支払いください

患者 精算のため，改めて来院しろとはどういうことだ！ 休暇を取らなきゃならないし，病院までの往復交通費もいる。病院は横領しているのじゃないのか？

どう対応する？――良い例・悪い例

✕ 当院では預かり金制度となっておりますので，お支払い願います

✕ 交通費や休暇までは当院としても責任を負いかねます

△ 規定料金の持ち合わせがなければ，預かり金の一部でも承ります

○ **当院では夜間・休日の時間帯は事務担当者が不在につき，預かり金を承っております。お手数ですが，後日，精算にお越し願います**

ポイント

預かり金制度を導入している医療機関は，電話で診察要請があった場合，**まず預かり金制度である旨を説明しましょう。面倒でも，しっかり説明してから来院を促すことが必要です**。実際の診療報酬の算定額が預かり金を下回った場合，お金を横領していると疑う患者もいますが，そもそも預かり金制度は患者の便宜を図っているわけで，横領罪を構成する要件には該当しません。

解説

診療報酬は診療が終了した時点で受領するものとされており，診療時間内であれば問題ありませんが，休日・夜間など時間外での診療については診療報酬算定担当者が不在などの理由で通常の会計処理ができません。そのため，とりあえず概算（または規定額）で一時的に預かり，後日，精算します。

預かり金制度は，診療費の未収を多少なりとも減らすことを目的としています。重症患者ほど診療費は高くなりますが，救急で来院する患者や付添の方が多額な所持金を有していることはなく，自ずと預かる金額も決まってきます。ましてや所持金が少ない場合は，とりあえず帰りの交通費を除いた金額を預かることもあります。しかし，実際の診療報酬の算定額が預かり金を下回った場合，横領していると疑う患者もいます。

預かり金制度を導入している医療機関では，預かり金を受領した際，必ず精算期日を記した預かり証を交付しています。その際，精算期日までに精算を行えば保険診療扱いとしますが，期日までに精算を行わなければ自費診療となる旨も説明しています。このように，**病院は患者の便宜を図って精算期日を設定しているのであって，横領しているのではない**のです。

横領罪とは，いわゆる「自分の占有する（自分のもとにある）他人の財産を自分の物のように処分する」ことを言います。これが仕事に関して預かった物であれば，業務上横領罪となり，罪が重くなります。たとえば，患者からの預かり金を賭博に使い果たしてしまった場合です。しかし，医療機関における預かり金の仕組みでは，期日を設けて精算処理する旨を告知してするため，横領罪を構成する要件には該当しないことになります。

医療機関の対応

夜間も会計担当者を配置し，会計処理している医療機関は別ですが，預かり金制度を導入している医療機関は，電話での診察要請の場合，預かり金制度である旨の説明を行う必要があります。このケースのように最近は，「聞いていない」「説明を受けていない」「書いていない」などと言って支払いを拒んだり，医療機関側に負担させようとする患者もいます。**トラブルになる前に面倒でもしっかり説明してから来院を促すことが必要です**。

関係法令など

- **刑法第253条（業務上横領）**

業務上自己の占有する他人の物を横領した者は，10年以下の懲役に処する。

CASE 33 同日同室の入退院

もしかしてこれって二重取りではないの？

医療収入が伸び悩む中，各医療機関ではいろいろ対策を講じている。その１つに病床稼働率のアップがある。午前中退院

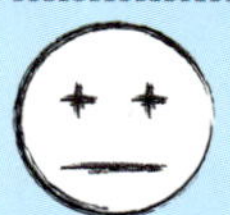

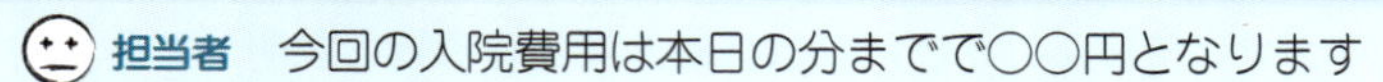

した病室に午後新たに入院させるという方式を採っているところもあると思う。

担当者　今回の入院費用は本日の分までで○○円となります

患者　午前中の退院なのに１日分の室料差額を請求されるのですか？

担当者　決まりですから

患者　でも，先ほど入退院窓口で私が入室していた部屋への入院手続きをされている方を見かけましたが，その方からも本日分の室料差額を取るんでしょう

担当者　もちろんです

患者　何か釈然としないね……

どう対応する？――良い例・悪い例

✕ どこの医療機関でも同様の扱いをしており，当院だけということはありません

✕ 保険診療のルールで決まっておりますので……

○ **釈然としないのはわかりますが，入院の際に入退院係で説明したように，当院では（深夜０時を境に）１日単位で室料差額の料金設定を行っています。ご了承願います**

ポイント

医療収入増対策としての１つとして「同室の当日退院，当日入院」を実施している医療機関もあると思います。患者からすれば，午前中退院で１日分の室料差額を徴収されることの不満もさることながら，同日に同じ部屋に入院した方からさらに室料差額を徴収することへの不満が募り，窓口で説明を求める人もいます。

解説

●病床稼働率を上げるための対策

医療機関といえども，社会の景気に左右される業態となってしまい，診療報酬の伸び悩みにより，厳しい医療経営を迫られています。収益が一向に伸びる気配がない中，経費削減に努めることで，各医療機関もいかに収益を上げるか血の滲む努力をしています。収益を上げる方法の1つに病床稼働率のアップを実行している医療機関もあります。

その1つに，病床の効率的な利用を図るべく，午前中に退院手続きを取る一方で，空室となった病室では即ベッドメーキングを行い，午後には次の患者を入院させる方式を採っているところもあるかと思います。

しかし，この方式は綱渡りのときもあり，入退院担当者としては冷や汗ものでもあります。たとえば，午前中退院予定の患者の容態が急変し午前中の退院が困難なときなどは，入退院係にとっては次の患者が間もなく入院してくるという状況のもと部屋の確保に院内を駆けずり回ることもあります。退院予定の患者が退院延期となってしまった場合には，次に入院する予定の患者宅へ急遽電話を入れ，急患を収容してしまって空室がないことなどもっともらしく説明して納得いただくよう対応することもあるようですが，困ってしまうのが，既に病院に向かってしまったとか，病院の玄関に到着しているという場合です。この時ばかりは，とりあえず急患を収容してしまったためにという説明をする傍ら，他診療科の空室状況を速やかに調べて，数日間のベッド借用を願い出て他診療科へ入院して頂く手配を行うこともあります。

患者も生身の人間であり，朝何ともなくても昼頃にかけて発熱するとか，退院日に急に不調を訴えるとかで，連日このようなアクロバット的な対応で，職員に負荷がかかったり，患者同士や患者と病院側とのトラブル等が生じたりしているケースもあります。

トラブルとは，退院する患者と入院する患者が偶然手続きの際一緒にいたことで，病院側とのやり取りを互いに聞いて不信感を抱き，不満を持ったり，患者によっては同日に2日分の入院料と室料差額を病院が不当利得しているのではないかとの印象を持ったり，1日分の入院料を支払っていることがわかった時点で，午後退院を希望する方もいたりして，病院のイメージを損なうおそれが生じてきています。

●適正な対応

現行の保険制度において，入院料の算定方法は1日単位の計算となっていますが，これはあくまで半日単位のような煩雑な計算を強いるのは現実的ではないという判断であり，室料差額の料金まで同様の算定方法を強制するものではありません。室料差額の算定要件については具体的に示されていますが，室料差額の算定方法はあくまで医療機関と患者との間で決めることとされています。

前述のように患者に不満を残すようであれば，明確に入院の際に「当院の室料差額料金体系」について説明し同意を得るとか，退院時刻によって料金に差をつけるとかして，医療機関の方針を示すことが必要であり，その方針を事前に患者に説明してから入院させることが最もよい方法と思われます。また，少なくとも入退院窓口には医療機関側の「入院に関する方針」を患者の目に触れる場所に掲示しておきましょう。

CASE 34 保証金の返還

なんで保証金が
返されないんだよ！

退院時の会計の際，保証金を精算して処理したところ，患者が保証金はそっくり返金されるはずだと窓口でもめはじめた。

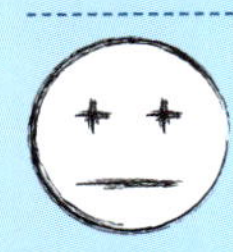

窓口　本日の請求額は〇〇円です
患者　保証金は？
窓口　保証金は入院費用と精算しております
患者　そんなの聞いてないよ！
窓口　当院では退院の際にそのように処理させていただいております
患者　いいや！　保証金を全額現金で支払ったんだから現金で返してくれ！

どう対応する？——良い例・悪い例

✕　当院の会計処理に間違いはありません

✕　入院の際に説明しており，勘違いではないでしょうか

△　保証金は入院費用から差し引いているので，結果的には同じでしょう

〇　**保証金は入院費用から差し引きして会計しております。この通りです。請求明細をご確認ください**

ポイント

保証金に関する具体的な条文が民法になく，その定義については専門家の意見が分かれるところですが，医療機関の保証金は診療契約における患者の義務の1つである診療費の支払いに対する担保と言えます。

基本的には入院手続きの際，支払い方法を含む入院から退院までの流れをしっかり説明し，患者の理解を得ることが大切です。保証金を退院時会計の中で精算している医療機関であれば，その旨を事前に説明しておくことで，このケースのようなトラブルは発生しないと考えます。

解 説

保証金額ならびに精算方法は各医療機関で設定できますが，診療契約と一体をなすものであり，契約違反となるような金額の設定は許されません。また，入院前に高額な保証金を要求すれば，応招義務違反とも受け止められかねません。法的に対応しようとすれば，民法第90条（公序良俗違反）及び医師法第19条第1項（応招義務等）に照らし合わせて常識的な範囲で金額を設定することになります。

医療機関の対応

最近は，保証金なしで入院可能という医療機関も増えてきましたが，依然として保証金を入院時に求める医療機関は多いと言えます。保証金は，万一のときの未収金防止策ですが，保証金の用意が困難な患者が入院治療を受けられないという事態を生じさせないよう配慮する必要があります。

関係法令など

- **厚生労働省保険局医療課長・厚生労働省保険局歯科医療管理官通知「療養の給付と直接関係ないサービス等の取り扱いについて」（平成17年9月1日保医発第0901002号．最終改正：平成20年9月30日保医発第093007号）**

  「預かり金」の取り扱い

  入院時や松葉杖等の貸与の際に事前に患者から預託される金銭（いわゆる「預かり金」）については，その取扱いが明確になっていなかったところであるが，将来的に発生することが予想される債権を適正に管理する観点から，保険医療機関が患者から「預かり金」を求める場合にあっては，当該保険医療機関は，患者側への十分な情報提供，同意の確認や内容，金額，精算方法等の明示などの適正な手続きを確保すること。

- **民法第90条（公序良俗）**

公の秩序又は善良な風俗に反する事項を目的とする法律行為は，無効とする。

- **医師法第19条（応招義務等）**

診療に従事する医師は，診察治療の求があつた場合には，正当な事由がなければ，これを拒んではならない。

CASE 35 検査値が正常だった患者が支払い拒否

検査の結果，どこも悪いところがないんだから診療費を払いたくない！

中年男性が来院し，窓口で「体調が悪いので診察をお願いしたい」と申し出たので，初診担当医師の診察を受けたが，検査施行後，特にデータに異常は認められなかった。

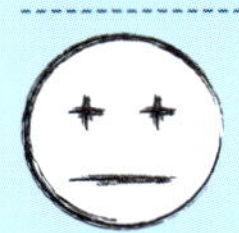

医師　検査の結果では異常が認められませんでしたので，このまま帰宅しても大丈夫ですよ

患者　よかった。先生，どうもありがとうございました

医師　それでは，会計窓口にこの伝票を持って行って会計してください

患者　先生！　検査の結果，どこも悪いところがなかったんだから，支払わなくてもいいんじゃないの？

医師　いえいえ，診察料や検査料の支払いがありますから

患者　でも，異常はなかったんですよね……

どう対応する？――良い例・悪い例

✕　支払わなくていいなんて，常識的におかしくないですか？

✕　警察を呼びますよ

△　困ります。お支払いください

○　**身体の異常を訴えて来院したあなたを診察し，検査も行ったのですから，診察代や検査代の支払いは発生します。お支払い願います**

ポイント

準委任契約に基づく診療を行った場合，患者の支払い義務に関しては民法第648条，健康保険法第74条等で規定されています。最近はいろいろ難癖をつけて窓口での一部負担金を支払おうとしない患者が増えていますが，過激な発言を浴びせるようなケースでは，法律に沿った正当な対応であることを毅然とした態度で示すほうが効果的な場合があります。

解説

●準委任契約によって患者には診療費の支払い義務がある

医師と患者の間では診療に関する準委任契約が締結されており，診療費の支払いは患者の義務とされています。これは民法上の委任契約に準ずるものとして委任の規定を準用するからです。準委任契約によって，医師および患者には次のような義務が生じます。

まず医師側の義務として，①医師は最善の方法をもって医療を行わなければならない（民法第644条），②専門医への診療の委任（民法第104条，105条），③診療についての患者への報告義務（民法第645条）などがあります。

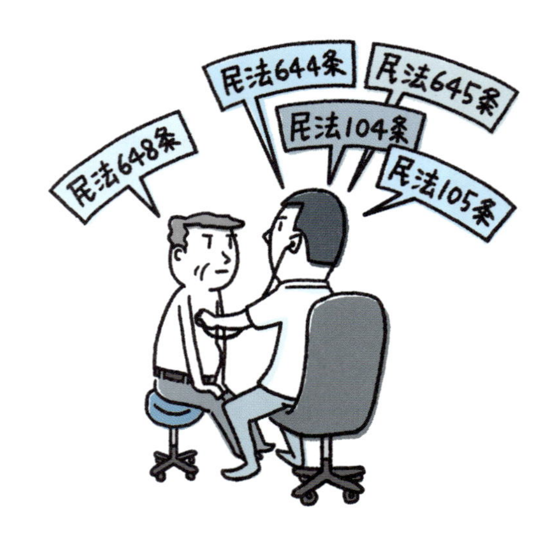

一方，患者の義務としては診療費の支払い（民法第648条）があります。この診療費の支払いは成功報酬を意味するものではありません。治療の結果，手術結果の成否，検査結果の良悪を問うものではないのです。

●支払い拒否のこんな事例も

最近は，このケースのような患者も中にはいるらしく，医療機関も対応に苦慮していると聞きます。患者によっては，「不要な検査をしている」「検査項目が多い」などと難癖をつけて支払いを拒否し続け，結局，一部負担金を支払わずに帰宅する事例もあります。また，「事前にどのような検査を施行し，費用はどのくらい要するか，聞いていなかった」と言って支払いを拒否する患者や，事前の概算額を超える請求になると怒り出す患者もいると聞きます。特に，保険適用されていない自費検査は，費用も高いため，事前説明しないものなら未収金となりかねず，医療機関の収入にも影響を及ぼすことにもなります。

医療機関の対応

最近の傾向として，「誰が言ったのか」「どこにそのような規定が書かれているのか」「根拠を示せ」等々の言葉を浴びせる患者も多くなってきました。このような患者に対しては，最初から「健康保険法の規定により」とか「厚生労働省の通知により対応させていただいております」と言って差し支えないと思います。

関係法令など

• 民法第104条（任意代理人による復代理人の選任）

委任による代理人は，本人の許諾を得たとき，又はやむを得ない事由があるときでなければ，復代理人を選任することができない。

• 民法第105条（復代理人を選任した代理人の責任）

代理人は，前条の規定により復代理人を選任したときは，その選任および監督について，本人に対してその責任を負う。

2. 代理人は，本人の指名に従って復代理人を選任したときは，前項の責任を負わない。ただし，その代理人が，復代理人が不適任又は不誠実であることを知りながら，その旨を本人に通知し又は復代理人を解任することを怠ったときは，この限りでない。

• 民法第644条（受任者の注意義務）

受任者は，委任の本旨に従い，善良な管理者の注意をもって，委任事務を処理する義務を負う。

• 民法第645条（受任者による報告）

受任者は，委任者の請求があるときは，いつでも委任事務の処理の状況を報告し，委任が終了した後は，遅滞なくその経過および結果を報告しなければならない。

• 民法第648条（受任者の報酬）

受任者は，特約がなければ，委任者に対して報酬を請求することができない。

2. 受任者は，報酬を受けるべき場合には，委任事務を履行した後でなければ，これを請求することができない。ただし，期間によって報酬を定めたときは，第624条第2項の規定を準用する。

• 健康保険法第74条（一部負担金）

第63条（注：療養の給付）第3項の規定により保険医療機関又は保険薬局から療養の給付を受ける者は，その給付を受ける際，次の各号（略）に掲げる場合の区分に応じ，当該給付につき第76条（注：療養の給付に関する費用）第2項又は第3項の規定により算定した額に当該各号に定める割合を乗じて得た額を，一部負担金として，当該保険医療機関又は保険薬局に支払わなければならない。

CASE 36 意識不明で処置された患者が支払い拒否

治療は俺の希望ではない。だから診療費は払わないぞ！

帰宅途中，路上にて意識不明・アルコール中毒様の患者が救急車で搬送され，治療を開始。やがて，本人の意識も回復し……。

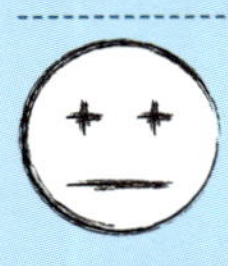

患者 誰かが119番通報してここに搬送されてきた。自分の意思じゃない治療の診療費は支払えない

窓口 搬送されたときは意識不明・アルコール中毒の状態であり，一刻も早く治療が必要でした

患者 でも，払わないと言ったら，払わないぞ！

どう対応する？──良い例・悪い例

✕ いいえ，お支払いください

✕ お支払いいただけなければ，警察に通報します

△ あなたに断りもなく治療を開始しましたが，その場合でも支払い義務があるんですよ

〇 **応急処置を施さなければ危険な状態だったんですよ！ あなたの意思とは関係なく治療を開始しましたが，治療費についてはお支払いください**

ポイント

仮に患者の意識がなくても，医療機関には応招義務があり，必要な診療を行った場合，患者には診療費の支払い義務が生じます。未払い患者に対しては，督促命令など裁判上の請求も念頭に，正当な手段で支払いを催促するしかないと思います。

解説

●準委任契約と緊急事務管理

診療を巡り医師と患者の間には，委任契約に準ずる「準委任契約」が締結されていると言われています。つまり，外来窓口で通常の「診てもらいたい」という患者の意思表示に対して，医療機関側の「診ましょう」という対応で契約が成立するとされているわけです。実際には，診察申込書に患者が記入し，それを医療機関側が受理することによって成立します。

一方，契約を締結しない診療行為も認められています。たとえば，重症で意識不明の場合や，精神科系の疾患で適切な判断ができないような場合です。一刻を争うため，診療契約の締結のないまま開始しなければならない診療行為を「緊急事務管理」（民法第698条）と言います。「緊急事務管理」の場合においても医師は，①最善を尽くさなければならない義務，②診療行為を継続的に管理する義務，③診療について患者に報告する義務があり，一方の患者は診療費の支払い義務があるとされています。

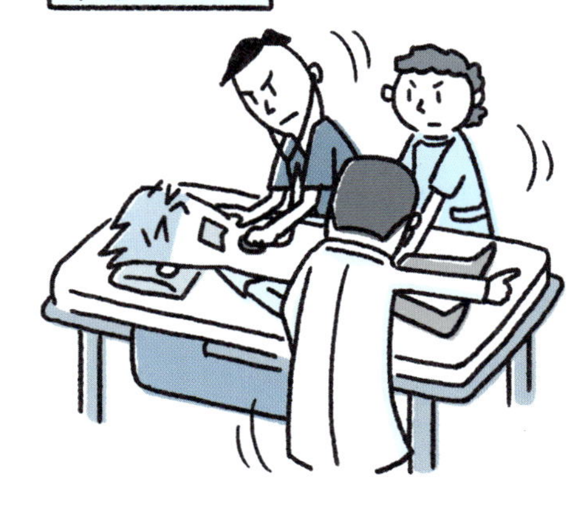

●医師の応招義務に基づき，患者は診療費を支払う義務を負う

応招義務を定めた医師法第19条では「診察治療の求があつた場合には，正当な事由がなければ，これを拒んではならない」と規定されており，医師は，患者自身の意思に関係なく，「診察治療の求め」があった場合にはこれに応じなければなりません。たとえ搬送されてきた人が酩酊状態の場合でもです。故に，診療に要した費用が正当に請求できるわけです。この診療費の支払いは成功報酬を意味するものではなく，治療の結果如何を問うものではありません。繰り返しになりますが，体調不良を訴えて来院し，諸々の検査を施行し，結果的に異常が認められなくても医療機関側には診療費を請求する権利があり，患者には支払う義務が生ずるのです。

医療機関の対応

酩酊状態から覚醒しても，正常な状態ではないので，当日は説明するにとどめ，後日改めて冷静に説明することが望ましいと思います。

それでも支払い拒否する場合は正当な手段で支払いを催促するしかないと思います。

●こんな対応も

三重県病院事業庁は2005年10月，裁判所から医療費の支払い命令を受けているのに応じない未払い患者10人に対して，資産の差し押さえを裁判所に申し立てたという報道がありました。未払い額は合計330万円で，最高額は1人50万円だそうです。このように，医療機関として当然請求できるものは臆することなく督促命令など裁判上の請求によって，積極的に回収に努めてもいい時期に来ていると思います。

関係法令など

・民法第643条（委任）

委任は，当事者の一方が法律行為をすることを相手方に委託し，相手方がこれを承諾することによって，その効力を生ずる。

・民法第656条（準委任）

この節（注：第10節　委任）の規定は，法律行為でない事務の委託について準用する。

・民法第697条（事務管理）

義務なく他人のために事務の管理を始めた者（以下この章において「管理者」という。）は，その事務の性質に従い，最も本人の利益に適合する方法によって，その事務の管理（以下「事務管理」という。）をしなければならない。

2.　管理者は，本人の意思を知っているとき，又はこれを推知することができるときは，その意思に従って事務管理をしなければならない。

・民法第698条（緊急事務管理）

管理者は，本人の身体，名誉又は財産に対する急迫の危害を免れさせるために事務管理をしたときは，悪意又は重大な過失があるのでなければ，これによって生じた損害を賠償する責任を負わない。

・医師法第19条（応招義務等）

診療に従事する医師は，診察治療の求があつた場合には，正当な事由がなければ，これを拒んではならない。

CASE 37 不要となった診断書の返金

ご主人が亡くなられた際に，診断書を交付した。その後，奥様が来院した。

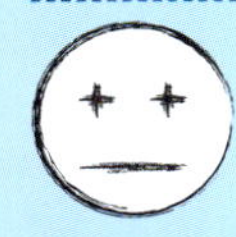

作成してもらった診断書が不要となったので返金してほしい！

奥様　先日，作成していただいた診断書5通のうち2通が不要となりました。返却するので返金してほしいのですが……

病院　それはできません

奥様　一般の商品は未使用の場合，返品に応じているのに，なぜ病院はできないの？

病院　診断書を一般の商品と一緒にされても困ります

奥様　それではどう違うのか説明してちょうだい！

どう対応する？――良い例・悪い例

✕ わかりました。2通ですね。○○円返金となります

✕ 当院では返金には応じておりません

△ 一度交付した診断書の返却には応じかねます

○ **大変申し訳ございませんが，診断書料は診断書作成に要する手数料として頂戴しておりますので，返金には応じられません**

ポイント

医師が作成する文書の意義は重く，安易に返金に応じるべきではありません。手数料であることを強く訴え，患者に納得してもらう必要があります。また，返金に応じられないことなどを事前に十分説明をすることで，後のトラブルを回避できるようになります。

解 説

●文書料は作成に要した手数料であり，返金に応じるべきでない

医師の作成する文書は社会的に影響を及ぼすこともあり，虚偽の記載をしようものなら刑事上の責任を追及される場合すらあります。それ故，医師は適切な診断の下に１枚の文書を作成するのであり，文書料とは「作成に要した手数料」なのです。

ですから，窓口で「不要となったから返却したいので文書料を返してほしい」とか「使用しなかったので返却するから返金してほしい」と言われても応じるわけにはいかないのです。ここはやはり，患者に対してとことん説明し，納得してもらうべきです。仮に，このような状態が続くようでは医師の診療の意欲にも影響が出かねません。

●交付する文書に医師は全責任を負う

医師の交付する文書は，人の人生を狂わす事態になりかねないほど社会的に影響を及ぼすものです。それ故，医師は慎重に診断を行い，自己の持つ最高の技術や医学知識を駆使して１枚の文書を作成します。しかも，この文書は医師個人が作成するため，内容に関しては全責任がその医師に及ぶことになります。道義的な責任はもとより，場合によっては民事・刑事上の責任を負うことにもなりかねません。

医療に関心を持つ人が多くなっている今日，少しでも疑問が生じたりすると担当医に確認したり，納得できない場合にはセカンドオピニオンを利用したり，最終的には裁判に訴える場合もあります。記載内容に責任を問われる文書だからこそ，このケースのように簡単に返金に応じられないのです。

医療機関の対応

医療機関側としては診断書の作成手数料であることを強調して患者に納得してもらうようにすることです。

なお，支払い拒否が発生する原因の1つに，医療機関側の事前の説明不足も挙げられると思います。面倒でも，文書作成依頼を受けたときに「料金は○○円かかりますが……」と一言説明し，返却には応じられないことも併せて説明し，了解を得た上で作成すべきと思われます。説明する時間を要しますが，致し方ないと思います。医師にとっては，診療時間が長くなるのを気にしつつも，やはり事後のトラブルを考えると，根気強く対応することが求められると思います。

CASE 38 残った薬の返金

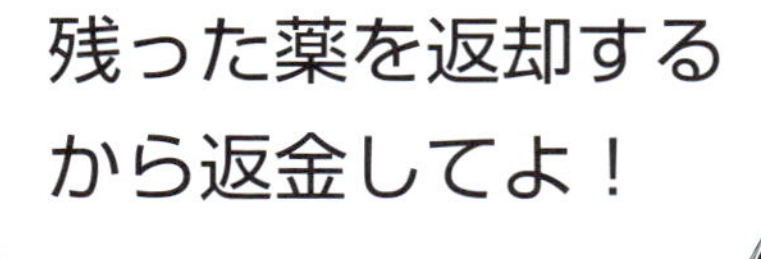

処方した薬の効果がなかったので処方薬を変更した場合や，副作用が強くて薬を変更した場合，回復が早くて服用を中止した場合など，薬が余るケースが多々発生する。

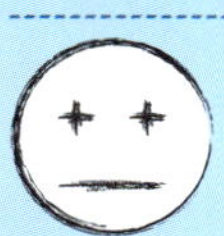

患者 先日いただいた抗生物質ですが，思った以上に回復が早かったので，服用を中止したの。服用しなかった分を返却したいので，返金してくれないかしら

病院 いままで調剤した薬を引き取ったケースがないので困ります

患者 でも開封していないし，自宅できちんと管理していたのよ

病院 そうでしょうけども，やはりお引き受けできません

患者 処方したのは医師なんだから，責任を持って引き取ってよ！

どう対応する？――良い例・悪い例

✕ わかりました。薬の返却および返金に応じます

✕ わかりました。返金には応じますが，薬の返却は不要です

△ 一切応じられません

○ **大変申し訳ございませんが，一度お出しした薬についてはお引き受けできかねます。しかし，不要な薬の処分についてはお引き受けいたします**

ポイント

誤診でない限り，残薬の返金に応じてはいけません。安易に応じてしまうと，保険請求全体の取り下げに発展し，足をすくわれかねないのです。執拗な患者には，医療機関の管理下にない薬を他の人間に用いることは安全上問題であることを説明しましょう。ただ，残薬の廃棄処分のみには快く応じましょう。

解説

●医療機関の管理を離れた医薬品は安全上問題

このケースのように，患者から薬代金の返金請求があっても，応ずべきではありません。なぜなら，薬が既に医療機関の管理下を離れているからです。患者宅でしっかり保管していたと言っても，医療機関と同一の管理状態であったとの保証はありません。薬を引き取り，同じ疾患の患者に使用することは安全上問題です。

●応じるのは誤診の場合のみ

医師法第22条は，「医師は，患者に対し治療上薬剤を調剤して投与する必要があると認めた場合には，患者又は現にその看護に当たつている者に対して処方せんを交付しなければならない」と規定しており，医師は診察での所見，既往歴等々の総合的診断から処方，投与を行います。その後経過が思わしくないとか，発疹が出現したとかいう理由で「薬が間違っていたのではないか」と言われても，必ずしも誤診ではないのです。基本的に薬の返却に伴う代金の返還は，特に医療機関側に「過失＝誤診」があると思われる行為がない限り，断るべきです。

「過失＝誤診」と思われる行為がないのに薬代金のみ返金するということは，患者の一部負担金のみならず保険請求分も取り下げることとなり，患者の支払った代金だけの問題で済まなくなってしまうのです。患者が不要だからと言って申し出を受け，その都度返金していては本来果たすべき診療行為を，正当な理由もなく履行していないものとみなされかねません。

医療機関の対応

患者にとっては，余った薬を「もったいない」と思い，「医療機関に引き取ってもらいたい」と考えるのは当然だと思いますが，医療機関としては受け入れがたいところです。ただし，患者宅での処分が困難で医療機関での廃棄処分（単なる残薬の廃棄処分のみ）を依頼された場合は，快く応じることが大切だと思います。

関係法令など

・医師法第22条（処方せんの交付義務）

医師は，患者に対し治療上薬剤を調剤して投与する必要があると認めた場合には，患者又は現にその看護に当つている者に対して処方せんを交付しなければならない。ただし，患者又は現にその看護に当つている者が処方せんの交付を必要としない旨を申し出た場合及び次の各号の一に該当する場合においては，この限りでない。

CASE 39 保険外併用療養費の請求

指示に従って1年後に受診したんだから，保険外併用療養費なんて支払いたくない！

保険外併用療養費を請求したところ，患者は「医師の指示に従って1年後に検査を受けただけ」と主張，支払いを拒否した。

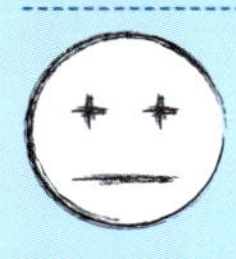

窓口 お会計は保険外併用療養費3,240円を含め，○○円になります

患者 保険外併用療養費って何ですか？

窓口 本日は紹介状なしでの初診ですので，当院の規定により初診料とは別に3,240円請求させていただきました

患者 それはおかしいでしょう！　担当医から去年，1年経ったら検査で来院するよう言われたんですよ！　納得がいかないので支払いたくない！　担当医に確認してくれ！

どう対応する？──良い例・悪い例

✕ 当院はどういう理由であっても最終来院日から1年経過の場合は請求させていただいております

✕ 1年経過後の紹介なし受診につき，保険外併用療養費での請求となります。健康保険法で決まっています

△ 担当医に確認いたします

○ **医師の指示での来院でしたか。今，担当医に確認しますので，少々お待ちください**

ポイント

治癒の診断であれば1年後の受診を勧めることはないと思います。**症状の変化**を見極めるために，**1年後の受診を指示した場合には「再診」扱い**になります。**その旨をしっかり診療録に記載しておく**ことが大切です。

解説

保険外併用療養費の請求は，どの医療機関でもトラブルとなりがちです。医療機関の中には，1年経過後の受診を継続的な通院と考えず，原則として保険外併用療養費の対象としているところもあるようです。

最終来院日から1年経過後の受診は，一律初診扱いとして算定可能かどうかについてですが，同一疾患による1年に1回の経過観察での受診なのかどうかを見極める必要があります。

200床以上の病院における紹介なし初診の取り扱いは，以下の通りです。

ア．患者の疾病について医学的に初診といわれる診療行為が行われた場合に徴収できる（自ら健康診断を行った患者に診療を開始した場合等には徴収できない）。

イ．同時に2以上の傷病について初診を行った場合においても，1回しか徴収できない。

ウ．1傷病の診療継続中に他の傷病が発生して初診を行った場合においても，第1回の初診時にしか徴収できない。

エ．医科・歯科併設の病院においては，お互いに関連のある傷病の場合を除き，医科又は歯科においてそれぞれ別に徴収できる。

オ．ア～エまでによるほか，初診料の算定の取り扱いに準ずる。

（平成28年3月4日保医発0304第12号厚生労働省保険局医療課長通知「『療担規則及び薬担規則並びに療担基準に基づき厚生労働大臣が定める掲示事項等』及び『保険外併用療養費に係る厚生労働大臣が定める医薬品等』の実施上の留意事項について」より）

考え方の基本的な整理

●初診の基本的な考え方の整理とその根拠

診療報酬の算定根拠は健康保険法第76条の規定による「健康保険法の規定による療養に要する費用の額の算定方法」（平成28年3月4日厚生労働省告示第52号），すなわち「点数表」ですが，この点数表には事細かに算定根拠は示されていません。また，法令用語を用いていることから，医事担当者によっては正確な解釈がなされないまま算定するなど，解釈の相違で算定が異なってくる場合も現実に多々あります。

このうち初診については，「患者の傷病について医学的に初診といわれる診療行為があった場合に初診として取り扱う」「患者が任意に診療を中止し，1カ月以上経過した後，再び同一の保険医療機関において診療を受ける場合には，その診療が同一病名又は同一症状によるものであっても，その際の診療は初診として取り扱う。但し，慢性疾患等明らかに同一の疾病又は負傷であると推定される場合の診療は初診として取り扱わない」（平成26年3月5日保医発0305第3号）とされています。

●保険外併用療養費の基本的な考え方の整理とその根拠

200床以上の病院の紹介なしの初診の際に，初診料とは別に医療機関が表示した額が算定できます。この保険外併用療養費には，医療機関の規模，立地条件，患者数の多少などにより数百円～数千円台までと幅があり，医療機関の考えが大きく反映されています。現在では，医師の業務軽減の1つとして料金を設定している医療機関もあります。

●このケースのような医師の指示による1年後の経過観察の場合

「1年後に来院するように医師に言われて来た」というようなケースの場合は，以下のような判断が必要と考えます。

治癒の診断であれば1年後の受診を勧めることはないと思いますので，症状の変化の有無に関係なく，1年後の受診を指示した場合には「再診」扱いになります。したがって，その旨をしっかり診療録に記載しておくことです。

また，「症状の変化や異変が出現しなければ，1年後の受診は不要」との説明をするとともに，やはり診療録に書き留めておくことが必要です。**最後に診察した段階で，治癒または完治と診断できる場合はその旨を説明し，あいまいな表現や説明を避ける**ことが肝心かと思います。

医療機関の対応

以上の政府答弁書の内容を理解し，**保険外併用療養費の算定については，算定の解釈を会計窓口の職員全員が正しく理解，把握しておくことが肝心**です。

ただし，たとえば8カ月前に同院のA科を受診後，今回はB科を受診した場合には診療科が異なるので，B科での保険外併用療養費は算定できることになります。

参考

・国会質問主意書と政府答弁書

本件の参考になるものとして，丸山和也参議院議員が政府宛に提出した質問主意書（平成24年6月28日　第180国会質問第167号）「病院の初診に関する質問主意書」（http://www.sangiin.go.jp/japanese/joho1/kousei/syuisyo/180/syuh/s180167.htm）と，これに対する政府答弁書（平成24年7月6日　内閣参質180第167号）（http://www.sangiin.go.jp/japanese/joho1/kousei/syuisyo/180/touh/t180167.htm）がありますので，紹介します。

質問主意書の中で丸山議員は，まず，「病院と診療所の機能分担を図るため，他の保険医療機関等からの紹介なしに200床以上の病院を受診した患者については，自己の選択に係るものとして，初診料を算定する初診に相当する療養部分につき，その費用を患者から徴収できることになっている。ただし，厚生労働省保険局医療課長通知によると，この初診に係る特別の料金を徴収できるのは，患者への十分な情報提供を前提として，当該病院を受診するという患者の自由な選択及び特別料金を支払うという同意があった場合に限られる。にもかかわらず，病床数200以上の病院においては，他の医療機関の紹介状がない患者から，同意なしに事実上強制的に同料金を徴収しているという実態がある」と指摘しています。

その上で，下記の3点を質問しています。

「1）保険医療機関は，健康保険法に基づく告示に関する前記通知内容には，厳正に従わなければならないはずである。とすれば，患者が同意しない場合，病院は同料金を徴収できないと考えられるが，この点について政府の見解を問う。

2）200床以上の病院は，他の医療機関の紹介状がない患者に対して，同料金があくまで同意に基づき徴収されるものであることを周知させていない。その結果，多くの患者は，同意の有無に関係なく支払わなければならないものと錯誤に陥っている。この実態は，通知の趣旨に反し，好ましくないものであると考えるが，政府の見解を問う。

3）患者が同料金の支払いに同意せずに医師に診療を求めた場合，医師がその求めを拒否することは応召義務に違反することになるのか，政府の見解を問う」。

これに対する政府の答弁書では，1）および2）の質問に対して，

「保険医療機関が患者からお尋ねの料金を徴収するに当たっては，当該保険医療機関が当該患者に対して十分な情報提供を行った上で，当該患者の同意を得ることが必要であり，当該保険医療機関が当該患者に対して十分な情報提供を行わず，又は当該患者の同意を得ないで，当該患者から当該料金を徴収していることが判明した場合は，当該保険医療機関に対して厚生労働省地方厚生局長（地方厚生支局長を含む）等による指導が行われるものと考えている」

と答弁しています。

また，3）の質問に対しては，

「医師法（昭和23年法律第201号）第19条第1項の規定による診療に応ずる義務の有無を判断するに当たっては，同項にいう正当な事由の有無を個々の事例に即して具体的に検討することが必要であり，お尋ねについて，一概にお答えすることは困難である」

としています。

CASE 40 通用する法貨

窓口で一部負担金を支払うとき，いっぱいある小銭をここで使ってしまおうと，カウンターに並べはじめた中年の婦人。

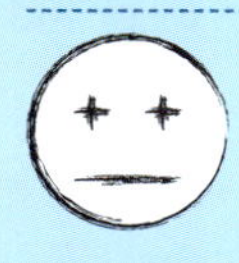

小銭で払いたいの！
せかさないで！

窓口　本日のお会計は○○円になります

患者　小銭がいっぱいあって，それで会計したいけど，いい？

窓口　かまいませんけど……

（大量の1円，5円，10円をカウンターに並べはじめる患者）

窓口　あの～，早くしていただけないでしょうか？

患者　もう少しだから！　せかさないで！

どう対応する？――良い例・悪い例

✕ 小銭だけのお支払いはお断りしているのですが

✕ 請求額の○○円が用意できたら，列の最後にお並びください

△ 次の方も待っていらっしゃいますので，速やかにお願いします

○ **カウンターの隣で数えていただきまして，用意ができたら声かけしてください**

ポイント

小銭は額面価格の20倍までなら窓口側では受け取らなければなりません。どの程度小銭を持っていそうか，支払う動作の手際など，患者の様子をさりげなく見て，トラブルになる可能性を判断します。他の患者の迷惑にならないよう，列の外で小銭を整理してもらうなど，患者の流れをうまく誘導する声かけも必要です。

解説

医療機関の窓口に限らず，スーパーマーケットやコンビニなどのレジで高齢の方が小銭で支払いをしようとする光景を見かけることがあります。筆者も以前，スーパーのレジで中年女性がいっぱい詰まった封筒から1円玉を並べて会計している場面に遭遇し，急いでいる身にはつらい状況であったことを覚えています。会計窓口の担当者としても，混んでいるときにこのような行為をする患者がいると，心の中では「早くしてよ！」と叫びたいところでしょう。

実は，小銭での支払いに関しては，「通貨の単位及び貨幣の発行等に関する法律」で規定されています。具体的には，同法第7条（法貨としての通用限度）において「**貨幣は，額面価格の20倍までを限り，法貨として通用する**」というルールがあるのです。ここでいう「法貨」とは，「法定貨幣」の略で，「国法をもって強制通用力を与えられた貨幣」（広辞苑）を指します。

したがって，1円玉は20円まで，5円玉は100円まで，10円玉は200円まで，50円玉は1,000円まで，100円玉は2,000円まで，500円玉は10,000円までです。会計窓口での支払いも，この貨幣ごとの法定枚数20枚を目安に金銭授受を行えばよいのであり，法定枚数を超える分については受け取りを拒否しても差し支えなく，他の貨幣での支払いを要求してもよいことになります。

医療機関の対応

「法貨」に関する法律，概念を知っていたとしても，接遇に気を遣っている医療機関では，実際には小銭だからといって受け取りを拒否するのは難しいと思われます。また，現実に大量の小銭で支払おうとする患者さんも多くはないでしょう。

このため，1回目は小銭での支払いに応じつつ，次回からは「額面の20倍までしか通用しない」旨の説明をするようにすればよいと思います。その際，患者の様子・機嫌を見計らいつつ，可能なら法律で決まっていることも説明してもよいと思われます。

さらに，常に小銭が溜まっている，小銭の使い道に困っている様子がうかがえるなら，「銀行の硬貨計算機で両替してくれるところもありますよ」と丁寧に説明すれば，一層よろしいかと思います。

関係法令など

• 通貨の単位及び貨幣の発行等に関する法律第7条（法貨としての通用限度）

貨幣は，額面価格の20倍までを限り，法貨として通用する。

CASE 41 時効

今さら払えって
言われても,
もう時効じゃない？

かつてクレームをつけて一部負担金を支払わなかった患者が3年ぶりに受診してきた。

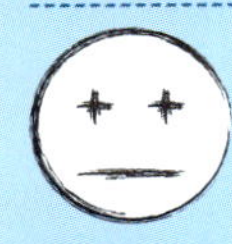

窓口 ○○さん，3年前に受診した際の診療費が未払いとなっておりますので，本日お支払いいただけますか？

患者 えっ！　支払ってるでしょ？

窓口 いいえ，まだお支払いいただいておりません

患者 でも，3年前の分を今さら払えったって，どうなのかな～

窓口 本日分と合わせてお支払い願えますか？

患者 でもさ～，もう時効になっているんじゃない？

どう対応する？——良い例・悪い例

✕ とにかく，いま支払ってください

✕ お支払いいただけるまで何度でも請求させていただきます

△ 時効は関係ありません。可能なら，本日お支払いください

○ **全額ではなくても結構です。本日，一部でもお支払いいただければありがたいのですが**

ポイント

時効となった診療費は，以後一切請求できないわけでないことを，窓口では理解しておく必要があります。通常業務として，督促状を送付したり，後日来院した機会を捉えて患者に理解を得るよう説得するなど，未収金対策に積極的に取り組むべきです。なお，窓口での対応は，未払い当時の状況（トラブル，クレームの有無）が重要になることもありますので，丁寧な対応を心がけましょう。

解説

どの医療機関でも最近では未払い患者が増加し，その未収金処理に頭を痛めていることと思います。経理上，2年間経過した未収金は損金処理している医療機関もあるかと思われますが，その時点で回収の業務を終了したり，引き続き回収に努めるところもあり，様々です。

未払いの診療費については，「時効」の期間が経過した場合に債権が直ちに消滅すると思っている方もいるかと思います。

時効には2通りあります。1つは一定期間権利を行使しなかったことによって権利が消滅してしまう消滅時効，もう1つは時効によって権利が取得される取得時効です。医療機関における時効は消滅時効であり，権利を行使しないことで消滅します。時効期間が満了し，時効の援用により時効が完成することになります。時効が完成するということは，債権が消滅することを意味します。

「時効」は，時効によって利益を受ける者が，「時効が成立した」と主張しなければ効果が生じません。「時効が成立した」と主張することを「援用」といいます。この「援用」がなければ「時効が成立した」とは言えないのです。したがって，時効期間を過ぎたからと言って請求を諦めるのではなく，相手方からの「援用」がない限り，請求し続けることが肝心です。なぜなら，中には時効によって利益を受ける（＝医療機関が未払い分の請求を諦めたため患者が得をする）ことを不満とする患者もいるでしょうし，法律は時効の利益を受けるか否かは利益を受ける者の選択に任せているからです。

また，民法第146条では，時効完成後の利益放棄を認めています。つまり，時効が完成した後に債務の一部を弁済した場合には時効の利益を放棄したものとみなされ，その後，たとえ時効の完成を知らなかったからと言って援用しても認められません。と言うことは，時効完成後の弁済は通常の弁済と同様に扱われ，時効の援用をしたとしてもお金を返してもらえない（＝未払い金の一部を受領した医療機関は，その後に患者が援用しても，払い戻す必要はない）ということです。

時効完成後の弁済については，「時効完成の知・不知に関わらず，援用権を失う」（最高裁大法廷昭和41年4月20日判決 「時効援用権の喪失」）という判例があります。

医療機関の対応

時効が迫っている場合に「時効の中断」を行うことがあります。時効の中断とは時効の進行を止め，時効期間の進行を振り出しに戻すことを言います。「配達証明付き書留内容証明郵便」を送付することで時効が中断されると思っている方もいますが，これは一般で言うところの「催告」です。催告では6カ月間，時効中断の効力が生じるだけで，この6カ月間に裁判上の請求を行わないと効力を失うことになります。判例においても，「何回も催告したというだけでは中断は確定せず，承認にもあたらないことからそのままで終われば時効は中断されない」（最高裁大法廷大正8年6月30日判決）とされています。

注意すべきことは，6カ月の起算日が，催告書（例：配達証明付き書留内容証明郵便など）が相手方に届いた時からということ，また催告による時効の期間延長は1回限りであり，2回，3回送付したからといって，さらに6カ月間の延長とはならないことです。

いずれにしても，未収金が時効となった場合でも，「援用」がない限り諦めず，督促状を送付したり来院するたびに催促したりして，回収するよう努めましょう。

関係法令など

• 民法第144条（時効の効力）

時効の効力は，その起算日にさかのぼる。

• 民法第145条（時効の援用）

時効は，当事者が援用しなければ，裁判所がこれによって裁判をすることができない。

• 民法第146条（時効の利益の放棄）

時効の利益は，あらかじめ放棄することができない。

参考文献

• 長戸路政行：時効．全訂版．自由国民社，2009．

• 法学教室．1999；225．

• 山田卓生，他：民法Ⅰ　総則．第3版補訂．有斐閣，2007．

CASE 42 一部負担金の徴収

外来診療の内容に不満を持った患者が，会計窓口で呼び出された際，一部負担金の支払い拒否を叫びはじめた。

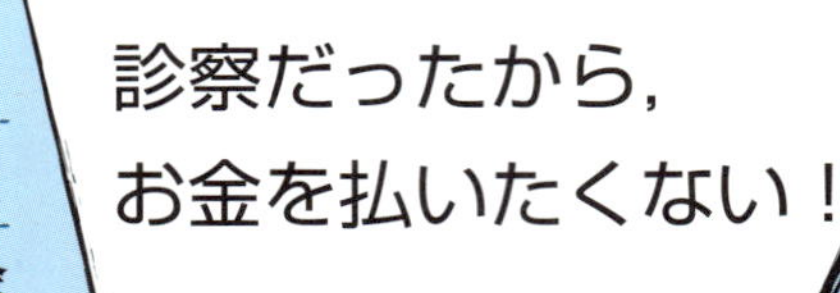

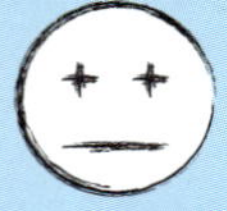

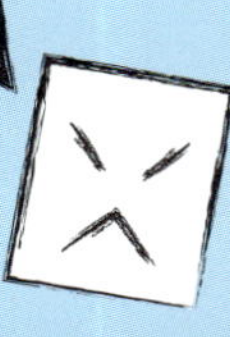

窓口 ○○さん，本日のお会計は1,530円となります

患者 今日の担当医の診察が気に入らなかったので，払いたくありません！

窓口 ですけど，払っていただかないと困ります

患者 ホント～に今日は頭にくるほど，テキトーな診察だったのよ！ わかる？

窓口 そうおっしゃられても，お支払いいただかないと……

患者 いいえ！ 払いたくありません！

どう対応する？――良い例・悪い例

✕ どういう事情にせよ，患者さんには支払う義務があるんですよ！

✕ わかりました。本日のお支払いが無理ということであっても，次回はお支払いいただきますので

△ 仮にお気に召さない診察であったとしても，診察代はお支払い願います

○ **今後，十分注意するよう上司から担当医に指導してもらうようにいたします。ですので，本日のところはお支払いをお願いします**

ポイント

スタッフ側の意識の問題として，一部負担金徴収は医療機関の義務であることを周知し，理解しておく必要があります。

また，患者に対する接遇姿勢としては，落ちついた雰囲気で患者の訴えに耳を傾ける態度を示すとともに，今後は組織として患者の不満・訴えに取り組む姿勢を見せることが大切です。

解説

まず，一部負担金の徴収は法律上，医療機関の義務であることを理解しておきましょう（一部負担金の徴収を巡る解釈については後述します）。

ただ，感情的に高ぶっている患者に対して，窓口カウンターを介してスタッフが法律を持ち出して理詰めで諭しても逆効果になります。一部負担金徴収は医療機関の義務であることを理解しつつ，患者に対する接客姿勢としては丁寧な対応をしなければなりません。

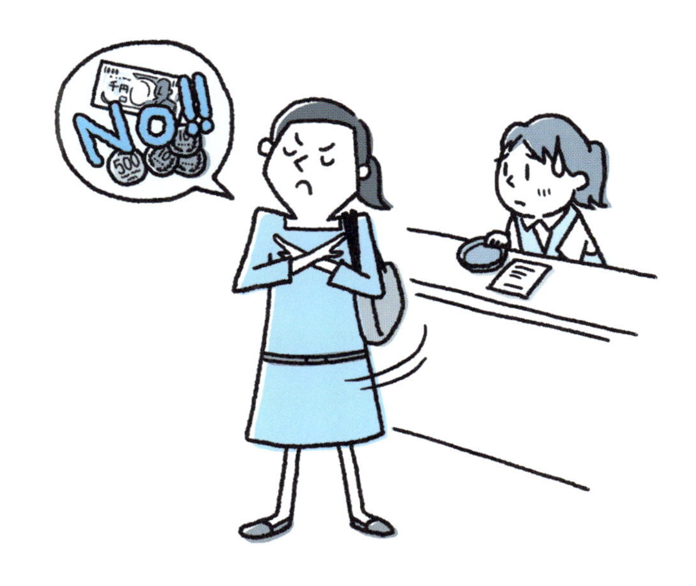

医療機関の対応

窓口カウンター付近で患者が大声を出せば，待合室の他の患者も注目し，医療機関のイメージにも影響します。必要であれば，少し人目を避けられる場所に移動する，管理職クラスが対応に出る，静かな声と冷静な態度で最初から最後まで対応するなど，その場の空気が変わる（患者がクールダウンできる）工夫も必要です。

そして，患者の言い分に耳を傾けながら，キリのいいところで，「上司に伝えます」「担当医に直接伝えます」「上司を通じて担当医を指導します」など，組織として患者の言い分を受け止めている姿勢を示します。

そういうクレーム処理の方法を提示することで，「組織としてきちんと受け止めてくれたのだ」という理解が患者に生まれれば，おおかたは患者もクールダウンし，「医療機関側を信頼して，後は任せる」と，矛を収めてくれる可能性は高いと思われます。

一部負担金徴収の法的解釈

医療機関の一部負担金の徴収義務を巡る解釈では，医療現場でも混乱していることがあります。ここでは，その法的な解釈について解説したいと思います。

●療養担当規則第５条

以前，ある講演の中で，「一部負担金の徴収は必ずしも医療機関に義務づけられているわけではない」という話を筆者は聞いたことがあります。療養担当規則第5条「保険医療機関は，被保険者又は被保険者であった者については法第74条の規定による一部負担金，法第85条に規定する食事療養標準負担額……（略）……の支払を受けるものとする」という表現は，法律用語でいう「支払命令」を意味しない。もし，「支払命令」であるならば「……しなければならない」という表記になるはずだという説明でした。

確かに，「……するものとする」という表現は「……しなければならない」よりもやや弱く，合理的な理由があれば，それに従わないことも許される（例外を認める）というニュアンスを含んでいると言えるでしょう。ただ，その一方で，単に“言葉の綾”や“語呂”として，全体をやや緩やかに表現する目的で「……するものとする」という表現を選ぶ例もあるとされています。

●通知，法律上の一部負担金の取り扱い

ここで，過去の厚生労働省の一部負担金に関する通知を挙げてみます。

「……支払わなければならない」（昭和32年9月2日保険発第123号）「……，初診の際の一部負担金を徴収すること」（昭和33年10月20日保険発第139号）「……，一部負担金の支払又は納付の義務を負う世帯主又は組合員が……」（昭和34年3月30日保発第21号）など，実際には一部負担金の徴収を義務づける表現が散見されます。

そもそも療養担当規則第5条中の「法第74条」，すなわち健康保険法第74条（一部負担金）は，「第63条第3項の規定により保険医療機関又は保険薬局から療養の給付を受ける者は，……（略）……，一部負担金として，当該保険医療機関又は保険薬局に支払わなければならない」という表現であり，一部負担金を「支払わなければならない」義務と位置づけています。

●結論：医療機関には一部負担金を徴収する義務がある

したがって，療養担当規則第5条の規定が「……支払を受けるものとする」という文言であっても，元となる法律（＝健康保険法第74条）と変わらぬ支払義務を命ずる文言と解釈でき，ここでの「……するものとする」は，あくまで“言葉の綾”や“語呂”の範疇と考えたほうが妥当です。

一部負担金は患者と保険医療機関との間で診療契約に基づいて診察や検査代などの対価としての性格を有しますが，その一方で保険者が支給する「療養の給付」に関する費用の支払い方法として，「療養の給付」の一部を被保険者自身が負担する公法上の義務を負うという性格を有しており，一部負担金相当部分も「療養の給付」の一部であると解釈されています。

こうした解釈に基づけば，医療機関においては一部負担金の徴収義務が生ずることになりますし，一部負担金を減額したり，放棄することは認められないのです。

関係法令など

• 健康保険法第74条（一部負担金）

1. 第63条第3項の規定により保険医療機関又は保険薬局から療養の給付を受ける者は，その給付を受ける際，次の各号に掲げる場合の区分に応じ，当該給付につき第76条第2項又は第3項の規定により算定した額に当該各号に定める割合を乗じて得た額を，一部負担金として，当該保険医療機関又は保険薬局に支払わなければならない。
   1　70歳に達する日の属する月以前である場合　100分の30
   2　70歳に達する日の属する月の翌月以後である場合（次号に掲げる場合を除く。）　100分の20
   3　70歳に達する日の属する月の翌月以後である場合であって，政令で定めるところにより算定した報酬の額が政令で定める額以上であるとき　100分の30
2. 保険医療機関又は保険薬局は，前項の一部負担金（第75条の2第1項第1号の措置が採られたときは，当該減額された一部負担金）の支払を受けるべきものとし，保険医療機関又は保険薬局が善良な管理者と同一の注意をもってその支払を受けることに努めたにもかかわらず，なお療養の給付を受けた者が当該一部負担金の全部又は一部を支払わないときは，保険者は，当該保険医療機関又は保険薬局の請求に基づき，この法律の規定による徴収金の例によりこれを処分することができる。

• 保険医療機関及び保健医療養担当規則第5条（一部負担金の受領）

保険医療機関は，被保険者又は被保険者であつた者については法第74条の規定による一部負担金，法第85条に規定する食事療養標準負担額（同条第2項の規定により算定した費用の額が標準負担額に満たないときは，当該費用の額とする。以下単に「食事療養標準負担額」という。），法第85条の2に規定する生活療養標準負担額（同条第2項の規定により算定した費用の額が生活療養標準負担額に満たないときは，当該費用の額とする。以下単に「生活療養標準負担額」という。）又は法第86条の規定による療養（法第63条第2項第1号に規定する食事療養（以下「食事療養」という。）及び同項第2号に規定する生活療養(以下「生活療養」という。)を除く。)についての費用の額に法第74条第1項各号に掲げる場合の区分に応じ,同項各号に定める割合を乗じて得た額(食事療養を行つた場合においては食事療養標準負担額を加えた額とし,生活療養を行つた場合においては生活療養標準負担額を加えた額とする。)の支払を,被扶養者については法第76条第2項,第85条第2項,第85条の2第2項又は第86条第2項第1号の費用の額の算定の例により算定された費用の額から法第110条の規定による家族療養費として支給される額に相当する額を控除した額の支払を受けるものとする。

2.(略)

- **健康保険法の一部を改正する法律の疑義について(抄)(昭和32年9月2日保険発第123号)(略)**
- **新点数表の運用及び解釈等について(昭和33年10月20日保険発第139号)(略)**
- **一部負担金の徴収猶予及び減免並びに保険医療機関等の一部負担金の取扱について(昭和34年3月30日保発第21号)(略)**
- **一部負担金の取扱いについて(昭和35年2月24日保険発第24号)(略)**

参考文献

- 長谷川彰一:改訂 法令解釈の基礎.ぎょうせい,2008.
- 厚生省保健局医療課,社会保険庁健康保健課,編:健康保険法の解釈と運用.第11版.法研,2003.

CASE 43 領収書の再発行

なんで，
領収書の再発行が
有料なんだ！

毎年，年末から２月にかけて「領収書を紛失したが，確定申告のために再発行してほしい」と依頼される場合がある。

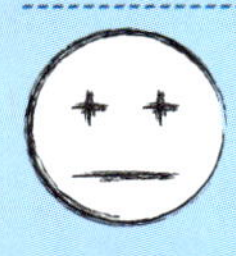

患者　先月の領収書を紛失したので，再発行してほしい

窓口　わかりました。当院では領収金額を医療費証明書として再発行しています。医療費証明書は有料で，540円です

患者　なぜだ！　隣の医院では無料で発行してくれたぞ！

どう対応する？――良い例・悪い例

× やはり領収書の再発行はできません

△ 有料の証明書という形式ならお出しできます

○ **領収書の下段に「領収書の再発行はいたしかねます」と明記してある通り，当院では領収書の再発行はしておりません。医療費証明書という形式で有料にて発行しております**

ポイント

民法第486条により再発行の義務はありませんが，必要ならば，支払証明書などの名目で有償で対応する旨を説明しましょう。また，無料での再発行も可能ですが，領収書の隅に「再発行」の表示を必ず記入し，日付も再発行日にしなければなりません。

解説

領収書の再発行に応じない医療機関でも「なぜ再発行できないのか」明確に答えられる人は少ないと思います。「以前からそうしてきた」「理由はわからないが，申し送りで今までそうしてきた」などの経緯で現在に至っていると考えられます。

民法第486条（受取証書の交付請求）「弁済をした者は，弁済を受領した者に対して受取証書の交付を請求することができる」の意味は，売買代金などの金銭を受け取った場合，代金と引き換えに領収書を相手方に発行しなければならないということです。換言すると，医療機関で診察を終え，会計が済んだ後，領収書を発行すれば，その時点で民法における義務を果たしたことになり，再発行に応じる必要はないと言えます。

●必要であれば，支払証明書などの名目で有償で対応可能

領収書は，金銭を受け取ったことを明らかにする証書で，2つの性格があります。1つは証拠書類として，もう1つは裏付け資料としての性格です。売買が行われて，「支払った」「支払われていない」という代金支払いの争いになった際，お金の受け渡しがあったことを証明する証拠書類になります。また，本当に支払ったのか，架空ではないのかと疑われた場合に「誰に」「いつ」「いくら支払ったのか」を立証する大事な証書です。

重要証書であるが故に，紛失すると，再発行の依頼が来るわけですが，民法の規定によって，医療機関は既に義務を果たしているので，必要であれば，有償で「支払証明書」「医療費証明書」といった文書により交付いたします—という対応になるのです。

一方，再発行に応じている医療機関は，領収書の隅に「再発行」の表示を必ず記入し，日付も再発行日として交付し，二重に領収書を発行したような扱いにならないよう対応することが大切です。

●さらに理解を深めるために

法律上，領収書に記載すべき項目は規定されていません。しかし，その性格上，領収書という名称，金額，日付，発行者の住所・氏名，押印，相手方の氏名，但し書きなどが最低限必要です。

医療機関の場合，発行者欄には「医療機関の所在地，医療機関名，押印（必要に応じて金銭受領権限者＝院長の氏名と押印）」となります。なお，金額の数字を容易に書き換えられないよう，縦書きでは「壱」「弐」のような漢数字を用い，横書きの場合は金額の頭部分に「金」または「￥」を用い，金額の最後に「円」をつけ，3桁ごとに「，」で区切るようにします。

また，「領収書に印紙が貼っていない」「3万円を超える医療費を支払っているのだから印紙が必要ではないのか」などの質問を受けることがあります。印紙税法第5条では3万円以上の受け取りに印紙の貼付を義務づけていますが，同条では同時に健康保険法に係る証書は非課税扱いとする規定も設けています。したがって，医療機関の領収書に印紙を貼付する必要はありません。

CASE 44 副作用

副作用については病院の責任であり治療費は支払いたくない！

治療の過程で，どうしても副作用が生じてしまうことがある。医師としても治療開始前に説明はするものの，いざそのような事態になると納得いかない患者・家族も多い。

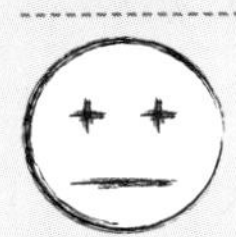

患者　先生，先日処方された薬を服用した後，発疹が出たのですが……

病院　先日は感冒で受診されており，そのとき３種類の薬を処方しております

患者　その中の薬が原因なのでは？

病院　処方の際に，服用後発疹が発現することも説明していたと思いますが，とりあえず，本日は軟膏を処方しておきますので様子をみてください。お薬代は会計でお願いします

患者　えっ！　処方された薬で発疹が出現したのだから，病院の責任ではないんですか？　払いたくありません！

どう対応する？──良い例・悪い例

✕　理由の如何にかかわらず，治療に要した費用は患者負担となっております

✕　現行保険制度では患者さんにお支払いしていただく規定となっております

△　確かに，処方した薬が原因ですが，処方する際に発疹発現の説明はしておりますし，治療費はお支払いしていただくことになっております

〇　**ご納得いただけないかもしれませんが，薬によっては副作用が発現することは薬を処方する際に説明したかと思います。副作用による症状の治療についても全力を尽くしますが，治療費は負担していただきます**

ポイント

本来治療を必要とする疾患とは別の症状が発現したことで，その治療費についても支払わされることに納得できないという患者の心情を受け止め，治療開始前に副作用につ

いて説明することが求められます。

解説

適正な治療を行っても，医師の過失を伴わない症状が発現することがあります。いわゆる「副作用」です。治療を行う過程で患者は医師から説明を受けてはいますが，いざ副作用が発現したとなると「説明は聞いているが，それに関わる費用が患者負担となることまでは聞いていない」とか，「このような症状になるとは説明を受けていない」と，医師に詰め寄ったり，誤診ではないかと言い出す患者もいます。

適正な治療行為を行っている限り，患者からのいかなる申し出に対しても何ら受け入れるべきではなく，現在の症状に至った過程と今後の治療によっては治癒または軽減が見込めることなどを説明し，ともに治療に取り組む方針を示すことが大事です。

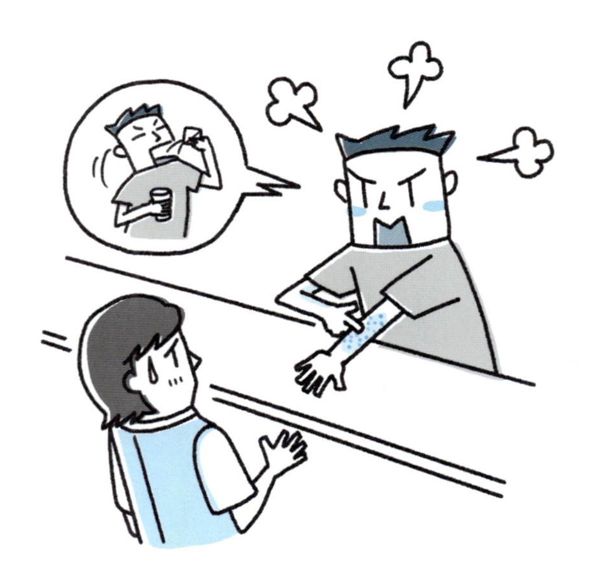

医療機関の対応

適正な治療を行ったにもかかわらず副作用の発現で患者に健康被害が生じた場合には「医薬品副作用被害救済制度」がありますが，この制度では，使用目的・方法は適正で健康被害が生じた場合でも，入院治療を要する程度でなければ救済給付の対象とはなりません。したがって，外来通院で治療可能な症状については，この制度を利用できないことになります。外来通院程度の治療も対象となれば患者に対する説明も楽になるのですが，対象外の症状が生じた患者対応に非常に苦慮することになります。

医療機関としては，まず治療を開始する前に十分時間をとって治療方針や治療内容を詳細に説明する際に合併症や副作用の発現もありうること，その場合の治療についても並行して行うこと，同時に治療費も発生するがその費用は患者負担となることを明確に説明し，できれば書面で交わすことが求められます。患者によっては，「医師から説明を受けサインしたが，患者負担することまでは聞いていない」と反論される場合も想定されるからです。仮に，そのような説明を省いてしまった患者から，副作用に関する治療についての治療費支払い拒否に遭遇した場合には，患者から何を言われようと医療機関としては何としてでも治療費の請求を行うことしかありません。頑なに支払い拒否する患者に対しては，弁護士を通して支払い督促を実施するとともに，最終的には裁判所に提訴して判断を仰ぐことになります。そこまでしたくないと言われる医療機関もあるかと思われますが，その時点で既に医師と患者の信頼関係が破綻しており，今後の信頼関係の構築が見込めないことを考えれば致し方ないことと思います。

参 考

- **医薬品副作用被害救済制度**

1）趣旨

医薬品医療機器総合機構法に基づき，医薬品を適正に使用したにもかかわらず副作用による一定の健康被害が生じた場合に医療費，年金等の給付を行う制度である。

2）対象

- 医薬品の薬理作用によって生じる有害反応である「副作用」が対象であり，感染や異物による汚染は対象外。
- 副作用の中でも「入院相当の治療が必要な被害」「1・2級程度の障害」「死亡」の場合が対象であり，「軽微な副作用」は対象外。
- 本来の使用目的とは異なる「不適正目的」や使用上の注意事項に反する「不適正使用」の場合は対象外。

3章　診察室での会話術

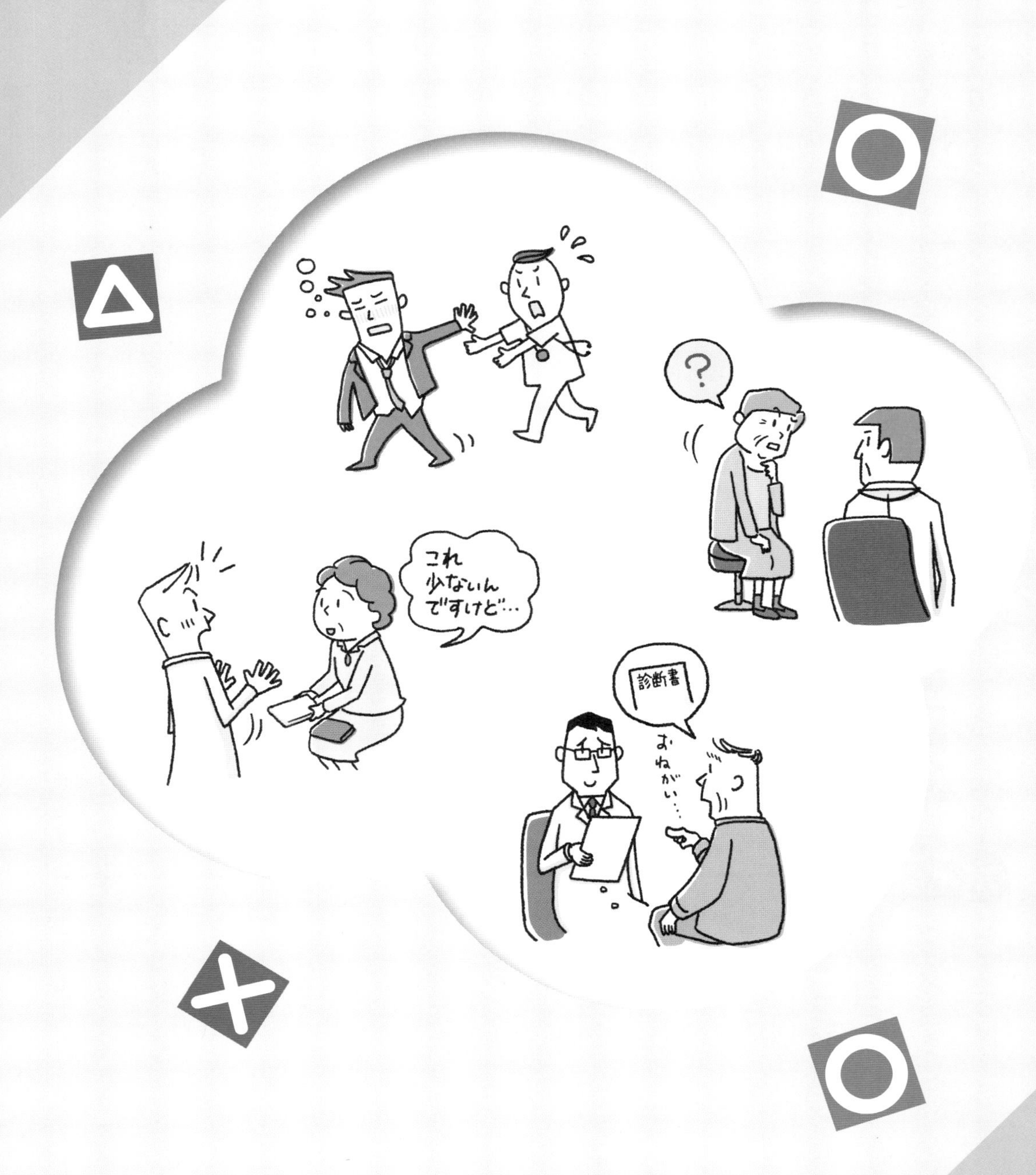

CASE 45 療養指導の責任

糖尿病患者が通院治療中の血糖コントロール不良から生じた糖尿病性網膜症の進行による視力低下は療養指導を怠ったためであると主治医を訴えた。

どのような療養指導を行っていたんだ！症状悪化は医師の責任だ！

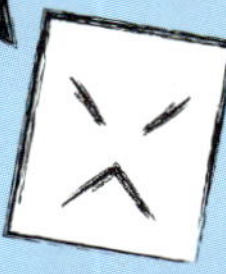

患者 症状が悪化したのは療養指導を怠ったからじゃないのか？

医師 いいえ，しっかりと指導してきたつもりです

患者 なら，どうしてここまで悪化したんだ！

医師 療養指導はしました。あとは指示を守ればここまで悪化せずに済んだのでは……

患者 後々まで面倒をみるのが医師の責任じゃないのか！

医師 ……

どう対応する？──良い例・悪い例

✕ 療養指導を守らなかったあなた（患者）が全面的に悪いんです

✕ 私（医師）にはまったく責任がありません

○ **医師は療養指導は行いますが，その後はその指導をきちんと患者が守らなければ症状は改善しません**

ポイント

医師法第23条に保健指導を行う医師の義務が規定されていますが，これは性質上，訓示規定です。一般に療養指導は，当面の症状と相当関連するものを説明し，その遵守を促さなければなりませんが，それに伴う結果の責任は問われません。基本的には，自分が指導に従わなければならないことを患者に理解させることが重要です。

解説

●療養指導の結果に医師は責任を負う必要はない

療養指導について，浦和地裁は1998年7月17日，「療養指導は医師が患者に強いることができるものではなく，医師として患者に対して必要な知識を与えた上，患者自ら実行するよう促すしかないのであって，結果的にこれが実行されなかったことについて被告が責任を負ういわれはない」として医師に無罪の判決を下しました。

すなわち，患者に対して必要な療養指導を具体的に告げ，その遵守を促すまでが医師の義務であって，患者が指導に背いたからといって，それに伴う結果まで帰責されることはないということになります。

●当面の症状と相当に関連するものについて指導・説明すればよい

診療報酬のうち指導（管理）料は，医師などが行う疾患に対する療養指導や計画的な治療管理を評価したものですが，療養指導には促進すべき指導と禁止すべき指導の2種類があります。促進すべき指導とは，たとえば安静の保持や適度な運動の指示などであり，禁止すべき指導とは，禁煙や禁酒の指示や外出・入浴の禁止の指示などです。

一般に療養指導は「当面の症状と相当に関連するものについて指導・説明すればよい」と解されています。つまり，診療当時の医療水準において相当程度の蓋然性をもって発生が予見できる疾患や，有効かつ安全で一般的に求められている予防や治療，検査方法について指導・説明すればよいわけです。

●説明しにくく，納得してもらうのが難しい指導（管理）料の算定

療養指導の義務については，医師法第23条に「医師は，診療をしたときは，本人又はその保護者に対し，療養の方法その他保健の向上に必要な事項の指導をしなければならない」と規定されています。この規定は性質上，訓示規定であって違反に対する罰則はありません。また，どの程度の指導を行わなければならないかなどの具体的な項目も定めていません。しかし，傷病の治癒および軽減という医療行為の目的を達成するには医師と患者が一体的に相互協力することが必要不可欠なことから，医師が尽くすべき義務と解されています。

実際，指導（管理）料の診療報酬の算定は，トラブルの原因の1つです。支払い時に「指導らしき内容のものは受けていない」「どこからどこまでが指導（管理）料算定の対象なのか」といった質問を受けることが多いのですが，説明しにくく，納得してもらうのが難しいところでもあります。

よくカルテ記載の際，「療養指導実施済」というような印鑑で済ませている医療機関もありますが，印鑑だけでは療養指導を行ったとは認識されません。しっかり内容を書

き留めておくことが不可欠です。

なお，患者は自分の身体の処遇について最終的な決定権を有し，この決定権を保障するものとして説明義務があると言われています〔上田智司著『医療事故の知識とQ&A』(法学書院)〕。このように療養指導は説明義務の一形態と考えてよいかと思います。

●療養指導に関する別の判例

1994年3月24日の神戸地裁の判決では，通院中の慢性肝炎患者が肝硬変，食道静脈瘤破裂により死亡した事案について「肝硬変への移行を診断して絶対的禁酒の警告等の療養指導を行い，専門病院への転院をさせて患者の死亡を防止することができたのに，これを怠った」として，医療機関の過失を認定しています。こうした判例もありますので，注意を要します。

参考

• 訓示規定

規定に違反しても，その違反行為の効力には影響がなく，また違反行為に対する罰則等の制裁措置も伴わないような規定を指し，一定の「義務づけ」は課しているが，「義務違反」に対する法的な効果が発生しない規定を指します。

• 蓋然性

蓋然性とは，「ある事柄が起こる確実性やある事柄が真実として認められる確実性の度合い。確からしさ」(広辞苑) を意味しており，訴訟では事実認定を行う際に必要とされる証明の程度を指します。

医療訴訟において，医療者・医療機関 (被告) 側に責任がないことを主張しようとする場合，「高度の蓋然性」の証明が求められます。この「高度の蓋然性」とは，「通常，人が疑を差し挟まない程度に真実性の確信を持ちうるもの」(最高裁第二小法廷昭和50年10月24日判決。民集29巻9号1417頁) とされています。言い換えれば，大多数の人が経験則に照らして納得しうる治療行為であれば，医療機関は責任を問われないということです。

CASE 46 検査を拒否する患者の自己決定権

どうしてもっと強く検査を受けるように勧めてくれなかったのですか？

酒気帯び運転で事故を起こして搬送された患者が，検査を勧める医師の説得に応じず，そのまま帰宅して急死してしまった。

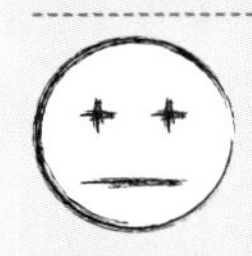

遺族 どうして先生は診察の際，強く検査を受けるよう勧めなかったのですか？
もしかしたら，亡くならないで済んだかもしれないのに……

医師 必要性を説いて検査を勧めたのですが……残念です

遺族 本当に必要な検査ならもっと説明するべきではなかったんですか？

医師 そうかもしれませんね。でも，ご本人は大丈夫と言って聞く耳を持たなかったんですよ

遺族 それでも説得すべきではなかったんですか？

医師 ……

どう対応する？──良い例・悪い例

✕ 本人が検査を拒否する以上，しょうがありません

✕ 頑なに拒まれまして，しかたありませんね

△ 医師の言うことにまったく耳を貸しませんでしたので，やむをえませんね

○ **当院としましては，現在の状態と今後起こりうること，必要な検査など十分説明しましたが，ご本人が拒否する以上，致し方ないと考えました**

ポイント

治療に対する患者の自己決定権を尊重しなければなりませんが，説明義務違反を問われる判例もあります。後々トラブルとならないよう，再三にわたり医療行為を受けるように説得していたと客観的に判断できる証拠を残しておくことが普段から必要です。こうした備えがあってこそ，遺族にも堂々と向き合えるというものです。

解説

●実際の裁判例では医師に過失なし

酒気帯び運転で事故を起こして搬送された患者が，検査を勧める医師の説得に応じず，病院を出たあとに急死し，訴訟となった事件がありました。当時，担当した医師は検査の必要性を繰り返し，説明し説得に努めましたが，患者は応じなかったとのことです。

裁判では，「必要な説明，説得をしても，なお患者が医療行為を受けることを拒む場合には，それでも担当医師らに診察・検査を続行し，経過を観察すべき義務があったということはできない。なぜなら，医療行為を受けるか否かの意思決定は患者の人格権の一内容として尊重されなければならないのであり，最終的に医療行為を行うか否かを患者の意思決定に委ねるべきだからである」とし，担当医師に過失なしとの判決を言い渡しています（札幌地裁平成13年4月19日判決）。

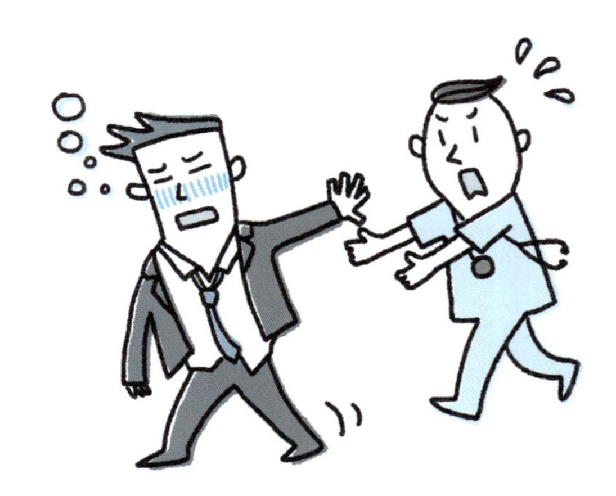

●患者の自己決定権を尊重しつつ，医療行為の必要性を判断する

医師には患者に適切な説明と助言を行う義務がありますが，検査や処置を受けるか否かは患者の自己決定権を尊重しなければならないとされています。このため，医師は患者の状態を把握した上で治療の必要性を説くことが求められます。気をつけなければならないのは，拒否する患者がその時の気まぐれで拒否しているのか，熟慮した上なのかを十分見極めなければならないという点です。

また，往々にして，後日トラブルになることが多いので，経緯をしっかりと書き留め，医療機関側の正当性を主張できるようにしておくことが重要です。繰り返しになりますが，結局はその時の医療行為の必要性と説得の度合い，そして患者の意思決定の強弱で医療機関側の対応の正当性が判断されることになります。

医療機関の対応

今回のケースのように，何かと理由をつけては診療拒否する患者もいます。

ただ，検査の必要性を説明したものの患者が拒否したのだから検査を実施しなくても正当であると簡単に結論づけるべきではありません。なぜなら，肝がんに進展しやすい肝硬変との疑いで，入院検査の上確定診断を得る必要があると説明していたにもかかわらず，患者が入院拒否したという案件に対し，専門病院での精密検査の必要性についての説明がなかったとして医療機関側に説明義務違反を認めた判決（東京高裁平成10年9月30日判決）があるからです。

近年，権利意識の高揚で権利を主張する患者も増えてきました。極端な場合，医師の診断を否定したり，診断根拠を根掘り葉掘り執拗に聞いたりというように，以前なら考えられない権利意識のはき違えを示す患者もいます。

通り一遍の説明で良しとするのではなく，再三にわたり医療行為を受けるように説得していたと明らかに客観的に判断できる文書を残すことを心がけるべきです。

関係法令など

- **民法第645条（受任者による報告）**

受任者は，委任者の請求があるときは，いつでも委任事務の処理の状況を報告し，委任が終了した後は，遅滞なくその経過及び結果を報告しなければならない。

参考文献

- 長野県弁護士会，編：説明責任―その理論と実務．ぎょうせい，2005.

CASE 47 処方の変更

薬を変更したら
体調が不安定になった。
なぜ説明しないんだ？

毎回の医療費負担にたまりかねた患者がジェネリック医薬品での処方に切り替えるよう求めてきたので，一般名処方を行ったところ，ある日，クレームが……。

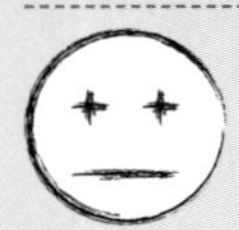

患者　毎回の医療費が大変なので，ジェネリック医薬品に変更してほしい

窓口　わかりました。当院では勧めていませんが，一般名処方として処方せんを交付します

（数日後）

患者　薬を変えたら，体調が思わしくない。副作用じゃないのか？

窓口　調剤薬局ではどのような説明を？

患者　特になかった。いつも通りの説明だけだ。
なぜ病院で説明してくれなかったんだ?!

どう対応する？――良い例・悪い例

× ジェネリックを希望したのはあなた（患者）だったのでは……

× 調剤薬局に聞いてください

△ 当院ではジェネリックを勧めておりませんと言いましたよね

○ **ジェネリックと言っても，薬効は同じでも材質が異なり，体質に合う方と合わない方がいます。体に変調を来したのなら，元のお薬をお勧めします**

ポイント

先発品の場合でも薬を変えることにより体調に変化をきたす患者がいます。品質が異なる後発品（ジェネリック）の場合はなおさらと言えるでしょう。調剤薬局の調剤料などを加えると必ずしも先発医薬品より安いと言えない場合もあり，積極的に勧めていない医療機関もあると聞きます。 希望する患者には，このような状況をよく説明し，理解を得た上で，交付する必要があります。

解説

2008年度の診療報酬改定では，後発品の使用促進を目的に「処方せんの様式」が変更になりました。改定前は医師が「後発薬に変更可」と処方せんに記して署名したものだけが後発薬を購入できましたが，改定以後は「後発薬への変更不可」の場合のみ医師が署名する方式となりました。この結果，医師の署名のない処方せんについては，薬剤師が患者の同意を得て，処方した医師に確認することなく，別銘柄の後発品を調剤できるようになったのです。その後，2012年度の診療報酬改定では，さらなる後発品の使用促進のため，一般名による記載を含む処方せんを交付した場合に加算できるようなり，普及に拍車がかかってきました。

改めて説明する必要もないと思われますが，後発医薬品とは，先に開発された先発医薬品（新薬）の特許期間（20～25年）が終了したあとに，製造・販売される医薬品を指します。先発医薬品と同じ有効成分・効能効果がありながら，開発費用と時間が抑えられるため新薬の2～7割程度の薬価となっています。

●今後考えられること

診療報酬改定により，処方医師への確認なしに薬剤師が別の銘柄を調剤することが認められました。

実際問題として，包装や色合いがそれまでと違うだけで異議を申し立てる患者が多くいます。まず，このような患者の説得から始めなければなりません。また，医師の指示なしに薬剤師が変更することへの患者の不信感もあります。医師への信頼と同等の信頼を薬剤師が得るまでに時間を要すると考えられます。

医薬分業の進展により，調剤薬局において1人当たりの説明時間が長くなり，調剤変更に伴う処方医師への連絡等も従来より多くなり，カルテの薬剤名の変更作業も増えてきました。また，後発品に切り替えたものの，体調が変化し，従前の薬に戻すよう求められた場合，費用面などでいろいろな問題を調剤薬局側が抱えるようになるのではないかと危惧します。

一方，外来および病棟では，注射薬をジェネリックに切り替える医療機関も増えてきました。というのも，注射薬が先発品であるか否か，患者はあまり気に留めないこと，また医療経営が厳しい中，コスト抑制のためであります。実際，注射薬を後発品に変更しただけで年間数百万円～数千万円の医薬品費が軽減できた医療機関もあると聞きます。

CASE 48 初診患者の診断書

初めての診察だけど，この診断書を作成してほしい！

日々診察に追われている医師たちをさらに多忙にさせているのが，各種診断書の作成依頼であり，その診断書の中には作成困難な診断書がある。

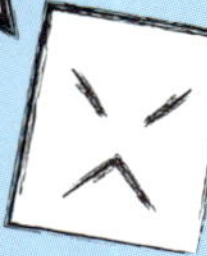

患者 先生，今日は診断書の作成をお願いにまいりました
医師 どのような診断書ですか？
患者 今度，警備業務の会社に就職するんで，その会社に提出する診断書なんです
医師 あなたは当院の受診は初めてですよね……
患者 ええ！ そうですよ。

どう対応する？――良い例・悪い例

✕ 当院では，この診断書は作成できません

✕ 当院が初診の場合は作成できません

△ この診断書はかかりつけ医に作成していただいてください

○ **わかりました。これから問診を始めますが，現時点での診断ということで作成しましょう**

ポイント

医師には応招義務（医師法第19条第2項）があるため，求めがあれば診断書作成に応じなければなりませんが，あくまでも「診察時点」での診断であることを明記しましょう。また，かかりつけ医がいる場合には，かかりつけ医に診断書を交付してもらうよう，丁重に断ることも1つの方法です。

解説

●覚醒剤中毒の有無等を判断することの困難さ

数多くある診断書の中でも，最も厄介な診断書の作成が「右の者は，法定伝染病・結核性疾患・らい病・トラホーム・性病・てんかん・精神病者・皮膚病・其他伝染性疾患又は覚醒剤・麻薬及大麻若しくはあへんの中毒者でなく，盲・聾唖者にあらざることを診断する」というものです。このような診断書は，国家資格に合格した人が免許交付申請時に必要とされており，また，警備業務や医療機器製造販売企業から求められることがあります。

かかりつけ医がいない場合，診断の結果，各項目に該当しないようであれば，「診察時点で該当する症状は認められない」旨の内容で診断書を交付するしかないと思います。仮に，覚醒剤等の中毒者であったことが判明したとしても，その時点の診断結果であり，虚偽記載で問題視されることはないというのが専門家の見方のようです。

●特別な事由を除き，診断書交付は医師の義務

通常，このような診断書の作成依頼を受けた場合，医師は特に検査するのではなく，問診程度で本人の申告を聞いて交付しているのが実情ではないでしょうか。検査もせず，依頼者の自己申告だけで作成した診断書を国家資格の合格者の免許交付要件とするのは，心許ない感じがしないでもありません。しかも，この診断書は診療科や専門医であるかどうかを問いません。どの医師でも作成できるのです。

もし，免許交付後に覚醒剤中毒だということがわかったら，作成した医師の責任はどう問われるのでしょうか。

診断書交付は医師法第19条第2項（応招義務等）により義務づけられています。しかも，正当な事由がなければこれを拒んではならないと規定しています。診断書の交付については，保険金請求等の証明など社会的に必要性が高いこともあり，医師の裁量に委ねることなく，法律で義務づけているのです。したがって，診断書が詐欺等不正な目的に利用される疑いが濃い場合や，どうしても病名や病状の判断がつきかねる場合，また，がんその他患者に病名や病状を知らせることが診療上重大な支障があると考えられる場合などを除いて，交付を拒むことはできません。

仮に交付を拒んだ場合，医師法第19条第2項には罰則規定が設けられておらず，罰せられることはありませんが，医師法第7条（免許取消・医業停止・再免許）の「医師としての品位を損するような行為」に該当し，悪質と見なされた場合には医業停止等もありうるのです。

医療機関の対応

そもそも診断書とは「医師が診察の結果に関する判断を表示して，人の健康上の状態を証明するために作成する文書をいう」(大審院大正6年3月14日判決　刑録第23輯179頁)。したがって，求められる内容によって必要な検査を行い，作成するわけですが，覚醒剤や大麻などの症状が診察時に消失している場合，診断が困難と言えます。このため，初診で診断書作成を求められても医師が困惑するのは当然であり，むしろ，このような内容の証明を医師に求める現行制度に問題ありと言わざるをえません。

実際，受診履歴のない方に対しては，かかりつけの医師に作成を依頼するよう，丁重に断るケースもあるということです。しかし，かかりつけの医師がいない場合，「診察時点では当該症状は認められない」とする内容で交付するしかないと思われます。

関係法令など

• 医師法第7条第2項(免許の取消，業務停止および再免許)

医師が第4条各号のいずれかに該当し，又は医師としての品位を損するような行為のあつたときは，厚生労働大臣は，次に掲げる処分をすることができる。

1. 戒告
2. 3年以内の医業の停止
3. 免許の取消し

※参考：同法第4条　次の各号のいずれかに該当する者には，免許を与えないことがある

1. 心身の障害により医師の業務を適正に行うことができない者として厚生労働省令で定めるもの
2. 麻薬，大麻又はあへんの中毒者
3. 罰金以上の刑に処せられた者
4. 前号に該当する者を除くほか，医事に関し犯罪又は不正の行為のあつた者

• 医師法第19条第2項(応招義務等)

診察若しくは検案をし，又は出産に立ち会つた医師は，診断書若しくは検案書又は出生証明書若しくは死産証書の交付の求があつた場合には，正当の事由がなければ，これを拒んではならない。

CASE 49 詐病の疑いのある患者

まだ痛みがあるのに，なぜ診てもらえないのか？

整形外科や脳神経外科の患者で，どこも悪そうな印象がないにもかかわらず，「まだ痛みが取れない」「鎮痛剤を処方してほしい」「今日もリハビリに来ました」等々の理由をつけては来院する患者がいる。

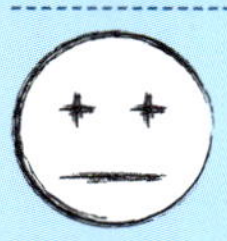

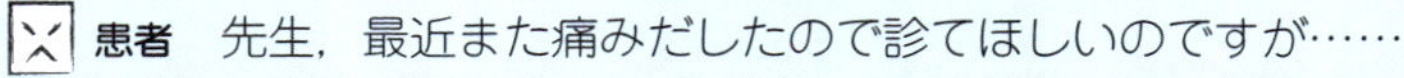

患者 先生，最近また痛みだしたので診てほしいのですが……

医師 医学的には特に悪くはないのですがね

患者 でも，痛くて寝るのもつらいんです

医師 では，X線を撮ってみましょう

（X線撮影後）

医師 X線でも特に異常はみつかりませんでしたが，念のため消炎鎮痛剤を処方しておきましょう

患者 ありがとうございます

どう対応する？――良い例・悪い例

✕ 1週間後に，また来てください

✕ 痛みが続くようであればいつでも来てください

△ 医学的にはまったく問題ありませんね

○ **医学的には異常はみられません。そろそろ後遺障害認定しないといけませんね**

ポイント

保険金目的などで自分に都合のよい診断書が必要な患者は，いくつもの医療機関を回り，応じてくれそうな医師を物色します。**詐病が疑われると感じたら，医学的に問題がないと判断できる場合，今後の通院は不要であることを相手に理解させる**言い回しを用いるほうがよいでしょう。

解説

●詐病を広げた車社会

筆者自身の事例ですが，医学的所見では治癒しているにもかかわらず，時折痛みを感じていた時期がありました。高校生時代，部活のサッカーで足を骨折し，2週間ギプスをして入院しました。就職後は数年ごとに秋から冬にかけて数日間，骨折箇所が痛くなり，その都度，整形外科でX線写真を撮るものの，異常は認められませんでした。最近は痛みだすこともなくなりましたが，医学的所見では治癒していても痛みを伴うことはあるのだと実感した次第です。

ただ，苦痛を訴えて来院する患者が全員私のような場合とは限りません。その中には明らかに詐病の患者もいるはずです。

「詐病」とは，何らかの利益（たとえば，保険金を得る等）を目的に病気のふりをすることです。この詐病で最も有名になったのが，和歌山県の「カレー毒物混入事件」でしたが，詐病はいつ頃からあったのでしょう。歴史的にみると，明治時代，徴兵逃れをするために詐病が多く行われたそうです。その後，社会保険制度・労働者災害補償制度が発足すると，その制度を利用するための詐病が始まりました。

その後の車社会の到来により，年々交通事故による死傷者数が増える中，「むちうち症」と診断される患者が増えてきたことは記憶に新しいところです。しかも，「むちうち症」が詐病であると知りながら，治療を行っていた医師もいるということも事実です。昔は交通事故の治療には保険点数の2倍あるいは3倍の診療費の請求が可能でした。かつ，支払いも自賠責保険や任意保険の保険金で賄うので，被害者も加害者も損することなく，医療機関としても大層収益が望めました。ですから，治療が長引けば長引くほど医療機関も潤ったのです。そこに，患者の言いなりになる下地があり，交通事故を装った詐病や保険金詐欺が助長されていった経緯があるのです。

医療機関の対応

●詐病を疑いつつ診療を続けることは犯罪に荷担するようなもの

このケースのように，患者を前にして，毅然とした態度で「医学的には治癒している」と説明して治療を断る医師は多くはありません。むしろ処置に困りながらも患者の訴えを受け入れ，鎮痛剤を処方したり，リハビリを行ったりして対応している医師が一般的です。

そして，こうした患者はしばらくすると，交通事故の自賠責の書類を持参したり，生命保険会社の書類や傷病手当金の申請書類を持参するなど，まめに書類作成の依頼をするようになります。このような光景は整形外科，脳神経外科，形成外科といった外科系でよく見かけます。詐病のような気もするが，そうとも言い切れないと思いつつ診療をしているのが実態ではないでしょうか。

詐病を発見する役割を担っているのは医師であり，医師の診断書がすべてであると言われています。その医師が患者の言い分を聞いて診断書類を作成してしまっては犯罪に加担しているようなものであるということを肝に銘じて患者と対峙することが大切かと思います。

●上位の後遺障害認定を得るため，医師を物色

近年では，交通事故の診療費の請求額もほぼ労災と同じ計算となってきたこと，また保険会社も積極的に健康保険を使用させるなどして交通事故の治療による旨みもなくなってしまった感があります。それでも事故で治療をしている当事者にとっては何がなんでも治療を引き延ばし，高額な慰謝料を請求し，上位の後遺障害認定を勝ち取ろうとする人もいることでしょう。

このような輩は，自分に都合のよい診断書が必要なため，いくつもの医療機関を回り，応じてくれそうな医師を物色します。その結果，「患者が見えないというものですから，患者の言い分を全面的に信用して診断書を作成しました」とか，「検査結果では異常は認められなかったものの，患者から要請があって，ついしかたなく問診から推定されることを診断書に記載しました」など，患者の言い分をそのまま受け入れて診断書を作成してしまうケースが後を絶ちません。ちなみに，詐病が最も多くみられる診療科の1つは眼科だと言われています。

最後につけ加えますと，実際には病気であるにもかかわらず病気でないふりをすることを「匿病」と言いますが，この匿病により何らかの利益を目的とした場合には，広義の「詐病」とみなされます。

参　考

- **和歌山カレー毒物混入事件**

1998年7月25日に和歌山市園部地区での夏祭りの際に，カレーを食べた67人が腹痛や吐き気などを訴えて病院に搬送，4人が死亡した事件で，主犯の女性の夫に対して保険会社が詐病による保険金請求であると，診断書を作成した医師を訴え，第一審では保険会社の勝訴となった。

参考文献

- 牧　潤二：詐病．日本評論社，2006.

CASE 50 外泊の理由

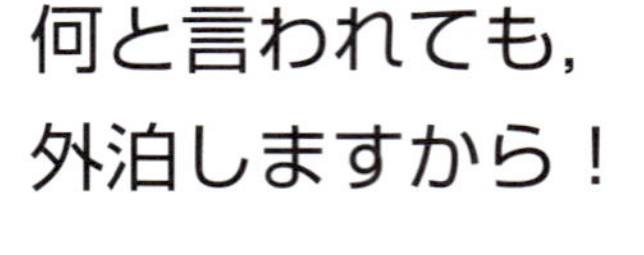

長期入院生活に飽きてしまい，どうしても一時，在宅に戻ろうとする患者。なかなか治療の継続性を理解してもらえないでいるうちに……。

患者 先生。私は，残りいくらも生きられないと思うので，一時的にでも家で過ごしたいのですが……

医師 それは無理でしょう。お世話するご家族も大変でしょう

患者 家族が承知した上で先生にお願いしてるんです

医師 万一，何かあったらどうするんですか？

患者 何と言われても，外泊しますから！

どう対応する？――良い例・悪い例

✕ 病院としては，責任は負いかねます！

✕ 勝手にしてください

△ 家族が責任を持つと約束してくれれば，目をつぶります

○ **お気持ちはわかりますが，今は外泊できる状態ではありません。どうしても，と言うのであれば，外泊許可書の［特記事項欄］に「緊急の場合には近医の協力が得られます。外泊は家族の強い希望のため」と記入してください**

ポイント

医学的に外泊を認められる基準，条件をあらかじめ理解し，患者の訴えを聞いて適切に判断する必要があります。さらに，外泊期間中，どのような状況のリスクがあり，誰（本人，家族，医療機関など）がその責任を負うのか，明確にしておかなければなりません。当然，安易な外泊許可は慎むべきです。

解説

医療機関では，様々な理由（治療上および患者家族の事情など）によって，療養上支障がない場合や治療効果が望める場合などに外泊を許可しています。

筆者は以前，外泊に関する取り扱い通知が厚生労働省から過去に出されているか辿って調べてみたことがあります。外泊期間中の入院料の算定に関する規定はありましたが，外泊の取り扱いそのものの通知などは見当たりませんでした。また，厚労省に「外泊として認める適正な理由はあるのか」「外泊としての適正な日数はあるのか」と問い合わせたところ，「一切ない」との回答でした。

厚労省の立場としてはおそらく，患者の外泊については個々の状況・条件にもよるし，外泊を認めるか認めないか，外泊期間はどのくらいかなどはすべて主治医の責任に帰するべきもので，行政が口を挟むべきものではないというスタンスなのでしょう。

医療機関の対応

前述のように，外泊に関する判断・決定は，すべて主治医の責任においてなされると考えられ，外泊させる場合には個々の患者に，次のような対処をする必要があります。

1）外泊に際しては外泊許可書などにより管理すること

2）医師が理由および必要性を考慮して許可すること

3）出帰院日時の確認を行うこと

4）外泊時の注意事項（外泊期間中の注意すべき点，起こりうる危険性など，異常が発生した場合には直ちに連絡をすることなど）を患者および家族に説明し，許可書（医療機関名，連絡先電話番号などを明記）を携帯させること

患者の「気分転換のため」という理由では認められにくいことを銘記しておきましょう。医師，医療従事者の管理下において治療を行うために入院させているのであって，外泊となれば，数日であれ，その管理を離れ，目の届かない状況になるからです。

外泊を許可するにあたっては事前に，そもそも外泊させる必要性はあるのか，また，治療にどの程度影響があるのか，あるいは外泊により身体への危険度はどの程度増すのか，などを総合的に勘案した上で判断する必要があります。このように考えれば，「気分転換のため」という理由で，簡単に外泊を許可することはありえないことになります。

また，最近は，医療収入の伸びが思わしくなく，特に入院収入が減少している医療機関の中には，外泊を制限している医療機関もあると聞きます。しかし，患者も社会生活を営む個人である以上，入院中であっても医療機関の外で活動を営む必要が生じることがあります。外泊については，必要とする理由ならびに療養上妥当と認められる期間を勘案した上で決定されるべきで，医療機関の経営を優先して判断することのないよう対応したいものです。

CASE 51 強制退院

医学的には退院可能でも，家庭や経済上の問題を抱える患者の中には，入院を延ばそうとする者もいる。

もう少し入院させてください！

医師 診察の結果，だいぶ良くなったので，そろそろ退院しましょうか

患者 先生，とんでもない！ まだ不快感が残ってますし，退院には不安を感じます

医師 それは気分の問題であって，医学的には何ら問題ありませんから

患者 もう少し入院させてください！

どう対応する？──良い例・悪い例

✕ 入院治療の必要性はなくなりました。退院してもらいます

△ 待っている患者さんもいます。良くなっているので，退院しませんか？

○ **症状はすっかり良くなっていらっしゃいます。今後はしっかりと外来でフォローしますので，安心して退院なさって結構ですよ**

ポイント

病室に居座る患者に退院を求めていく場合，医療機関側は病室明け渡しの仮処分申請にまで至る可能性があることも想定します。同じく，患者がエスカレートして損害賠償請求にまで至ることも念頭に置きます。仮にそのような事態に至った場合でも，手続きがスムーズに行われるよう，入院治療が不要である事実をきちんと押さえ，医療機関側が適切な説明を行った経緯を記録するなど，十分な準備を重ねておくことが重要です。

解説

退院できる状態になっても，いろいろな事情でなかなか退院したがらない患者もいます。しかし，医療機関は入院待ち患者をたくさん抱えており，治療の必要のない患者を入院させておくことはできません。退院可能な患者には入院治療の必要性がないことを説明し，退院を促すことになります。ただ，中にはおいそれと同意しない患者や家族もいます。

強い調子で退院を勧告するような場合，改めて患者に対して入院治療の必要性がないことを，時間をかけてじっくり説明しなければなりません。その上で，患者の理解を得る手順を踏むという経緯が必要です。そして，ここまでして患者の理解が得られなければ，病室明け渡しの仮処分申請を行うことになります。

入院治療を必要としない患者に対して，再三再四勧告を行ったにもかかわらず，患者がこれに応じず，患者に病室明け渡しの仮処分が認められた判例（東京地裁昭和44年2月20日）を紹介します。

「入院契約の目的は，病院側において，入院患者の病状を診察し，右症状が通院可能な程度にまで回復するような治療をなすことにあり，入院治療の必要の有無は医師の医学的，合理的な判断に委ねられ，患者の訴える自覚症状はその判断の一資料にすぎないもので，医師が当該患者に対して入院治療を必要としない旨の診断をなし，右診断に基づき病院から患者に対し退院すべき旨の意思表示があったときは，特段の事由が認められない限り，占有使用に係る病床を病院に返還して病室を退去し退院すべき義務があるものと解すべきである。（中略）これにより右入院契約は目的の到達により，終了し，債務者（患者）は，同契約上債権者（病院）に対して占有使用中の病床を返還し，病室を退去して退院すべき義務があるといわなければならない」。

医療機関の対応

退院可能だからといって，即刻，強制退院させることには問題があります。診療契約は準委任契約（113頁参照）であることから，患者・病院，いずれか一方から解除できますが，病院側の「解除権の濫用」に当たると考えられる場合には解除は許されません。逆に，患者の不利益な時期に解除しようものなら，病院に損害賠償の支払いが生じかねないので，判断には十分注意が必要です。

CASE 52 期待権の侵害

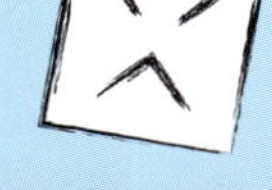

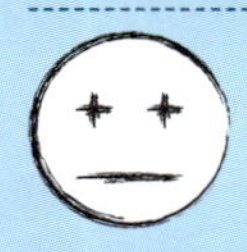

父には本当に適切な治療をしてくれたんですか？

懸命に治療したにもかかわらず，患者が死亡。治療法の説明を逆手に，遺族が医師の責任を追及しはじめた。

遺族　先生は確か，この治療法によって生存率が5％アップするとおっしゃいましたよね？

医師　事前に従来の治療法より生存率が望めるという説明は確かにしました。力及ばずという結果で，残念です

遺族　先生の説明を信じて，父は大変な苦痛を我慢して，治療に専念したんですよ！父には本当に適切な治療をしてくれたんですか？

医師　我々としては適切かつ十分な治療を尽くしたと思っています

遺族　いや！　家族としては全然，納得がいきませんね！

どう対応する？——良い例・悪い例

× 希望通りにならないのが医療の難しさです

× 一所懸命尽くしたんですが。ご愁傷様でした

△ 当院としては精一杯治療をしましたが，期待に応えられず，残念でなりません

○ **治療経過についてはこれまで説明してきた通りです。現代医学の粋を結集して治療に当たってきましたが，当院としても非常に残念に思っております**

ポイント

生存率の高い医療機関，手術に長けた医師の治療を受ける患者ほど，完治に対する期待度が高まります。その一方で，結果が悪いほど落胆し，期待を裏切られた患者家族（遺族）は納得がいくまで医療機関側に説明を求めるようになります。

このため，まず治療前にこの治療法でどの程度のことが期待できるのかを説明し，“過度な期待”を抱かせないようにすることが必要です。

次に，不幸な結果に至った場合，患者家族（遺族）への説得方法は，とにかく適切な治療を行ったこと，最善の手を尽くしたことを，時間をかけて説明することに尽きます。

医療訴訟にまで発展してしまった場合は高度の蓋然性の証明が求められます。その場合，公判時に立証できるよう，日頃から診療に関する記録は正確に記すこと，患者家族・遺族への説明内容を記録に残すことが必要です。

解説

「期待権」という言葉をしばしば耳にすると思います。医療の世界では，医師・医療機関に対して患者が治癒・改善を「期待する権利」ということなのでしょうか。医療訴訟でもますます使用頻度が高くなると思われますが，最初に使われ出したのは，昭和50年代からと言われています。

そもそも「期待」とは「(1) あてにして待ち受けること　(2) 心待ちにすること」（旺文社国語辞典）という意味です。また，言葉に「権」をつけると，「守られるべき社会的な価値」となり，眺望権，嫌煙権，通行権，優先権など，いろいろな「権（利）」があります。見方を変えると，「権利」とは「侵害された場合には，その損害を補償せよ！」という意味になります。

医療における「期待権」については，福岡地裁昭和52年3月29日判決において，具体的に，「十分な患者管理のもとに診察・診療行為をしてもらえるものと期待する権利」と解されています。つまり，適切な診療が行われれば救命された（後遺症を残さなかった）相当程度の可能性があることを意味していると言えます。

過去の医療訴訟の中から，「期待権」について2つの判例を紹介してみます。

前述の福岡地裁昭和52年3月29日判決では，「……十分な患者管理のもとに診察・診療行為さえなされていれば，ある結果も生じなかったかもしれないという蓋然性がある以上，十分な患者管理のもとに診察・治療をしてもらえると期待していた患者にとってみれば，その期待を裏切られたことにより予期せぬ結果が生じたのではないか，という精神的打撃を受けることも必定というべく，右にいう患者の期待は，診療契約において正当に保護されるべき法的権利というも過言ではない。……」と述べています。

また，東京地裁昭和51年2月9日判決では，「……即ち，患者としては死亡の結果は免れないとしても，現代医学の水準に照らして十分な治療を受けて死にたいと望むのが当然であり，医師の怠慢・過誤により，この希望が裏切られ，適切な治療を受けずに死に至った場合は，甚大な精神的苦痛を被るであろうことは，想像に難くない。本件の場合は，前認定の通り患者が被告に対し精密検査を受けることを希望したのにかかわらず，この希望は被告によってついに無視され，適切な治療を受けることなく死期を早まらせたのであるから，患者は前記債務不履行により甚大な精神的苦痛を被ったものと認めるのが相当である。……」と述べています。

判決文のポイントは,「患者は適切な治療を受けたいがために受診するのであり,かつ適切な治療を受ける権利(期待)を有している」ことを明文化したことです。

このことから,「医師が故意または過失により適切な治療を怠った場合,つまり,患者・家族の期待を裏切った場合,精神的な苦痛などが生じてしまったことに対して,因果関係がはっきり証明できない場合であっても,慰謝料を払いましょう」という理論構成となるのです。これが「期待権」および「期待権の侵害」の基本的な考え方と言えます。

医療機関の対応

●治療前に行うこと──患者・家族に過度な期待を抱かせない

病気やけがで治療を受ける患者からすれば,なんとか病気を治したい,元の体に回復したいという気持ちがあって医療機関を受診しますが,すべての病気やけがが完治するほど現代の医療が進歩しているわけではありません。医療に対する患者の“過度の期待”が,「裏切られた」という結果に結びついてしまっているのではないかと思います。

手術の際,医師が「この手術の成功する確率は40%です」という説明をすると,医師としては「60%の患者さんでは成功しない」ことを匂わせていますが,逆に患者側は「40%の成功率ということは,その中に自分も入る!」と確信してしまう例が多く,こうした受け止め方の違いによって死亡後に訴訟となってしまうのが現実です。

そして,このような説明方法を続ける限り,医師・患者双方が歩み寄れることはないと思われます。治療法の説明に当たっては「状態によっては延命できる場合もあるが,成功する確率が限りなく低いこと,死をも覚悟すること」といった内容を伝え,過度の期待を与えるような説明を慎むのが無難だと考えます。

●不幸な結果になった場合──患者家族・遺族をどう説得するか

治療の過程で不幸な結果となってしまった場合には,医師及び医療機関に対して不信感を強く抱くことから,経緯をどんなに詳細にかつ丁寧に説明したところで納得していただけません。だからと言って,説得を中断しては訴訟に発展する場合もありますので,患者家族・遺族の求めがあれば応じ,求めがなければ医療機関側から問いかけしてでも十分時間をとって説明を行うことに尽きます。

そして,なぜ不幸な結果に至ったのか,適切な治療を施したこと,不幸な結果を回避できなかったことなどを誠実に繰り返し何回でも説明することです。そして,患者家族・遺族に対して「どのような治療を施しても良い結果が生じなかったこと」を自覚させることです。説得には相当の期間を要するものと思われますが,訴訟に発展することを考えれば,患者家族・遺族が納得するまで説明に応じることが必要です。

●医療訴訟に発展した場合――医療機関・医師側に責任がないことを証明する

医療訴訟において，医療機関・医師（被告）側に責任がないことを主張しようとする場合，「高度の蓋然性」の証明が求められます（146頁参照）。

●これからの国民，医療に必要なこと

「期待権」が認められてきたのは，不幸にして被害を受ける結果となってしまった患者を救済するためということに尽きます。本来医療においては，治らない，治せない病気がたくさんあるにもかかわらず，“過度の期待”を医療に求める結果が訴訟に発展してしまいます。

医師の大多数が救命措置を必死で行い，にもかかわらず不幸な結果となってしまって遺族から損害賠償を求められたら，今後，医師のなり手がない状況となってきます。

書店では「楽しい老後の過ごし方」など老後の過ごし方のハウツー物はありますが，死に関する書物は最近ポツポツ出はじめたところです。国民に，医療には限界があること，人はいずれ死ぬものであること，人の体にメスを入れれば合併症や後遺症が発生する場合もあることなどを広く知らしめる必要があります。

一方，適切な医療を施し，故意や過失がなければ，期待権の侵害で訴えられることはないということを念頭に置き，日々の診療に当たることだと思います。

参考文献

- 尾崎孝良：日医総研Annual Report. 2005；1：57−70.
- 田邉　昇：外科治療. 2006；95(5)：560−2.
- 神保勝一，他：STOP！　医事紛争. 第2版. メディカルクオール(株)，2007.

CASE 53 全責任を負う医師の作成した診断書

最近目立つことは，交付した診断書や証明書の内容について訂正や文言の追加を申し入れてくる患者が増えてきたことである。

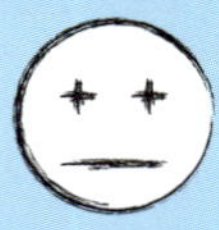

診断書の一部訂正をお願いしたいのですが……

患者　先日頂いた父の診断書の内容が少し違っているので，訂正していただきたいのですが……

医師　診断に基づいて作成しましたので，問題ないと思いますが……

患者　いえ，この内容ですと発症時期が違うような気がするのですが……

医師　作成する上で，カルテを何度も確認しましたので指摘されるようなことはありません

患者　記載されている年月日より発症時期がもっと早いんです

どう対応する？──良い例・悪い例

✕　私が診断に基づいて作成したものですから，間違いはありません

✕　診断書の訂正はできないのですよ

△　ご要望はわかりますが，一度作成した診断書の訂正はできかねるのです

〇　**どこが間違っていたのでしょうか？　これまでの診察の経緯をカルテに基づいて作成しておりますので，改めて説明させていただきます**

ポイント

作成する上で注意すべきことは，診断に基づく事実と診断から得られる予後について，外部の声に惑わされることなく信念を貫いて記載することです。

解説

●近年増えてきた内容の修正や追記の要求

医療機関には，患者から実に様々な診断書や証明書の作成が依頼されます。ここ数年の傾向として，作成した診断書や証明書の内容に患者や家族，はたまた遺族が修正を求めてくるケースが増えてきています。

以前，患者の配偶者から診断書を求められ，作成した内容を見て，その息子さんから内容が間違っているので修正してほしいとの要求がありました。担当医が配偶者から直接話を聞き，作成したことを説明するも，到底この内容では受け入れられないと強硬に修正を申し入れるだけでした。この背景には，父親が認知症で，能力が残っているうちに遺言を公正証書として残しておきたいという家族の要望があり，公証役場において遺言書を作成した際に，公証役場から「参考に診断書をもらってくるように」との指示があったため，診断書作成に至った次第です。医師の作成した診断書を見た息子さんは，認知症の状況とも受け取れる内容が書かれていたため，修正の申し入れをしたのです。息子さんにとっては遺言書の正当性を主張できなくなることから，一歩も引けない状況だったわけです。

また，自転車事故後40日を経過したギタリストを職業とする患者が来院し，手首の炎症治療を希望した際に，初診担当の医師から紹介状の持参がないこと，事故後40日を経過していることで，後々事故との因果関係の証明ができないことを本人に説明し，了解のもと治療を開始しましたが，いざ加害者との損害賠償の訴訟となってから因果関係を証明する診断書を要求されて，担当医としては現在の症状で治療していることのみの診断書を作成しましたが，この内容では不十分ということで因果関係を記した内容書き換えを求められ，対応に辟易したという話を聞いたことがありました。このケースでは，訴訟となり検察庁から刑事訴訟法第197条に基づく「捜査関係事項照会書」による回答要請を受けましたが，担当医は初診時の経緯およびその内容についてはカルテに記載していることを盾に回答を拒否したということです。

平成27年度の総務省の統計によりますと，65歳以上の高齢者は人口の4人に1人，75歳以上の高齢者は人口の8人に1人と言われています。また，2025年には団塊世代が全員75歳以上になること，認知症の方が増えると予想されることで，今後ますます相続がらみの診断書の提出が増えてくることが想定されます。一方，高齢者の生活の拠り所となっている年金についても，少子高齢化に伴い支給開始年齢の引き上げや支給額の減少など不安となる要素が多々あり，これから年金受給を受ける方にとっては，該当要件に当てはまるのか，受給開始年月日を早められないのか，障害等級を上げられないのか等々，必死で担当医に患者の現状を訴えて診断書内容に口を挟んでくるケースが考えられます。このようなケースで患者の要求のまま診断書を交付した場合には，文書作成偽造罪や，場合によってはその診断書によって不当な保険金を得たなどで保険金詐欺の共犯となることもありえますし，トラブルにより医師としての品格を損ねる行為として医業の停止などの処分対象となる可能性も考えられます。心情的には理解しても，簡単に患者からの要求に応じることは避けるべきです。

医療機関の対応

医師の作成する診断書は，「CASE37　不要となった診断書の返金」(119頁) でも説明していますが，最終的には作成した医師が全責任を負うという文書です。ですから，患者や家族あるいは遺族が修正を求めてきても簡単に応じるわけにはいかないのです。仮に，患者の申し入れに応じて虚偽記載となった場合には，文書偽造の罪に問われることになります。これは，医師の作成する文書が社会に与える影響を考慮したことによります。

診断書作成後，患者に交付したのちに加除訂正を求められた場合，第三者からの干渉および制限を受けることなく記載する裁量が医師法において保証されています。したがって，加除訂正を求められたとしても，医師は診断結果に基づいて作成した内容に対し応諾する必要はまったくありません。

患者からの要求に応じるか否かは医師の裁量ですので，必要があると判断すれば応じればよいし，不要と判断すれば拒否してもかまわないことになります。作成する上で心がけたいことは，カルテに基づいて，カルテに記されている事実について記載することです。後々，患者から発症日が違う，開始日を変更したい，予見される症状を追記してほしい等々と要求される場合もありますが，診断結果に基づくカルテ記載がなされていない要求項目については断るべきだと思います。なぜならトラブルとなった場合，診断書の記載が虚偽かどうかの最終的な拠り所の判断となるのがカルテであり，虚偽記載と判断されれば医師の責任となるからです。

CASE 54 診断書の訂正

> 診断書を訂正して！
> 余白には院長名で
> その旨を書いて！

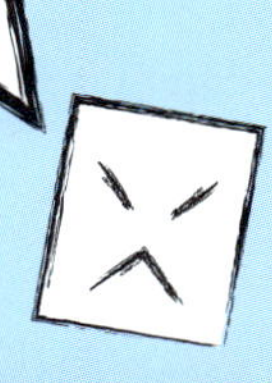

認知症患者の診断書が一部正確性に欠けると家族から指摘された。しかも，文言を訂正した上で，院長名での説明書きを余白に書くよう要求された。

家族　この診断書の内容に一部正確性を欠いている箇所があるので書き直してください

医師　どうしてでしょう？　お母様から話を伺って作成したものですけど

家族　母が勘違いして先生に説明したんです。訂正した上で，その旨を院長名で一筆したためてください

医師　診断書は医師個人が作成するものです。院長が訂正した旨の文言を挿入することはできません

家族　とにかく訂正して！　そして院長名で一筆入れてくださいよ！

どう対応する？――良い例・悪い例

✕　一度作成した診断書の訂正はお断りしております

△　院長といえども，私の書いた診断書の中に一筆したためることはできません

○　**まずは，どういった訂正がなぜ必要なのか，もう少し事情をお聞かせくださいませんか。その上で判断いたします。また診断書は医師個人で作成するものですから，院長名による文言は挿入できません**

ポイント

診断書の訂正は医師の判断で可能ですが，最近は遺産相続トラブルに巻き込まれる危険性もあり，訂正の依頼には慎重に対応すべきです。たとえば，訂正を求めてきている人が本当に家族なのか，確認が必要な場合もあるでしょう。可能なら，訂正を求める人たちの基本的な背景・意図を把握しておくべきです。なお，診断書は医師個人の責任で作成するのであり，院長名であっても，別人による記載に加筆すべきではありません。

解説

診断書が果たす社会的役割，影響力は大変大きいものがあり，医師は慎重な診断の下，最高の技術や知識を用いて作成する必要があります。また，医師法や医療法において医師は，第三者からの干渉および制限を受けることなく，診断に基づいて診断書を記載する裁量を保証されているのです。

診断書の交付については医師法第19条に規定されていますが，この医師法は医業を独占的に行うことのできる者としての医師の資格などについて定めた資格法として位置づけられております。第19条では，「診療等をした医師は，診断書等の交付の求めがあったときは，正当な事由がない限り，これを拒むことができない」と規定しています。この規定に基づき交付するわけですが，記載内容まで規定してはいません。したがって，診断書の作成者は患者を直接診察した医師であり，交付する者も患者を直接診察した医師となるのです。

では，一度作成した診断書は訂正できないかというと，そうではありません。患者などからの訂正の要請に応じるか否かも医師の裁量によります。訂正の必要があると医師が判断すれば応じればよいし，不要と思えば拒否しても構わないのです。

なお，記載内容については，診断結果から得られた内容を記載し，容易に診断できない事項や専門外の事項まで記載する必要はありません。

医療機関の対応

医療機関備え付けの診断書の記載内容については特に法的に定められていないことから，医学的な診断内容のみの記載で十分と思えます。

最近は認知症患者の増加に伴い，遺産相続を巡る家族内のトラブルに医療機関や医師の診断書が巻き込まれるケースが増えてきているようです。確かに家族にとってみれば，本人の能力のあるうちに公正証書の作成を行いたいでしょうし，診断書の内容は重要と言えるでしょう。

このため，何らかのトラブルに発展する危険性を念頭に置きつつ，患者および家族の意思を確認しながら，**慎重に診断書を作成する必要がある**と考えます。また，後日，診断書の訂正を求められる場合も，トラブルに巻き込まれる危険性を考慮して，**家族や関係者の訴えの内容を前もって十分に聞くべき**と思われます。

CASE 55 医師の一言でPTSD

痩せなさいって？
少しは患者の
気持ちを察してよ！

患者の中には，医師や看護師などの一言ひとことに敏感に反応する方もおり，トラブルとなるケースもある。軽い気持ちで言った一言が患者にとっては傷つくこともあるということを医療従事者は肝に銘じることが必要。

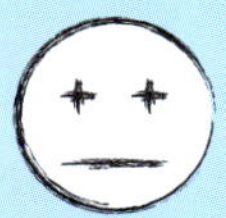

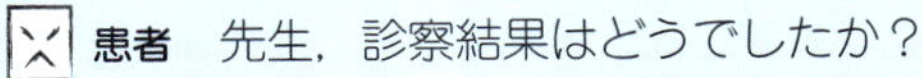

患者 先生，診察結果はどうでしたか？

医師 そうですね。今すぐ治療を開始するということでもありません

患者 そうでしたか。ほっとしました

医師 でも，あなた！　太っているから痩せなさい

患者 何なんですか？　その言い方は！

どう対応する？──良い例・悪い例

✕ 標準体重を超えているから言ったまでです！

✕ 私はストレートに伝えることをモットーにしております

△ 現状の生活のままでは良くなりませんよ

○ **現在の症状を改善するには，もう少し体重を落とす必要がありますね。栄養士による栄養指導も考えましょう**

ポイント

言葉ひとつでも，使われる場面，使われ方，受け手の性別，年齢，立場，性格などによって受け止め方に相当の開きがあることを知るべきです。

解説

●医師の発する言葉に敏感に反応する患者

日々，診療に忙殺されている医師にとって，診断結果を患者に伝える場合，患者が理解しやすいように図を描いたり，平易な言葉を用いたりして説明していると思われます。患者も医師の言った一言一句を聞き漏らすまいと必死で聞こうとしますが，その場はわかったつもりでも帰る頃になると忘れていることも多々あります。

医師がフレンドリーな応対を心がけて言ったつもりの一言が，実は患者自身一番気にしている言葉であった場合には逆上することも考えられます。最近は，医師に限らず看護師や検査技師などの医療スタッフとの会話にも敏感に反応する患者もいることを意識して，説明する際には十分注意する必要があります。過去に，医師の一言で「PTSD」になったということで最高裁判所まで争った事例もあることを知って日々の診療に取り組むことです。

今後ますます，簡単に引き下がらない患者や，知りうる情報と食い違う説明に対して反論する患者が増えると予想されることから，説明をする際にも言葉を選びつつ説明することが求められます。

医療機関の対応

医療機関を受診する患者の背景は様々です。十分患者を観察し，受診に至った経緯を知る必要があります。精神疾患に罹患している方もおり，普通なら軽いジョークで済まされる言葉を重く受け止めてしまうこともあります。

患者と信頼関係が構築されるまでは粛々と診察を行うことが大切だと思います。

参考

・医師の一言でPTSDになったと訴訟になった事例

1．事件概要

ストーカー被害を受け抑うつ神経症と診断された女性が，主訴である頭痛の精査のために，医師の忠告を聞き入れずにMRI検査の予約をした。その後，検査結果を聞きたいと受付時間終了間際に強硬に受診。担当の精神科医からMRIの結果は異常がないこと，脳神経外科での治療が当面必要なことを説明し「精神科にはもう受診しなくてよい」と告げ診察を終了しようとしたが，患者はこれに応じず自己の主張を繰り返したために，担当医は「あなたは人格に問題があり，普通の人と行動が違う」「あなたの病名は人格障害だ」などと言って退室した。その後，患者は別の精神科医を受診，「PTSD」と診断されたことで，当該医師の診療行為に過失があったとして損害賠償を求めて提訴。

2. 判決事由

第一審の東京地裁は，患者の訴えを退けた。「医師の人格障害という判断に誤りはなく，発言が違法というほど威圧的で人格を否定するものだったか明らかでない」とし，医療機関側の勝訴となった。

控訴審の東京高裁では「医師の言動と患者のPTSD発症との間に因果関係がある」と認め，病院側に200万円の賠償を命じた。「医師の言動は医師としての注意義務に違反するものである」として患者側の勝訴となった。

上告審となった最高裁では高裁判決を破棄し病院側の逆転勝訴となった。「やや適切を欠く点があることは否定できないが，これをもって直ちに注意義務違反であると評価するには疑問を入れる余地がある」（最高裁小法廷　平成23年4月26日）との判断を下した。

CASE 56 あいまい語

様子を見ましょう，って，どうすればいいの？

医療機関の中でも，あいまいな言葉はよく使用される。代表例のひとつが「様子を見ましょう」という言い回しである。

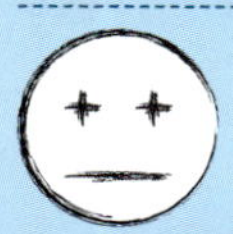

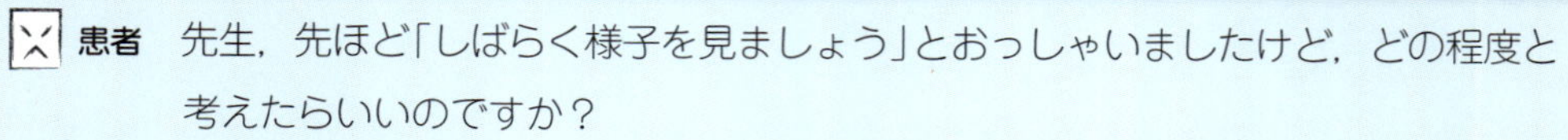

患者 先生，先ほど「しばらく様子を見ましょう」とおっしゃいましたけど，どの程度と考えたらいいのですか？

医師 そうですね。症状に変化が出現するまで，と思ってください

患者 それじゃあ，変化がなければ来院しなくてもいいんですね？

医師 いや，それも困ります

患者 じゃあいったい，私はどうすればいいの？

どう対応する？――良い例・悪い例

✕ 「しばらく」は「しばらく」ですよ！

✕ 「症状が出現したら」という意味です

△ 変化がありましたら来院してください

○ **治療効果と症状の変化を見たいと思っておりますので，１週間後か，または１週間を待たずとも症状に変化がありましたら来院してください**

ポイント

言葉ひとつでも，使われる場面，使われ方，受け手の性別，年齢，立場，性格などによってその理解に相当の開きがあります。このため，重要な場面では相手がきちんと理解しているか確認し，あいまいな表現を避けるよう心がけるべきです。

解説

あいまいな表現は日本語の特徴のひとつと考えられ，厚生労働省の通知文などにも，よく用いられています。たとえば，「直ちに提出してください」「遅滞なく届けてください」という表現も，これに該当します。「直ちに」とは「その日のうちに」，「遅滞なく」は「2〜3日以内に」と解することができます。他に，「速やかに」という表現もよく使用されていますが，これは「事態発生後から4〜5日以内」と考えられています。

一方，診察の現場でも，あいまい語は頻繁に使用されています。たとえば，診察後の「たいしたことはありません」という言葉や，「様子を見ましょう」といった言葉です。

「様子を見ましょう」という言葉には「経過観察」という意味が含まれており，その時点では，患者の納得のいく合理的な説明が医師にできない場合，間をつないでおくという意味合いもあります。

「様子を見ましょう」と言われたほうの患者の心理としては大変心許ないと思いますが，医学は自然科学の中で合理的に説明できる部分が最も少ない分野であり，病気に関して実は解明されている部分が驚くほど少ないというのが現実の姿です。したがって，医師が慎重に対応しようとすればするほど，「様子を見ましょう」という言葉を多用するのは無理からぬことと言えます。

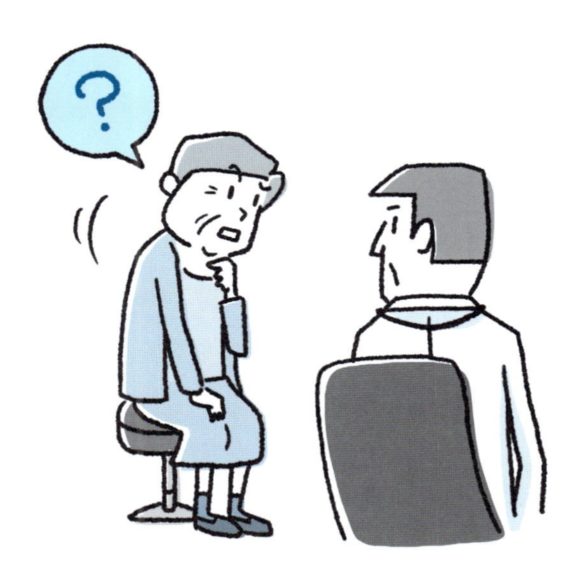

医療機関の対応

ある時計メーカーがビジネスマン400人を対象にしたアンケート調査によると，「ちょっと打ち合わせ」の「ちょっと」の時間の長さを尋ねたところ，「30分」が41％と最多で，平均では「24分」だったそうです。また，「折り返し電話します」の「折り返し」の時間は「10分後」と受け止める人が最も多く，平均は「15分」でした。

同じアンケートを，学生や主婦，高齢者を対象に行った場合，それぞれ異なる結果が出てくることは容易に予想できますし，土地柄や風土によっても違いは現れるでしょう。

このことから，あいまいな言葉・言い回しは，特に重要な期日に関係する場合には使用すべきではないと思います。

日本人は「察するという気持ち」を持っていると言われていますが，それは昔のことであり，今の若い世代には通用しない面が多分にあります。要は，具体的に相手がきちんとわかるまで説明し，確認することが肝心だと考えます。

コラム　あいまい表現の受け止め方

あいまい語で有名になった言葉の1つに，衆議院の解散時期を追求された民主党の野田佳彦前首相が発した「近いうちに国民に信を問う」というフレーズがあります。この「近いうち解散」の時期がいつなのかを巡って，マスコミが大いに騒いだことが記憶にあると思います。

当時，政治学の専門家はこの「近いうち」を「永田町用語として2〜3カ月後を指すことが多い」と指摘し，言語学の専門家は「近い将来よりは近い」と説明していました。また，前述の時計メーカーがビジネスマン400人を対象に調査した結果では，「1カ月後」と受け止めた人が43%，「1週間後」が25%，「実際にはしない。社交辞令」と考えた人が18%もいたということです。これは，あいまいな表現の受け止め方は人それぞれであるということの好例でしょう。

参考文献

• 朝日新聞．2008年5月20日．

CASE 57 （医師を守る）インフォームドコンセント

いやいや！
そんな話は
聞いてないって！

インフォームドコンセントという言葉が医療現場に定着して久しいが，今でも「言った・言わない」「説明した・していない」で患者とトラブルとなることは多々ある。

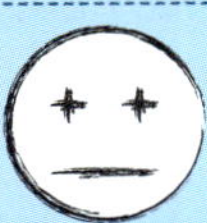

患者 この前もらった診断書で，治療の原因が交通事故という記載がされてなかったんだけど……

医師 診療開始時に紹介状なしで，因果関係不明で治療を開始する旨をご説明したと思うのですが……

患者 いやいや！　そんな話は聞いてない！　聞いてないって！

医師 いえ，間違いなくご説明していますよ

患者 とにかくさぁ～，交通事故って証明してよ！

どう対応する？――良い例・悪い例

✕ 絶対，記載できません

✕ しかたないですね。今回だけですよ

△ 診療開始時に十分説明したはずです。了解の下に治療を開始したわけですから，当時を思い出してください

○ **初診時のカルテをお見せします。そこに当時の記録が記載されておりますので，確認してください**

ポイント インフォームドコンセントは，実は，医師自身の身を守ることにつながります。そのことを理解しつつ，説明責任を果たすべきです。

解説

外来語のわかりやすい言い換えを検討していた国立国語研究所が，平成15年4月25日に第1回分の62語について最終案を発表しました。その中で，「インフォームドコンセント」の言い換えが「納得診療」であったことをご記憶の方もいると思います。これについて，東京SP研究会の佐伯晴子氏は次のように話されています。

「以前，日本医師会が『説明と同意』と訳したが，これとどう違いがあるのか。consentは『承諾する』という動詞であり，動詞の主語は誰なのか？　またinformedは『情報を与えられた』という受動態の形容詞化したものであるから『情報を与えられて承諾する』というのが本来の語義である。さらに診療するのは医療側であり，コンセントする主語の患者を医療側に置き換えることは本来の趣旨に反していないのか？　この言い換えにして誰もが良かったと思えるよう，もっと議論すべきではないか」。

成城大学大学院法学研究科の伊澤　純先生は，論説「医療過誤訴訟における医師の説明義務違反」で次のように説明しています。

「米国での説明義務の履行は，現在では，きわめて詳細にわたっている。これは，これまでのインフォームドコンセントに関する訴訟の経験から，医師，医療機関がきわめて防衛的となり，後に説明不十分を理由に法的責任を追及されることのないよう，より多くの内容を詳しく説明しようとするためである。（以下略）」

要するに，本来患者のためのインフォームドコンセントが，医師の紛争回避・自己防衛の道具となってしまっているのです。

わが国も今後，法曹人口が増える中，医療訴訟を専門とする弁護士の数も増え，それに伴って医療訴訟が増加すると見込まれています。このことから，ますますインフォームドコンセントの重要性は増すと思います。

医療機関の対応

アメリカ病院協会の「患者の権利章典」では次のように謳っています。

「患者は，思いやりのある，［人格を］尊重したケアを受ける権利がある」「患者は，自分の診断，治療，予後について完全な新しい情報を，自分に十分理解できる言葉で伝えられる権利がある」「患者は，何らかの処置や治療を始める前に，インフォームドコンセントを与えるのに必要な情報を医師から受ける権利がある」。

一方，国内の報道では「手術の際の説明不足で賠償命令」や「説明不足で不信生む」といった記事見出しが多く見受けられ，医療訴訟のほとんどは医師の説明不足が原因で起きていることを伺わせます。

筆者も，医療訴訟の公判を傍聴したことがありますが，原告である医療過誤被害者の言葉を聞く中で，もう少し医師が患者の立場になって親身に説明していたなら訴訟にならなかったであろうと思われる場面に直面することがありました。

また以前聴いた，ささえあい医療人権センターCOML理事長の故・辻本好子氏の講演では，「患者の知る権利を尊重してくれる，わかりやすい説明に努力されている医療者（医療機関）に出会いたい」ということと，「安全で，安心と納得できる医療を患者が望んでいる」ことが強調されていました。

多忙な医師にとって，専門用語や隠語，省略したフレーズを駆使したほうが説明しやすいとは思います。ただ，患者の立場からすれば，本当に知りたいと思っていることを平易な言葉で理解させてくれる，そうした丁寧な説明を心から望んでいるわけです。そのことを肝に銘じて，日頃から患者への説明を実践するよう心がけなければなりません。

医師の説明義務は“診療契約”の中にも盛り込まれており，その説明範囲は患者の同意に対応するものであることから，患者の病状，それに対する診療方法及び診療内容，予想される効果と副作用，危険性などについて，患者が理解できるレベルでの説明が求められているのです。

同時に，一般論としても不確定要素の多い医療は，不測の事態が起こりうることを説明する必要があります。

参考文献

- 佐伯晴子：あなたの患者になりたい―患者の視点で語る医療コミュニケーション．医学書院，2003．
- 伊澤　純：成城法学．2000-07；62：41-123．

CASE 58 医師への謝礼

少ないんですけど，受け取ってください

診察中にこっそりと封筒を取り出した患者。小声で医師に日頃の感謝を口にしつつ，封筒を押し付けてきた。

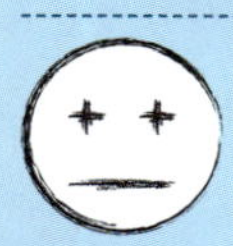

患者　先生，これ少ないんですけど，受け取ってください
医師　なんですか，これ？　そんな～気を遣わないでください
患者　でも，先生にはいつもよく診ていただいていますので
医師　……そうですかぁ

どう対応する？──良い例・悪い例

✕ それでは，ありがたく頂戴しておきます

✕ うれしいですね

△ 固くお断りいたします

○ **本当に気を遣わないでください。元気になられることが私たちの一番の喜びですから**

ポイント

患者からの贈与は，本当に感謝の意味を込めた謝礼もありますが，むしろ自分だけに良い医療をしてほしいという気持ち（依頼）を込めた謝礼もあると考えるべきです。医療機関としてどう謝礼について対処すべきか，ある程度明確なコンセンサスを設けておくことが必要です。

解説

わが国は昔から「謝礼社会」と言われ，何かにつけ金品の贈与が行われてきました。代表的なものとしては，お中元・お歳暮があります。良くも悪くも日本の文化なのですが，医療機関の場合，単に「文化」では片づけられないものがあります。

では，全国の医療機関で年間どのくらいの謝礼金額が渡されているのでしょうか。東京医科歯科大学大学院医療経済学分野の川渕孝一教授の2005年の調査によりますと，おおよその推計で国民医療費の約1.1％にあたる3,322億円に達しているということです。謝礼廃止の機運が高まってきたとは言え，まだまだ根強い慣習であることがうかがわれます。

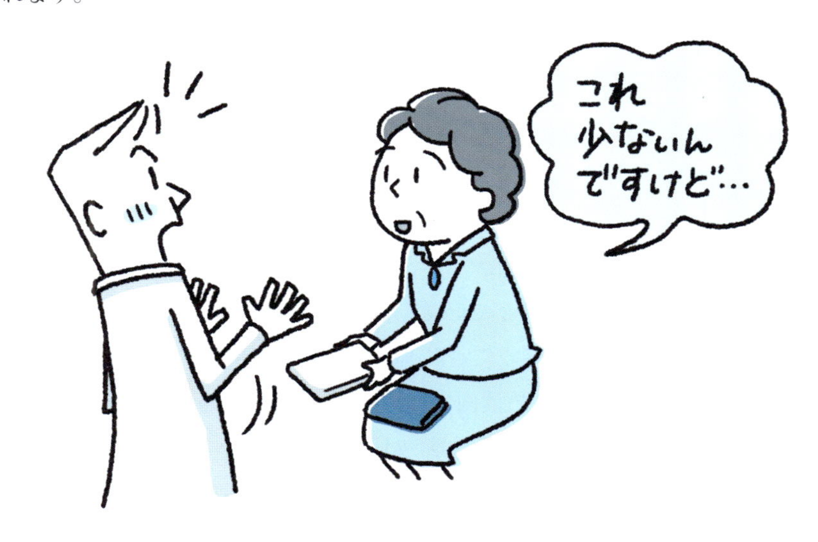

医療機関の対応

2004年に某公立医科大学附属病院で次のような事件がありました。

家族から患者の手術を執刀する講師に80万円，上司である教授に30万円が渡っていたものの，術後に患者が急死。死因の説明に納得しない家族の要請に応じて，2人は全額返金。その後，事件が発覚し，地方公務員法違反「信用失墜行為」に該当する可能性があるとして教授と講師を処分する方針が示されたのです。

公務員については，国家公務員であれ，地方公務員であれ刑法第197条「収賄罪」となる可能性もあり，現在はどこの国公立病院も金品を受け取らない方針を打ち立てています。しかし，民間病院では特に法に抵触するようなこともないことから金品を受領するケースがまだまだあります。

ただ，民間病院であっても，謝礼を受け取り，それに伴い相手に便宜を図りかつ病院に何らかの損害を与えた場合には刑法第247条「背任罪」に該当する場合もありますし，患者に有利な虚偽の内容を診断書に記載でもすれば刑法第159条「有印私文書偽造」の罪に問われることもありえます。

一方で，就業規則などで罰則規定を設けている医療機関もあり，民間病院でも謝礼廃止を病院全体で取り組むところも増えてきています。

患者からの謝礼には2通りあると思われます。

1つは治療にあたってくれた医師に対する心からの感謝の気持ちの表れと，もう1つは見返りを期待しての場合です。したがって，純然たる感謝の気持ちの表れであれば，素直に受け取ればよいと思われます。ましてや，社交的儀礼の範囲内の金品は「賄賂」にならないという法律解釈もあります。

しかし，どこまでが社交的儀礼の範囲内なのか，人によって考え方が異なり，「1,000円はOK，10,000円はNG」とか，「品物はよいけれど，現金はだめ」など，言い出したらきりがありません。

参考となるのは，佐藤道夫元札幌高検検事長が，その著書『検事調書の余白Ⅱ』の中で述べている，次の部分（要約）です。

「日本はお礼社会であり，横並び社会である。1人がささやかなお礼をすれば，その習わしはたちどころに広がる。もらわないと決めたら1も10もない。1ぐらいならいいという思いは，すでにして10もらったのも同じである。そして患者が，家族が謝礼のことでどんなに頭を痛めているのかを考えることである」

「当院では，医師や看護師に対する謝礼は一切お断りしております」というような掲示をしている医療機関をよく見かけますが，このような掲示をしても，現実には付け届けをする患者はいます。

また，窓口で謝礼禁止の旨を説明しても，患者家族が「受け取ってほしい」の一点張りで，そのやり取りで互いが感情的になり，気分を害することがしばしばあります。さらに，頑なに患者の申し出を辞退したため，お互いに気まずくなり，最悪，信頼関係を損なってしまうことさえあるのです。

さりとて，無条件で受け取れば，「あの病院では謝礼なしではいい治療が受けられない」とか「患者の弱みにつけ込んでいる」といった風評が広がりかねません。やはり，まったく謝礼や付け届けをする必要がないという風土を病院全体で構築し，患者に十分理解してもらうほかないと思われます。

コラム 贈与という行為の意味

そもそも「謝礼」とは，いったいどのような歴史の下で現在に至ったのでしょう。贈答のルーツを遡ると，宗教的・民族的なものであり，威力のある神や崇拝する祖先に奉る供物であったということです。その慣習が盛んになったのは，室町時代以降と言われています。

辞書を調べてみると，「謝礼」とは「感謝の気持ちを表すために贈る金銭や品物，言葉など」で，「付け届け」とは「交際上や義理上から金品を贈ること，またはその金品をいう」と記載されています。

「贈る」という行為は，「あなたにお世話になっており，その感謝の気持ちを伝えたいために，いろいろあなたの好みを探して贈りましたが，気に入ってもらえたでしょうか」というメッセージを相手に伝えるものと言われています。したがって，単なる品物だけの場合であっても，このような意味が含まれていると思わなければなりません。

しかし，これは“建前”であって，本音は見返りの期待（もらう側からの恩恵を受けること）が「贈与」なのです。

関係法令など

• 刑法第159条（私文書偽造等）

行使の目的で，他人の印章若しくは署名を使用して権利，義務若しくは事実証明に関する文書若しくは図画を偽造し，又は偽造した他人の印章若しくは署名を使用して権利，義務若しくは事実証明に関する文書若しくは図画を偽造した者は，3月以上5年以下の懲役に処する。

2, 3 （略）

• 刑法第197条（収賄，受託収賄及び事前収賄）

公務員が，その職務に関し，賄賂を収受し，又はその要求若しくは約束をしたときは，5年以下の懲役に処する。この場合において，請託を受けたときは，7年以下の懲役に処する。

2 （略）

• 刑法第247条（背任）

他人のためにその事務を処理する者が，自己若しくは第三者の利益を図り又は本人に損害を加える目的で，その任務に背く行為をし，本人に財産上の損害を加えたときは，5年以下の懲役又は50万円以下の罰金に処する。

参考文献

• 室伏哲郎：贈る論理　贈られる論理．筑摩書房，1989．

• 富家　孝：医者と謝礼のいま．光文社，2002．

• ホスピタウン．2005；163．

• 佐藤道夫：検事調書の余白Ⅱ．朝日新聞出版，2000．

CASE 59 金を無心する患者

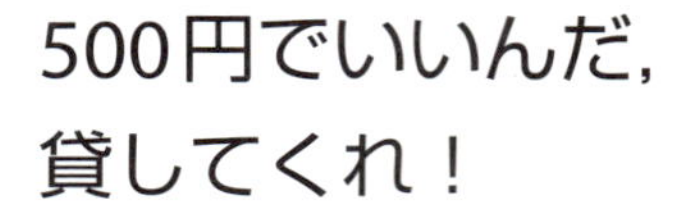

救急患者の中には急いで来院したため手持ちの金がなく，当直医や看護師に自宅に帰る交通費をせびる患者もいる。

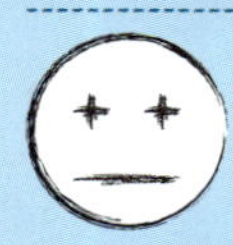

患者 先生，申し訳ないけど，お金借りられませんか？

医師 えっ！ どうしたんですか？

患者 急いで病院に来たものでね，帰りの交通費がなくて……

医師 それは困りましたね。でも，病院でお貸しすることはできないんです

患者 患者が困っているのに非情な病院だな！ 500円でいいんだ，貸してくれ！

どう対応する？──良い例・悪い例

✕ 当院には患者さんにお貸しするお金は用意しておりません

✕ 銀行ではありませんから，お貸しできません

△ お身内や親戚，ご友人などに連絡してみたらいかがですか？

○ **お身内や親戚，ご友人などに連絡がとれなければ，交番で交通費ぐらいなら貸してくれると思いますよ**

ポイント

本当に困っている患者に電車賃を貸す医療機関はありますが，一般的ではありません。また，支払い能力がありそうなのに医療機関に無心するケースもないわけではないことから，どのような患者には貸し，どのような場合は断るのか，院内で決めておくことも必要です。

解説

以前，某病院の医事課長から聞いた話です。救急車で運ばれた患者が治療終了後，当直医や看護師に，自宅までの交通費を貸してほしいと言ってきたそうです。家族もおらず1人で住んでいるとのことで，医事課長は対応に苦慮したそうです。

患者からの交通費の借用申し出に，どの医療機関も“可能”という対応はしていないと思います。ただ，事情を聞いてやむをえないと判断すれば，当直医や夜勤責任者の判断で，少額を貸与しているケースはあるでしょう。

しかし，家族・知人を頼らずに医療機関の窓口に真っ先に借用を申し出る患者がいるとすれば，そのこと自体をおかしいと疑うべきです。ましてや，「貸さないと，マスコミに言いふらすぞ」と言うような患者は，本当にお金がなくて困っているとは思えませんし，仮に貸したとしても，返金のために後日来院するとは到底考えられません。

このため，真っ先に窓口に借用を申し出るような患者に対しては，医療機関では貸し出しは一切行っていないこと，本当に必要なら交番か警察署に出向いて事情を話すことで最寄り駅までの交通費を貸与してくれることを説明することです。

あまり知られていませんが，交番では財布を落とした人や帰宅の電車賃の持ち合わせがない場合に「公衆接遇弁償費」という制度があり，原則1,000円以内で貸与しています。

医療機関の対応

緊急の際，「まずは病院へ！」という気持ちから，財布を忘れてしまう患者はいますし，すぐには誰にも頼れないような患者に便宜を図る医療機関も実際にはあります。

このため，どの範囲までこのような患者に融通を利かせるのか，個々の医療機関で一度検討するようお勧めします。

なお，無心してくるときの行為や動作が，一般的な尺度に照らして疑わしい場合，きっぱりと断るべきです。この場合，その患者が逆ギレして何かといちゃもんをつけはじめることも考えられますが，患者の言いなりになったり，萎縮して事なかれ主義に陥ることなく，毅然として対応することが必要かと思われます。「診療妨害」ということで警察に通報し，その後の対処をお願いしましょう。

CASE 60 健診での見落としの責任

最近，がんと診断され，半年前の健診での見落としを強く疑うようになった患者が医療機関にやってきた。

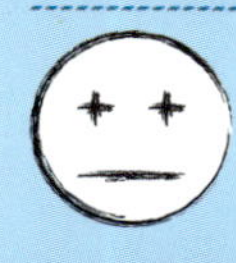

半年前の健診の時，見落としたんじゃないの？

患者　6カ月前に健診を受けた者ですけど，その後，肺に違和感があって近医を受診したら「肺がん」という診断でした。もしかして健診で見落としたんじゃないですか？

医師　そんなことはありません。6カ月前には胸部に影はありませんでした

患者　そんな馬鹿な！　たかだか半年前ですよ，健診を受けたのは！

どう対応する？——良い例・悪い例

✕ 何と言われても，半年前には異常はありませんでした

✕ 私が言っていることに間違いはありません

○ **病気によっては進行性のものもあり，半年前には異常がなかった場合でも，その後，急に進行した可能性もあります。当時のX線フィルムをお貸ししますので，お調べになられてもよいですが……**

ポイント

健診ですべての異常がわかるわけではないことを，受診者に理解していただくことが肝心です。

解説

健診を半年ごとに受診していても，健診では発見されず，変調をきたして受診した際，がんが発見されるケースに遭遇することがあります。そして，こうした健診に対する強い不満と疑念を抱く人の中には，担当医師に事の真偽を明確にするよう要求してくる人

もいます。健診施設で働く者としては，このような方への対応は非常に難しいと言えます。担当医のミスとは思いたくないし，かと言って健診者にも真摯に対応しなければなりません。

健診を受ける方の最も大きな勘違いは，「健診を受けて『異常なし』と判定されたから，大丈夫」と思うことです。言うまでもなく，健診では全身隈なく検査しているわけではありません。

過去の判例でも，健診におけるがんの見落としの疑いで訴訟となった事案がありました。東京高裁平成13年3月28日判決では，健診の位置づけについて，「人間ドックによる健診は，必ずしも具体的な異常の自覚のない者を対象に各種の検査を行うものである」とし，「健診のみによって診断が確定するわけではなく，これを端緒にさらに精密検査をして，診断を確定することが予定されているものである」と指摘しています。

その上で，担当医には「人間ドックの検査結果において，直ちに疾病につながる異常所見であるとは断定できないとしても，異常所見が疑われ，精密検査をすればそれが疾病につながる異常所見であるかどうか判断できると考えられる場合，受診者に対してそれを告げてさらに精密検査を受診するよう指示すべきという注意義務がある」と述べています。

また，「通常の医療施設で人間ドックとして行われる検査を，大学病院などの最先端の病院が行う検査の水準を基に過失の存否を論じることは相当ではなく，通常の医療施設における医療水準を基準として過失の存否を論じるのが相当である」との解釈を示しています。

医療機関の対応

健診を欠かさず受診していても**早期発見できるとは限らない**こと，多くの人を対象とする健診では，**見落としが明らかでないと損害の認定が困難である**ことを知っておくことが必要です。

過去の判例でも，通常の1対1で行う診察と比べて，集団での健診は注意義務の程度に自ずと限界があるとの判断を示しています。ただし，受診者から言わせれば，異常があるかどうかを健診でチェックしているわけであり，「注意義務の程度に自ずと限界がある」と言われても納得できるものではないと思います。

健診施設としても過去の判例に甘んじることなく，**精度向上**を目指し，**受診者からの信頼や期待に応えるよう努力する**必要があります。

CASE 61 再説明料金の請求可否

またわからなくなったので，ちょっと聞きに行っていい？

診断書や意見書を交付後，「記載内容について説明を聞きたい」との問い合わせ電話をしばしば受けることがある。

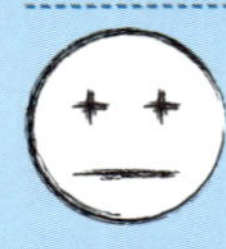

患者　先日，先生からいただいた診断書の内容について，少しわからない箇所がありまして，直接お会いして説明を受けたいのですが……

医師　一応，必要な事項はすべて記入したと思ってますけど

患者　いや，診察の時に聞いた話と少し違う部分があって，その辺がよくわからなくなって。そんなに時間を取らせないから，ちょっと聞きに行っていい？

どう対応する？——良い例・悪い例

- ✕ 電話ではダメですか？
- ✕ 必要事項はすべて記載しておりますので，説明する必要はありません
- △ どうしてもとおっしゃるのなら，しかたないですねぇ
- ○ **そうでしたか。では，診察終了後でも差し支えなければ，お越しください**

ポイント

医療は医師と患者の準委任契約と位置づけられ，説明責任を求められます。診断書交付後に再説明を求められても，別途料金を請求することは困難と言えます。

解説

近年の医療訴訟では，医師が説明責任を果たしていないということで敗訴するケースが増えています。裏を返せば懇切丁寧な，そしてわかりやすい説明が医師に求められているのです。しかし，わかりやすくしようとすればするほど，平易な言葉で説明しよう

とすればするほど，説明に長時間を要することになり，結局，夜遅くまで残って業務を処理することになってしまいます。こうした説明に費やす時間は別途請求できるものではなく，何かしら空虚感を味わってしまうのではないでしょうか。弁護士の相談料同様，有償で差し支えないということであれば，説明に力が入ると思うのですが……。

ただ，患者ばかりを責めてもいられません。往々にして，患者から文書の交付を要請された時点で，医療機関側が依頼内容の確認を怠っているケースが多いからです。最初からきちんと患者のニーズを医療機関側が把握しておけば，不必要な再説明は避けられると思います。

また，カルテ開示後の問い合わせ内容に関しては，医師の記載した文字の読解が困難な場合や，医学用語の難しさ，検査の目的および必要性などの確認が多いと思われます。

個人情報保護法施行後，医療機関の窓口には，カルテ開示を求める患者に対して，「1回の開示につき○○円，写しを希望の方は1枚につき○○円を承ります」などの表示をしていますが，開示後の内容に関する問い合わせに対しては何ら表示していないと思われます。

では，「開示後の内容に関する説明は○分間○円を承ります」と表示し，料金を請求することは可能なのでしょうか。注意すべきことは，患者と医師との間では準委任契約が成立することから，診療継続中の場合は報告義務が受任者に求められること，つまり患者から尋ねられた場合，医療機関には答える義務があるということです。

治癒退院や死亡退院の場合はどうなのでしょう。診療が完了することで委任契約も終了しますが，判例では患者本人に対して説明することができない事情がある場合には，家族や遺族のような第三者に対する説明義務も診療契約は包含していると解され，医療機関側は遺族に対して事後の説明義務を負うものとされています（東京高裁平成16年9月30日判決，190頁：参考資料参照）。

したがって，一律「説明ごとに○○円お支払いいただきます」という対応も問題があるものと思われます。

医療機関の対応

「“開示されたカルテに疑義が生じたので，これについて伺いたい”あるいは“診断書（意見書）を交付してもらったが，内容について説明を聞きたい”といった問い合わせを受けたので，その対応を始めたところ，患者が納得するまで説明し続けることとなり，結果的に大変な労力と時間を要している。説明に要した労力，時間に応じた請求ができないものか」という話を某医療機関の院長から聞いたことがあります。

多忙な医師にとっては，少しでも多くの患者を診察し，また自分の研究時間に充当したいと思っているのに，延々と説明に付き合わされた挙句，無償では気持ちが収まらないと思うのでしょう。

ただ，医療事故が頻発している中，患者・家族も治療に関して納得のいくまで医師に話を聞きたいというケースが多くなってきています。医療訴訟においても医師の説明責任を問う判決が出され，むげに説明を断ることができない状況となっているわけです。

また，医療機関の対応に問題がある場合も，少なくありません。一度，よく院内で体制・対応を検討し，改善できないものか考えるべきでしょう。

まず，診療中に十分なインフォームドコンセントを行うこと，退院時（診療行為が終了した後）においても結果を報告すべき義務が存すること，また診療行為が予期せぬ結果に終了した場合においても顛末の報告義務があることを認識する必要があります。

再説明を求めてくるということは，治療行為に何らかの疑問・疑念を抱いている場合も考えられ，慎重な対応が求められます。その時，無神経に「○○円，いただきます」などと言おうものなら，患者の怒りを買う危険性が大と言えます。

それでも，文書料を請求したいと思えば，堂々と料金表示を行えばよいのですが，もし訴訟にでもなれば，前述のような判決が出されており，勝訴は困難と思われます。

参　考

・東京高裁平成16年9月30日判決

「（病院側が説明すべき相手方は）通常は診療契約の一方当事者である患者本人であるが，患者が意識不明の状態にあったり死亡するなどして患者本人に説明することができないか，又は本人に説明するのが相当でない事情がある場合には，家族（患者本人が死亡した場合には遺族）になることを診療契約は予定していると解するべきであるので，その限りでは診療契約は家族等第三者のためにする契約も包含していると認めるべきである。患者と病院開設者との間の診療契約は，当該患者の死亡により終了するが，診療契約に附随する病院開設者及びその代行者である医療機関の遺族に対する説明義務は，これにより消滅するものではない」として，病院側は遺族に対して事後の説明義務を負うことを明言しています。

・さいたま地裁平成16年3月24日判決

「医療契約は，患者に対する適切な医療行為の供給を目的とする準委任契約であって，医療行為は高度の専門性を有するものであるから，委任者である患者は，医師らの説明によらなければ，治療内容等を把握することが困難であること，医師らとの間に高度の信頼関係が醸成される必要があること等のことから，医療契約における受任者である医療機関は，その履行補助者である医師らを通じ，信義則上，医療契約上の附随義務として，患者に対し，適時，適切な方法により，その診療経過や治療内容等につき説明する義務を負うものと解するべきである」

CASE 62 依頼された文書の作成

一度診断書を交付した患者が別の保険会社の書類を持って来院した。

別の保険会社用の診断書を書いてください

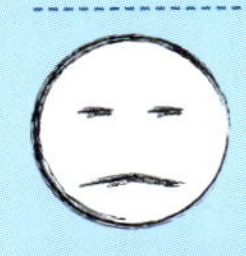

患者　先生，保険会社に提出したいので，この用紙に記入していただきたいのですが

医師　あれ？　つい先日，作成しませんでしたっけ？

患者　あれは，別の保険会社への診断書ですよ

医師　どうして同じ書式じゃないのかなぁ～

患者　お手を煩わせますが，提出しないと保険金がもらえないので……

どう対応する？――良い例・悪い例

✕ 保険会社に言って，書式を統一してもらってください

✕ 前回作成した診断書の内容でかまわない？

△ とりあえず預かります。少し時間をください

○ **わかりました。保険金がもらえないのではしかたないですね**

ポイント

生命保険会社などへの診断書までも含めて医師には交付義務があります。交付する・しないは医師の裁量ではありません。なお，必要な情報がきちんと記載されていれば自院の書式でも問題ないと考えます。また，すべての項目を埋めようとして，あいまいな内容を記載すれば，後々トラブルにつながりかねません。

解説

各法令による指定を受けた保険医療機関には依頼文書の交付義務があります。では，指定を受けていない医療機関あるいは指定とは関係ない依頼文書でも，文書の作成，交付に応じなければならないのでしょうか。

文書の交付は医師法第19条第2項でその義務が規定されています。文書交付に関する規定はこの条文だけです。同条同項の「診断書」とは，通常の診断書および死亡診断書を指します（厚生省健康政策局，編：医療法・医師法（歯科医師法）解．第16版．医学通信社，1994）。ただ，この「通常の診断書」とは，院内の所定様式の文書のみでよいのか，それとも外部から持ち込まれる診断書などまで及ぶのかは，明記されていません。

しかし，通例の解釈では，一般的な診断書すべてを含むと考えられています。すなわち，生命保険会社や損害保険会社からの様々な診断書類についても，医師の裁量で交付したり，しなかったりということは認められないということになります。

そもそも診断書は，社会的に必要性が高いため，医師の裁量に委ねることなく交付を義務づけていると考えられますので，依頼された医師はこの点をよく理解する必要があります。また，診断書を預かる受付担当者も交付義務規定を担当医によく説明し，依頼すべきでしょう。

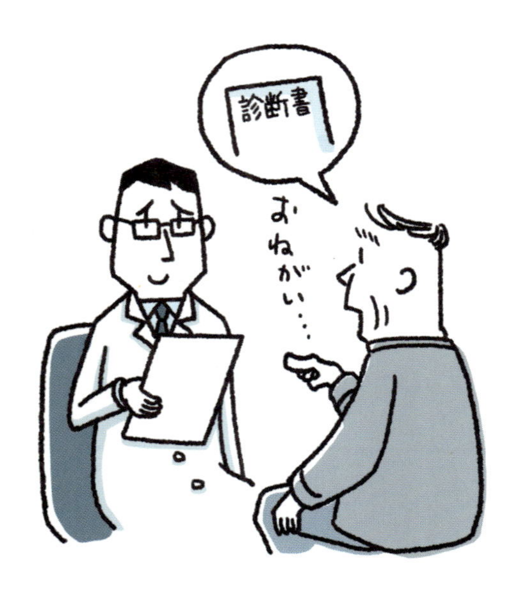

医療機関の対応

医師あるいは医療機関の中には，「交付はするが，依頼された様式では作成したくない」とわがままをいって，自院備え付けの様式で患者に交付しているところがあると聞きます。このようなケースでは医師法第19条第2項との関わりが気になるところです。

依頼文書の多くが，必要な情報を処理するために作成された書式であり，個々の医療機関が独自に作成した書式の文書に記載された情報と完全に合致するわけではありません。ただ，個々の医療機関の書式を用いつつも，先方の要望にきちんと応えられるだけの内容に加筆するなどして整えられさえすれば，特段問題はないと言えます。同条同項では用紙の変更に関することまでは規定していません。

また，よく聞く医療機関側からの疑問は，「求めに応じてすべての項目を記入しなければならないのか」ということです。実際，いくつかの依頼文書の書式を見てみると，本当に細部にわたって意見を書くよう求めるものがあり，このようなスタイルが医師の作成意欲を削ぐ要因になっていると考えます。医師とてオールマイティではなく，診断結果からすべての項目が記入できるというものではありません。ましてや，医師の知らない事項や容易に診断できない事項，あるいは専門外の項目は記述できなくて当然です。

したがって，未記入の項目があったからといって，問題になることはないと考えます。むしろ，あいまいなことを記載して，後々トラブルになるリスクを考えれば，担当医として責任の持てる範囲で，自己の技術と知識を駆使して記載できる事項のみに留めるべきと言えます。

こうして作成し，交付した文書も，後日，提出した先（保険会社など）から，内容の修正，文言の訂正，追記などを要請される場合があります。しかし，医師の責任において診断結果に基づいて作成した文書であることから，このような第三者からの干渉および制限を受けるいわれは何らありません。記載内容については医師の裁量が医師法により保証されているからです。交付後の文書内容変更などの要請に応じるか否かは，医師の裁量であり，必要と判断すれば応じればよいし，不要と思えば拒否して差し支えないわけです。

多種多様な文書が増える中，文書作成に乗り気でない医師と即刻交付を望む患者との板挟みになって，対応に苦慮している事務担当者もいることでしょう。診療には一所懸命になっても，診療以外にはまったく関心を示さない医師は少なくありません。しかし，医師が作成，交付する文書は，患者の人生計画・生活設計をも狂わせるほど社会的影響が大きいものです。このことを肝に銘じ，せっせと応えるしかないと思います。

関係法令など

- **医師法第19条第2項（応召義務）**

診察若しくは検案をし，又は出産に立ち会った医師は，診断書若しくは検案書又は出生証明書若しくは死産証明書の交付の求めがあった場合には，正当の事由がなければ，これを拒んではならない。

CASE 63 診療ガイドライン

同じ症状の友人は
良くなっているのに！
治療法が
間違ってません？

友人と自分の治療経過を比較し，自分への治療方法に疑いを持った患者が，医師に不満を漏らし始めた。

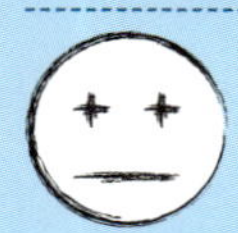

患者 先生！ 通院してからだいぶ経ちますけど，ちっとも良くならないじゃないですか！ 治療法が何か間違ってません？

医師 そんなことはありませんよ。症状に合った治療を試みているんです。もう少し様子を見ましょう

患者 でも，同じ症状の友人は近くの病院で診てもらって，良くなっているんですよ

医師 えっ！ 大丈夫です。しっかり「ガイドライン」に沿って診療していますので

患者 なんか納得できないなぁ……

どう対応する？――良い例・悪い例

✕ 私（医師）に文句を言っているのですか？

✕ 医者を替えますか？ いいですよ！

△ 必要なら紹介状を書きますから，他医に行ってもかまいません

○ **確かに，いろいろな治療法が世の中にはたくさんありますが，もう少し根気強く治療しましょう。間違った治療はしておりませんので**

ポイント

患者からガイドライン遵守の有無，ガイドラインと治療効果の関係などを尋ねられる場面では，ガイドラインの性格，限界について，あるいは自身の治療とガイドラインとの関係などについて，医師は整理して説明し，患者の理解が得られるように努めるべきです。

なお，診療ガイドラインはいわば“業界の約束事”にすぎず，法的な強制力はありま

せん。ただ，これに反する治療行為を行い，仮に医療過誤となった場合，その治療行為の正当性を立証することは大変困難だと言えます。また，厚生労働省の支援により作成されたガイドラインもあり，無視できない状況にあると思われます。

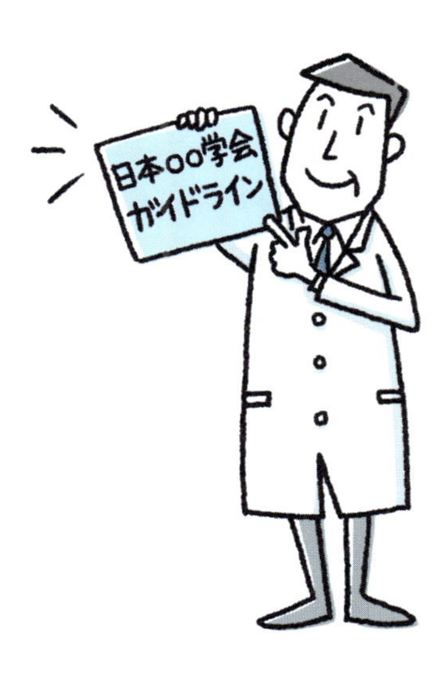

解説

診療ガイドラインとは，予防から診断・治療・リハビリテーションまで，特定の臨床状況の下で適切な判断や決断を下せるよう支援する目的で体系的に作成された文書を言います。ガイドライン自体は以前から存在していましたが，現在主流となっているのは「EBM（evidence-based medicine；根拠に基づく医療）に基づいたガイドライン」です。以前のガイドラインは専門医の経験則によって作成され，科学的根拠に基づいたとは言えないものがほとんどでした。現在は，数十人～数千人あるいは数万人単位の患者を対象とするランダム化比較試験の評価などから治療方針を策定するという方式に変わり，格段に信頼性が高まったと言われています。

これまでも，医師は過去の症例や研究報告，教科書などで習った医学的知識に基づいて検査や治療を選択してきました。しかし，1人の医師が経験できる症例数には自ずと限度があります。また，医学的な知見が日々更新されるため，同じ病気でも医師によって治療が異なり，治療成績に違いが生じるという状況がありました。そこで，診療ガイドラインを作成し，確立された治療法を医師に紹介することで，我流の医療を防ぐことが必要とされてきました。つまり，診療ガイドラインの目的の1つは医療の標準化であると言えます。

医療機関の対応

数多くのガイドラインが様々な学会から出される中，それでも「長年の経験と培った医療技術で診療するからガイドラインは不要」という医師はいます。反対に，「これまでの治療法や検査がガイドラインと異なり，この手法でよいのか」と悩む医師もいると思います。

ガイドラインは絶対的なものでしょうか。また，法律との関係はどうなのでしょう。

厚生労働省では1996～2003年まで計20疾患のガイドライン作成に補助金を出して支援しています。このように厚生労働省がバックアップし，学会がガイドラインを作成，普及させていることから，「ガイドラインに沿った診療をしなければならない」「ガイドラインに沿った診療を行わないと，医療事故の際に不利になるのではないか」という不安心理を医師に与えているのは間違いありません。

それに対して厚生労働省は，ガイドラインについて「医師の治療法を拘束するわけではなく，日常診療の助けに使ってほしい」と言っています。有り体に言えば，ガイドラインは，“業界の約束事”に過ぎません。このため，仮にガイドラインの中に義務規定を設けたとしても，法的な意味での強制力はありません。

しかし，前述のように，大規模な臨床試験の結果を基に作成されていることから，仮に，それに反する治療を行って医療過誤が生じた場合，医師自身の治療行為の正当性を立証するのは，困難を極めることになります。

また，これまでに国が作成したガイドラインの中には行政指導に近いと考えられるものもあり，まったく無視してよいとは言えません。

現実に，2003年11月21日の日本救急医学会救命救急センター長会議において，「救命救急士法では特定行為を実施できるのは救急車内か救急車収容までとなっている。歯科医の救急研修ガイドラインに基づく病院での実習は法律に違反するのではないか」という質問に対し，当時の厚生労働省医政局指導課の課長補佐は「国が作成したガイドラインに従って行っている研修が違法とされることなどありえない」と回答しています。このように考えてくると，たかがガイドラインとも言えない状況にあるのです。

参考文献

- 診断と治療．2001；89(9)．
- EBMジャーナル．2003；4(3)．
- 週刊医学界新聞．2002；2476．

CASE 64 ムンテラ

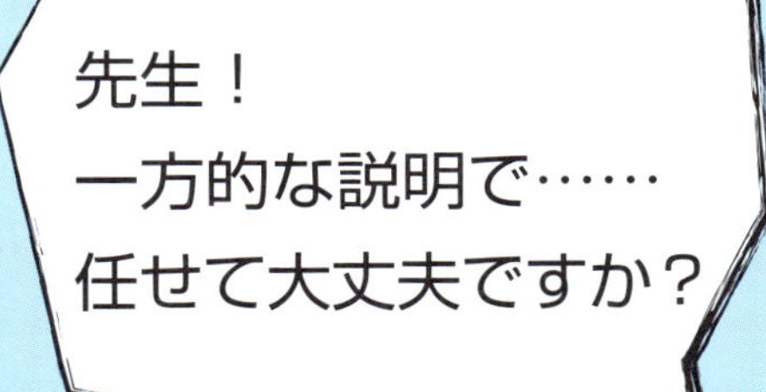

最近は治療にあたって細部にわたり説明を行い，そのたびごとに患者の同意を得てから診療を開始する形式となり，同意を得るまでにいくつもの書類にサインを求めることも日常茶飯事となっている。一方で「ムンテラ」も治療の一環として存在している。

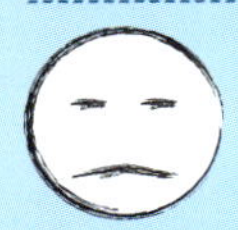

医師 本日はこれから実施する手術についての説明を行います

患者 よろしくお願いします

医師 まず，後遺障害のほとんど残らない成功率の高い○○式で手術を行います。ある程度の出血もありますが，多量の場合は輸血で対処します。以上で説明終わりますがリスクの少ない手術ですので安心して主治医にお任せください

患者 先生！　何か言いふくめられているような気がしますが，よろしくお願いします

どう対応する？──良い例・悪い例

✕ 大丈夫です。任せてください！

✕ 何の心配もする必要はありません

△ 気になるようなことがありましたら遠慮なく聞いてください

○ **……。以上で説明を終わりますが，わからない点や聞き漏らした事項などありましたら，遠慮なくお尋ねください。ご納得いただけましたら，書面にサインをお願いします**

ポイント

ムンテラも患者の心理状態や今後の治療方針等を考慮して，説明することになりますが，一方的な説明となることなく十分患者の反応を見つつ，かつ同意を得て最終的には書面に残すことであります。

解説

●ムンテラとは

「先生，先日入院した○○号室の△△さんに，手術のムンテラ済みましたか？」「やっとムンテラ終わったところだよ」と言った会話が医師同士交わされることがあります。筆者が医療機関に入職した頃「ムンテラ」という言葉がなんとも奇異に感じ，いろいろ聞いたり調べたりしたことがありました。今でも医療機関で「ムンテラ」という言葉が使われていると思いますが，そもそもこの「ムンテラ」という言葉はいったい何語なのか，本来の意味は何なのか，どのような場合に使われるのでしょうか。

「ムンテラ」とは，本来，医師が患者や家族に対して病状・診断・治療方針・予後などについてわかりやすく説明・理解させ，納得してもらうための「口頭による治療」という意味です。この言葉はドイツ語のMund（口頭）と，Therapie（治療）を合わせた造語「ムント・テラピー」であると言われていますが，もちろんドイツでは通用しない言葉であると聞きます。意味としては前述のような意味ですが，別な意味では「口先きの芸」とか，「患者を言いくるめてだます」と言ったニュアンスもあります。ドイツ語には英語のインフォームドコンセントに類似する用語として，Informierte Einwilligung（インフォミアト・アインヴィルグング）という用語があります。意味としては「患者の同意を得るための症状および治療行為の説明」ということだそうです。

「ムンテラ」という言葉がいつ頃から使用されたのかは不明ですが，「ムンテラ」という言葉にはどうしても悪い面の印象を与えることは否めません。つまり，医師自身が診断に自信がない場合に患者を欺くように，さも自信ありげな様子を見せるために使う場合や，患者の診療を適当な時間で打ち切る場面に使われたりします。

大妻女子大学の平井信義名誉教授によると「ムンテラ」の果たす役割について，①患者に正しい医療上の情報を与えること，②患者に精神的安定を起こさせること，③治療に対する患者の努力を促すこと，④患者と医師との信頼関係の樹立を図ることの4項目を挙げています。しかし，医療従事者が受ける印象では，医師側が想定した治療方針を患者が受け入れてもらうべく上手に説明することが目的と思っています。その説明の上手下手で医療機関側が意図する方向に患者を誘導できるかどうかということです。

日本医師会生命倫理懇談会によると「ムンテラ」は，患者のために良かれと願う心からの医師の行為であり，患者と医師との感情の交流を促すものであるとし，適切に行えば「説明と同意」の説明に当たるものとしています。しかし，前述のように「ムンテラ」は，医師の思った通りの治療や検査を躊躇なく受け入れるようにするための方策であり「説明」というよりも，むしろ「説得」に当たるかと思います。ちなみに，平成15年11月16日付日本経済新聞によると，「説得」とは「説いて得するのは説いた側であり，しょせん説得とは自分の気が済むために相手に何かを無理強いすること」と解説しています。

「ムンテラ」はまさに「説得」と言えるかもしれません。

●納得と説得

最近は，医療情報の入手が容易になったこと，患者の権利意識が高まってきたこともあり，とても昔のように「ムンテラ」で患者を言いくるめるという手段で患者を説得する時代ではないことは十分悟っていることと思います。そして「ムンテラ」という言葉に代わって「インフォームドコンセント」という言葉が使用されています。日本語では「説明と同意」とか「よく説明した上での同意」というように訳されています。もう少し詳しく述べるなら「医師から十分な説明を受けた上での，患者の自由意思に基づく同意」ということになります。インフォームドコンセントは患者の知る権利と医師の真実を告げる義務という2つの関係から成り立っています。要するに，医師の説明よりも患者の同意，つまり患者の自己決定権のほうに重点が置かれた意味となります。

それでは，インフォームドコンセントにより医師が真実を告げる義務とされるものにどのようなものがあるか挙げてみますと，病名や病状の診断内容，予想される検査や治療方法の目的や内容，その具体的な必要性と実施に伴う危険性，実施した場合の成功率，説明された方法以外の治療方法の有無，説明を受けた治療方法や内容の治療を希望しなかった場合の予後などです。これらの説明義務を怠って実施した場合，説明義務違反に問われることになるとともに，患者の同意を得ていないことから違法な医療となります。また，一方的に医師が説明を行うも，患者がその内容を十分に理解しない状況で治療を行った場合には，結果の善し悪しは別として専断的医療と見なされ，患者から訴えられる可能性もあります。

インフォームドコンセントは患者の病気を患者自身が理解し，医師と信頼関係を構築してともに治療に積極的に取り組むためにも重要であるということを医師自ら自覚・認識し，日々の診療に生かしていく必要があります。

参考文献

- 平井信義：ムンテラの科学．実地医家のための会，1998.
- 日本医師会生命倫理懇談会：「説明と同意」についての報告．日本医師会，1990.
- 堀　夏樹：患者と医者は本当にわかりあえるか．晶文社，1997.

CASE 65 難解な医療用語

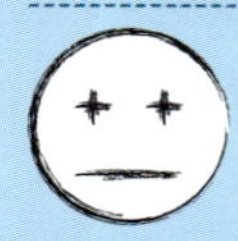

診断結果を医師から聞かされた患者。聞き慣れない言葉に戸惑い，頭の中でまったく別の言葉に置き換えてしまう。

患者 先生，診断結果はどうですか？

医師 そうですね，「キュウセイキノシンコウセイノソクトウブノユウゼイ」ですね

患者 「旧世紀の信仰性の即答部の遊説」？ どういう意味かわかりませんが……

医師 「急性期の進行性の側頭部に発生した疣贅」ということです

患者 はぁ……

どう対応する？——良い例・悪い例

✕ 何回説明させるんですか？

✕ 私の説明をしっかり聞いてくださいよ！

△ では，ノートに書きながら説明しますね

○ **理解しにくかったようなので，もう少しわかりやすい言葉でご説明しますね**

ポイント

専門用語で診断結果を説明したほうが医師としては楽ですが，患者に理解してもらうには，わかりやすい言葉を使用するなり，工夫が求められます。

解説

国立国語研究所の「病院の言葉」委員会が，平成20年10月21日に難しい医療用語を患者にわかりやすく説明するための手引の中間報告を発表しました。この中で140語の医療用語が取り上げられ，そのうち57語については「簡単な説明」から「時間があると

きの詳しい説明」まで，3種類の説明を提案しています。

例を挙げると，日常用語に言い換えるべき言葉として「寛解」があります。この言葉の認知率は13.9%と低く，このまま使用しても8割以上の人が理解しがたいということになります。確かに医療機関に勤務する職員でさえ，勤務する部署によっては，この用語自体まったく知らない場合もあります。ちなみに「寛解」とは，症状が落ちついて安定した状態を言います。要するに，病気が一時的に寛（ゆる）くなり解（と）けたような状態，つまり，このまま治る可能性もあるし，再発する可能性もあることを意味します。治った状態のときに使う「治癒」とは異なります。

ちょっと気になって，健診結果の報告書から不可解な用語をピックアップしてみたところ，「動脈管開存」「化生性胃炎」「心血管イベント発生」「左上葉舌区肺炎」「右肺尖小結節」などの用語がありました。このような専門的な医療用語が混じった報告書を渡されても，患者には意味不明で何のことかわからないのは当然で，後から問い合わせが来てもやむをえないでしょう。似たような出来事は，どの医療機関でもあるのではないでしょうか。専門用語というのは業界の中において使用するには非常に便利ですが，あくまでも業界内だけの話です。第三者にとっては意味不明，理解不能な言葉であることを心得ておくべきです。

医療機関の対応

数年前，某週刊誌のあるページに「今週のブーイング」と題して，調剤薬局での薬剤師と患者のやり取りが紹介されていました。薬剤交付時の薬剤師の説明は「点鼻は1日2噴霧まで可。眼球瘙痒時に随時点眼可です」という内容だったのですが，これを聞かされた患者の頭の中は「テンビワイチニチニフンムマデカ。ガンキュウソ～ヨ～ジニズイジテンガンカデス」となってしまったわけです。

コラムの中で筆者は，「この説明では，何回聞いても理解することは困難であろう。『眼球瘙痒時随時点眼可』は，『目がかゆいときはいつでも差してください』とわかりやすく言えばいい」と憤慨し，心がこもらない慣用語，専門用語の氾濫に対して「専門家よ，誰を相手に仕事をしてるんだ？」と叫んでいました。この叫び声は，医療従事者，特に医師に対して言っているものと受け止め，わかりやすい説明に徹するよう取り組んでいただきたいものです。

国立国語研究所の「病院の言葉」委員会の委員の1人，矢吹清人氏は「患者には，医学用語はすべてわからないものだということから始めないと，医療の内容を易しく伝えることは不可能だ」と指摘しています。そして，「患者に対する『易しさ』は『優しさ』に通じる。易しく伝えることが，優しい医療を実現するということを強調したい」とも述べておられます。まさにその通りだと思います。

また，同じ国立国語研究所の吉岡泰夫上席研究員は「医療用語は専門家同士では非常に便利で能率的ではあるが，一般の方にとってはコミュニケーションの壁になりうる」と指摘しています。

『あなたの患者になりたい―患者の視点で語る医療コミュニケーション』の著者である佐伯晴子氏は，OSCEにおける医療面接試験の模擬患者役として参加している立場から，著書の中で「医療用語は医療従事者以外の人にとっては外国語に等しいくらい耳慣れないものが少なくない」と語っています。そして，「日本語の熟語や漢語は発音だけでは同音異義語が多くて区別がつかない。患者はカタカナの音で受け取り，頭の中で漢字に組み立てる作業をするが，ここで医師と同じ漢字にならないと通じたことにはならない。ましてや，耳慣れない言葉を聴いても音声からでは漢字に変換できない。だから，医師の言葉が耳に入っても意味不明では相互理解ができないのである」とも分析しています。

参　考

• 模擬患者

医療面接の実習などで，医療者（学生）に症状を話したり，質問に答えたりする患者役を務める人のことを言う。SP（simulated patient）とも言う。

• OSCE（objective structured clinical examination）

通称「オスキー」と呼ばれ，日本語では「客観的臨床能力試験」と訳されている。医療面接や身体診察などの実技試験により，医療者としての態度やコミュニケーション能力，診察能力など，ペーパーテストでは評価できない能力を評価する。

参考文献

• 佐伯晴子：あなたの患者になりたい―患者の視点で語る医療コミュニケーション．医学書院，2003.

CASE 66 同義語，法令用語，類義語

医療機関で使用する言葉の中には，同義語・類義語がたくさんあり，医療従事者も特に厳密に使い分けているということでもなく，患者に説明することがある。

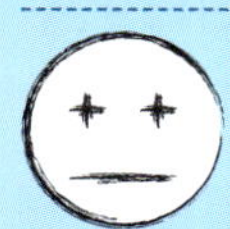

どっちの言い方が正しいのか統一してくれないかな！

医師 それでは，来週手術いたしますので，この「承諾書」にサインをしてください

患者 この書類には「同意書」と書いてありますが，違うのですか？

医師 そうでしたか，同じような意味ですので問題ないですよ

患者 なら，統一してみてもよさそうなものですが……

どう対応する？――良い例・悪い例

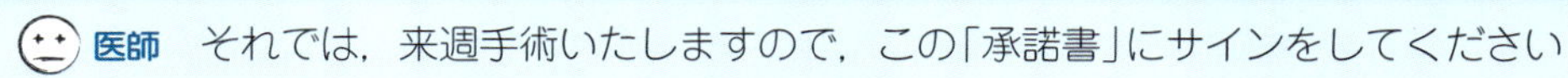

✕ 言葉は違っても内容は同じですので問題ありません

✕ いわゆる「同義語」と言われる言葉で，気にする必要はまったくありません

△ 慣例で従来使用しておりましたので，意味的には同じです

○ **おっしゃる通りです。今後院内で使用する際は，極力統一した言葉とするよう注意します**

ポイント

実際使用している書式名称と説明する際に発している言葉に相違があると，患者も戸惑うことがあります。**医療機関内で統一した名称に改めることは事故防止にも繋がります。**

解説

●医療機関で使用される同義語・類義語

医療機関において，診療を行う上で患者に記入して頂く書類は多種多様です。そこには似たような言葉や用語がたくさんあります。たとえば「同意書」「承諾書」「誓約書」「依頼書」といった名称の書類です。それらの書類は実施する診療内容により，それぞれの

名称を用いて使用されますが，いったいどのような意味があるのでしょうか。医療機関に従事している者にとって，日常何気なく使用している言葉について，意味を考えずにかつあまり意識せず使用していることが多々あります。また，業務で使用される言葉には似たような意味合いを持つ言葉も存在しています。たとえば，「疾病と病気」や「回復と快復」「打撲傷と打撲創」「投薬と投与」「病と疾患」「傷と創」等々です。

●同義語と法令用語

「同意書」や「承諾書」「誓約書」「依頼書」といった文書は，どの医療機関にも用意されていますが，どのような場面で使用されているのでしょうか。それぞれ意味合いが違うのでしょうか。たとえば，手術の際にお願いする書類として「同意書」または「承諾書」であり，会計窓口で未払い金が発生した場合に支払い期日と金額を明記し確認した上で記入してもらう書類は「誓約書」であり，他医療機関や院内他部署に何らかのお願いをする場合には「依頼書」を用いているのではないでしょうか。しかし，法律的にみれば，これらの用語はすべて同義語であるというから驚きです。

本来の筋道から言えば，ある内容について理解し，同意をし，承諾して，その上で依頼することになります。したがって，一番ふさわしい名称としては「承諾書」となります。ではなぜ同じ意味の言葉が使い分けされているのでしょうか。前述のそれぞれの言葉が同義語とすれば，どの用語でも各人の好みで使用してもよいかというと，原則的にはどの用語を使用しても差し支えないと言えます。では，なぜこのような同義語があるのでしょうか。それは法律においては，そのときの事柄に対して最も適切な用語を使用することが肝腎とされており，あいまいな用語では相手に誤解を与えることにもなりかねないことから，簡潔明瞭で適切な用語が求められるのです。用語の意義，作用，効力を正確に表現し，正しい用法を示すことが必要です。

ほかに日常使われている言葉を法律用語で表現した場合の例を挙げると，「約束」は「契約」，「申し込み」は「申請」または「応募」，「支払い」は「弁済」，「同意または承知」は「承諾」等々に置き換えられます。これらの用語はいずれも簡潔明瞭という点で共通しています。法律用語は正確性を重視することから日常用語における修飾語を取り除いている点に特徴があります。日常用語と違う用語を使用することにより，言葉が与える理論的な意味以外の主観的な印象，すなわち「語感」によって事の本質を見誤るのを避けることが大切であるということが理由となっています。「依頼書」ではなく「誓約書」と書くことにより，「何か複雑重大な依頼でただ事ではない」ということが連想され，尋常ではないという印象を与えるように，心理的に何か重大な意味合いを持ち大事な事柄であると思わせることができます。

●医療に関わる類義語

類義語を辞書で検索すると，「同一の言語体系の中で語形は異なっても意味の似かよった2つ以上の語で，広義では『同義語』も含まれる」と説明されています。類義語も意味の関わり方によっていくつかに分類できます。①意味がほぼ重なる関係（例：おなか⇔はら，決める⇔定める等），②意味の一部が重なる関係（例：話す⇔語る，ふち⇔へり等），③一方の語の意味を他方の語が包み込む関係（例：夜⇔晩，うまい⇔上手等），④両方の語の意味がきわめて近い関係（例：いる⇔ある，踊る⇔舞う等），⑤その他：特殊な関係（敬語：あなた⇔貴殿，専門語：おたふくかぜ⇔耳下腺炎，隠語：死亡⇔ステルベン，幼児語：あんよ⇔足，等々）のように分類できます。そこで，3つだけ医療に関する類義語を紹介します。

まず，「病」と「疾患」についてですが，「病」は自分で異常を感じる状態のことを言い，「疾患」とは客観的に，たとえば医師によって診断，命名されるもののことを言います。同じような言葉に「病気」というものがありますが，これはいろいろな疾患の寄り集まりと考えられる症候群なども含めたより広範囲な意味を持った言葉として使用されます。

「創」と「傷」は似ていますが，「創」は体表に明らかなきず，つまり連続性の離断のある場合に用い，連続性の離断のない場合に「傷」と用います。

「投薬」と「投与」はどうなのでしょうか。辞書によれば「投薬」とは「医者が患者に薬を与えること」とあります（例解新国語辞典）。つまり，投与と同じ意味になるわけで薬を投げるとは乱暴な言葉と受け止められますが，この「投」には「投げる」「投げつける」のほかに「贈る」という意味があります。人から物を贈られたことに対する敬語「恵投」という言葉があります。この場合の「投」は「贈り物」ということです。したがって，「投薬」も「薬を贈ること」と考えられるのではないかと思います。

医療機関の対応

毎日多くの患者と対応している窓口職員としては，いちいち細かいことにかかずらわっていられないという方もいると思いますが，来院する方の中には，言葉使いや用語の使い分けにうるさい方もいます。また最近は，説明している内容の一言一句聞き漏らさないように，かつ不適切な発言をしようものなら念を押すように確認を求めてくる方もいます。ここは1つ，知識として覚えておいてはいかがでしょう。

CASE 67 医の心

もう少し患者の気持ちを理解して！

連日，たくさんの患者が来院し，医師・看護師・医療スタッフは手際よく次々と患者を待たせないよう気を遣いながら診療を行っている。しかし，患者がどのような気持ちで受診するのか考えたことがあるか？

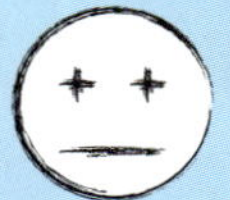

医師　○○さん！　聴診器を当てるので服を脱いでください。ちょっと異常音が聴こえますね。いつから体調が悪いと気づきましたか？

患者　1カ月前からでしたが，家庭の事情で病院に行けなくて……

医師　もっと早く受診すればよかったのに，家庭の事情って何ですか？

患者　実は，……ということでやっとの思いで来院したんです

医師　そうだったんですか。では本日は検査をして次回検査結果をみて治療方針を決めましょう。看護師さん，次の患者を呼んで！

患者　先生！　もう少し患者に寄り添う気持ちがないんですか？

どう対応する？――良い例・悪い例

✕ 事情はわかりましたので，次回治療方針を決めましょうと言っているのです

✕ 本日は，待っている患者さんが多くて申し訳ありませんね

△ 次回しっかり伺いますので，今日はこのへんでいいでしょう

○ **失礼しました。本日は待っている患者も多く時間的余裕がなくて申し訳ありません。本日の検査結果をもって，次回はじっくりと治療方針を考えたいと思います**

ポイント

医師や看護師やその他の医療スタッフは日々の患者をこなすだけに追われ，患者の思いを考える余裕さえない状況にあります。しかし，患者がどのような思いで医療機関を受診するのかちょっと考えてはいかがかと思います。

解説

●忘れ去られている“医の心”

1972年6月に毎日新聞社より発刊された，榊原　仟著「医の心」が手元にあります。読んでみると執筆後既に40年以上経過しているにもかかわらず，現在の医療に通じるものがあります。この本の中に医師のあるべき姿として5項目述べられていましたので紹介します。

(1) 世の中に幸せを願わない人はいない

健康について言えばまったく健康であるということは望まないまでも，ある限界の健康さがあれば幸せを味わえるが，その健康が失われた状態の不幸を救うのは医業に携わる医師の務めであり，医師は人間の幸せに関与する面が非常に大きいことを悟るべしである。

(2) 重い病気では，たとえ治っても正常な状態にはなれない

制約された状態で生活を行い暮らさなければならないことは，患者にとって非常に苦痛なことである。その苦悩を取り払うのには医師一人でできることではないが，精神的負担を少しだけでも軽くしてあげなければならないのが医師の務めのひとつである。

(3) 医師という職業は悩みの多い職業である

医師となれば人の「死」という事態に直面することになるであろう。必死で助けようと努力したにもかかわらず，不幸にも死亡したときの悲しみや落胆は味わった経験のある者にしかわからない。患者の死に遭遇して号泣するような心の持主でないと，りっぱな医師にはなれないのである。

(4) 医師は常に謙虚でなくてはならない

病気がよくなったといっても，その多くが完全に健康な状態に戻ったということとは違う。薬剤1錠であっても体にとっては異物であり副作用もある。だから逆に効くのであって生体に害を与えないような薬なら服用する必要がない。必要があって服用する以上は効果を上げるためにやむをえないと判断しているのであるから，よくよく考えて本当にその行為が必要なものかどうか考えて行うのが当然である。

(5) 医療は必要かつ最小限度にとどめることが必要である

医師の役目は患者の自然治癒を助けることにある。医師がやっていることは，たとえれば自力で下りかけた車を後ろからちょっと押してやったり，坂にころがっている石を取り除いてやったり，下りやすくしてやったりする程度のことであるといってもよい。決して医師の力で治したわけではないことを悟るべしである。

●医師の務めと病気

榊原　仟氏は著書の中で「病気というのは，正常な状態から体や精神の状態が逸脱し，

そのために生命の危険があったり，精神的・肉体的な苦痛があったりすることである」と説明し，医療の目標は「逸脱した状態を正常に戻し，苦痛を和らげ生命の危険を回避することにある」と述べています。手術を施行しその結果，死に追いやってしまった場合など「手術をしなければよかったのに」「まだもう少し生きていられたかもしれない」と言われることもあります。しかし，手術することでさらに生き延び，永らえる可能性もあるのです。手術を受けないということは，その機会を捨てることであり，必然的に患者を死に向かわせることになるのです。それゆえ，危険を冒してまで手術を施行するか，しないかの判断は患者の運命を左右することになり，医師の責任は重大です。

●DOCTORの意味

以前，中国から来た医学部生が実習終了近くに日本の医療機関における実習の感想を述べていた中に，非常に興味ある話をしていたので紹介します。それは，英語で医師のことを「DOCTOR」と書きますが，この「DOCTOR」の各文字にはそれぞれ深い意味があるということで，学生独自の解釈をしていたことです。

まず頭文字のDはDevotion「献身」の意味であること。中国には「医者父母心」という諺があるといいます。この意味は「医者が患者に対する気持ちは父母が子どもに対する気持ちのごとく」ということです。父母は子どもに対して無私の愛を奉げるが，医者で一番重要なことは知識や技術ではなく，Devotionの精神である，と。

次の文字OはObligation「責任感」の意味であること。Cの文字はCarefulness「慎重」の意味であること。

Tの文字はTruth「真理」の意味であること。医学が日進月歩の進歩を遂げたとしても，まだまだ治療法さえ確立していない病気があります。病気によっては，ある程度説明はできても，細胞レベルあるいは遺伝子レベルまでは未知の謎の病気も多い。したがって，一生懸命医学の未知の世界を探検し，真理を追究し，医学の発展に自己の力を発揮することが求められるのです。

次のOの文字はOptimism「楽観」の意味であること。医者の仕事は大変つらいことから，楽観的な人格を持つべきであること。楽観的な人格は調味料の役割を果たし，ストレス一杯の日々の生活に味を添え，また患者に対しては病気に打ち勝つ勇気を与えます。

Rの文字はReliability「信頼」の意味であること。医者の発する言葉はどんなに些細なことでも，患者は真実だと受け止めるのです。

学生個人の「DOCTOR」の個々の文字が持つ意味を紹介してきましたが，言われればなるほどと思いました。和訳した言葉だけをピックアップしても「献身」「責任感」「慎重」「真理」「楽観」「信頼」という言葉は，医師にとって心しておかなければならない言葉ばかりであると思いました。

●患者の思い

文化人類学者の磯野真穂氏は，著書（『医療者が語る答えなき世界』ちくま新書）の中で医療という奇妙な現場で行われていることとして，初対面の人（初診の医師）相手に「服を脱ぎ，裸を見せ，触らせる。誰かが自分の体に針（注射針）を刺し，器具（心電図測定装置等）を取り付ける。誰にも話したことのない自分だけの秘密をつぶさに話す」恋人にも，身内にも話さないことを話すことが実は医療の現場で行われているのである，と言っています。なぜ，医師の前でこれだけ従順なのか。それは痛みを，不安を取り除いてほしい，治る希望を与えてほしいということを願い受診するわけであり，医師に対して全幅の信頼を寄せているがゆえであると言っています。このような患者の気持ちを汲み取って真摯に診療に従事していただきたいと思います。

参考文献

- 榊原　仟：医の心．毎日新聞社，1972．
- 磯野真穂：医療者が語る答えなき世界．筑摩書房，2017．

4章　看護師・医療スタッフの会話術

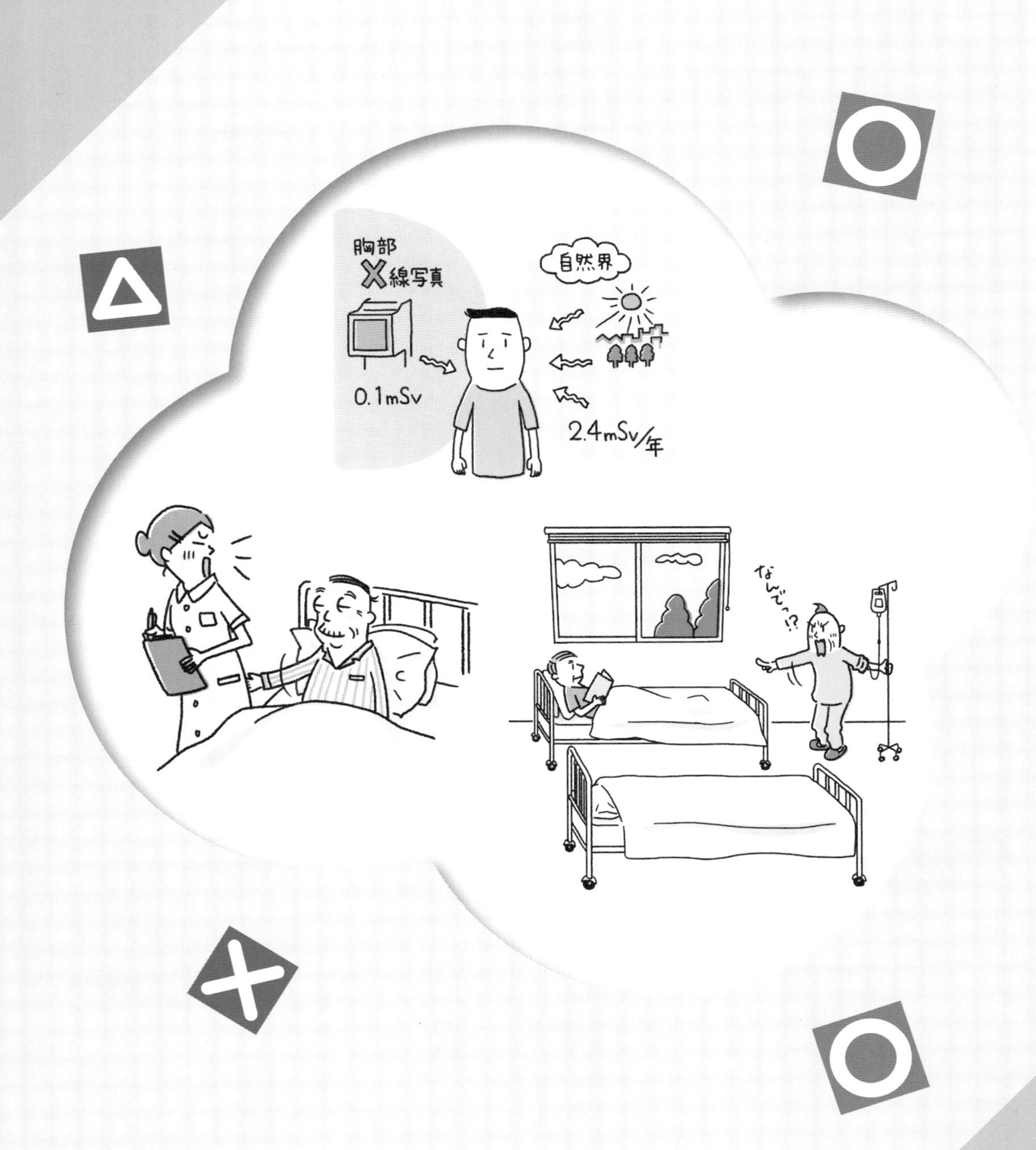

CASE 68 無断の転ベッド

勝手にベッドを
移動するなんて！
許可した覚えはないぞ！

午前中の検査の間に，やむをえず患者のベッドを窓際から廊下側に移動したところ……。

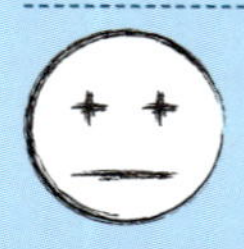

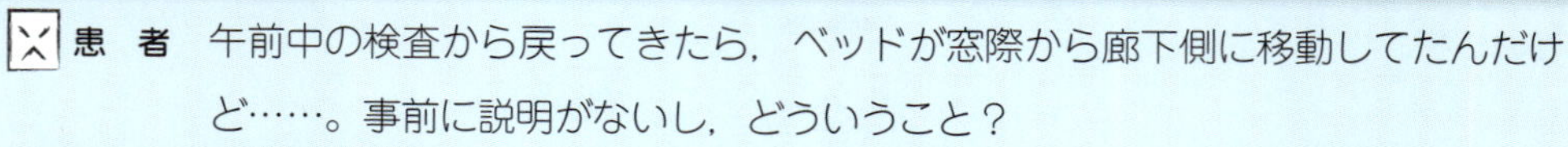

患者　午前中の検査から戻ってきたら，ベッドが窓際から廊下側に移動してたんだけど……。事前に説明がないし，どういうこと？

看護師　大変申し訳ありません。実は，今日入院の患者さんがどうしても窓側のベッドを希望されるので，移動させていただきました

患者　それはおかしいでしょう，勝手に移動するなんて！　承諾した覚えはないぞ！

どう対応する？――良い例・悪い例

✕ 病院の都合でベッドは移動できるんです

✕ 短期入院の患者さんなので，少し我慢していただけませんか？

○ **事前説明もなく移動し，大変申し訳ございませんでした。元に戻させていただきます。本日入院の患者さんには病院から説明をします**

ポイント

医療機関の都合で，患者の了解を得ずに患者が不快と感じることをすれば，当然，大きなトラブルに発展します。このケースでは，一方的に医療機関側が悪いと言えます。信頼関係の上からも，法的なトラブルを回避する意味でも，努めて患者の了解を得る姿勢が必要です。

解説

患者の転ベッドは日常茶飯事と言えます。患者の希望の場合もあれば，医療機関側の都合で行うこともあります。

しかし，患者が使用しているベッドには「占有権」（民法第180条）という権利があります。

したがって，患者の同意を得ていない転ベッドについては，患者が異議を申し立てた場合，医療機関側は元に戻さなければなりません。場合によっては転ベッドにより生じた損害について賠償請求される可能性もありますので，同意のない転ベッドは行うべきではありません。

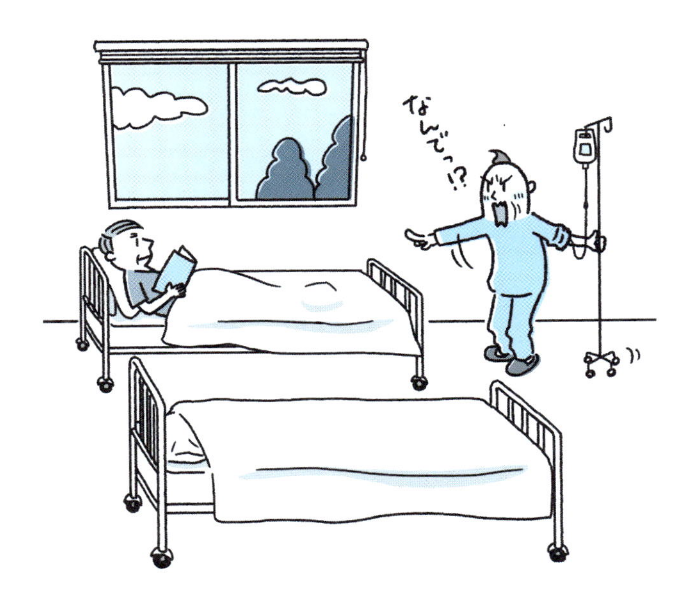

医療機関の対応

ベッドの「所有権」はもともと医療機関にありますが，患者が使用することで「占有権」が発生します。「占有」とは他人の物を事実上支配することを言い，「占有権」とはその権利が生じるということです。医療機関の都合でどうしても転ベッドせざるをえない場合には，患者に協力していただきたい事情をきちんと説明する必要があります。

関係法令など

- **民法第180条（占有権の取得）**

占有権は，自己のためにする意思をもって物を所持することによって取得する。

CASE 69 医療被曝を過剰に心配する患者

医療機関には実に様々な患者が来院する。先日もX線撮影のときに驚くような体験をした。

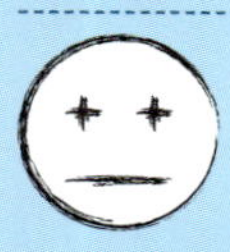

安全と言うなら，一緒にX線撮影室に入ってくれないか？

患者　X線撮影って人体への被曝量は大丈夫かね？

技師　心配ないですよ

患者　でも，被曝による影響がまったくなくはないでしょう？

技師　本当に問題ないですから

患者　そんなに問題ないと言うなら，一緒に撮影室に入って立ち会ってくれないか？

技師　そんなことを言われても……

どう対応する？――良い例・悪い例

✕ 大丈夫です。気にするほどではありません

✕ 放射能汚染事故に比べたらまったく問題はありません

△ 診断確定のための必要な検査ですから，しかたありません

○ **撮影はほんの一瞬ですので，心配するほどではありませんが，ご心配なら生殖機能をプロテクターで保護して撮影しましょう**

ポイント

X線写真撮影の1回の被曝量はおおよそ0.1mSv（ミリシーベルト）であり，懸念するには当たらないことを患者に説明することが重要です。それでも患者が不安がっている場合，プロテクター使用を促してみましょう。

解説

●X線写真は1度に5,000枚撮影してはじめて影響が現れる

私たちが日常生活で浴びる被曝量とはいったいどのくらいなのでしょうか。

自然界にも存在する放射線は1年間で2.4mSvとされ，胸部X線写真で約8～48枚分に換算されると言われています。つまり，普通に生活していても年間約8～48枚分くらい被曝しているわけです。放射線を1度に全身に受けた場合に障害が現れる例としては，500mSv被曝すると白血球が一時的に減少すると言われています。胸部X線写真撮影の被曝量を単純に0.1mSvとして換算すると，1度に5,000回撮影しなければ達しない量なのです。ゆえに，ほとんど心配する必要がないということになります。

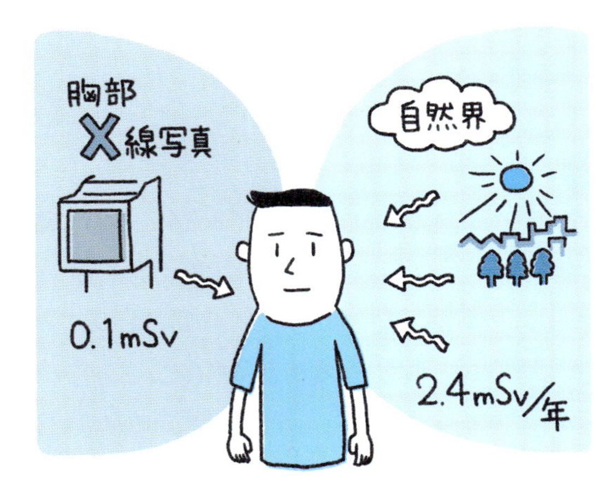

一方，X線診断は病気の早期発見や早期治療という便益が被曝による発がんリスクを上回ると考えられています。要は，不必要なX線診断を避けることに尽きると言えます。

では，X線診断で受ける放射線で本当にがんになるのでしょうか。大量の放射線に被曝するとがんの危険性が増えることは多くの研究で明らかになっていますが，X線診断で受けるような少量の放射線ががんを引き起こすかどうかについては科学的に明らかにされておりません。

医療機関の対応

2011年3月11日の東日本大震災における福島第一原発事故以来，放射線被曝について非常に関心が高まり，X線やCT撮影を施行する際にも被曝量を気にする患者が多くなってきました。

放射線の被曝問題について関心が高まったのは英国の医学誌「ランセット」の2004年1月31日号に掲載された，診断用のX線検査で受ける放射線被曝と発がんのリスクに関

するオックスフォード大学グループの論文を，日本の新聞が「放射線診断での被曝を原因とする発がんは日本が最高」というセンセーショナルな形で報道したのがきっかけでした。論文の内容は，1991～1996年における診断用X線の撮影回数を調査した結果，日本人の医療被曝回数は英国などに比べ3倍ほど高く，日本ではX線診断によってがんになる人が全がん患者の3.2%を占めるというものでした。診断用のX線検査そのものが危険この上ないように受け止められますが，放射線診断によって病気が発見され，早期治療につながるという便益があるのは事実です。

事例の顚末を紹介すると，健診当日，担当医師から本人に被曝による影響はほとんどないことを十分説明し，了解を得ました。ただし，生殖機能を保護するためのプロテクター着用を希望したため，下半身を防護して撮影を実施しました。必要のないX線撮影を実施しないのは当然ですが，X線検査の必要性，この検査で知りうる情報の有用性などを十分説明することが求められます。

参 考

• ランセット論文（Lancet 2004;363:345-51）の要点

日本，米国など15カ国におけるX線診断の回数や診断による被曝量，年齢，性，臓器ごとに示した放射線の被曝量と発がんの関係についてのデータなどに基づき，X線診断による被曝を原因とする75歳までのがん患者数が推定された。この数が日本では年間7,587例で，がん患者全体の3.2%と推定された。日本以外では，英国，ポーランドがともに0.6%と最も低く，米国で0.9%，最も高いクロアチアでも1.8%だったと報告している。

• mSv（ミリシーベルト）

放射線の量を表す単位で，1Sv（シーベルト）の1,000分の1が1mSv。

CASE 70 「見る」「看る」「診る」

患者の様態を
「見る」のではなく
「看て」ください！

医療機関には毎日たくさんの患者が来院し，かつ入院している。多忙を極める看護師も必死で看護に取り組んでいるが，

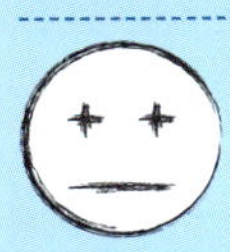

患者の容態を見落とすことも……。

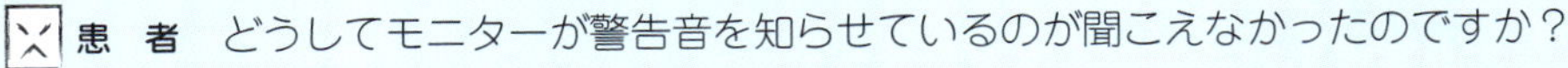

患 者　どうしてモニターが警告音を知らせているのが聞こえなかったのですか？
看護師　重症患者が多く，その看護に専念していたため，つい聞き逃してしまいました
患 者　プロとしては失格ですね
看護師　申し訳ございませんでした
患 者　これは看護師の問題というよりも病院の管理の問題と思います
看護師　おっしゃる通りです

どう対応する？──良い例・悪い例

✕ 忙しくて，つい気づかずにおりました

✕ モニター音を他の装置の発する音と勘違いしておりました

△ 必死で他の患者さんの看護しておりまして，申し訳ございませんでした

○ **大変申し訳ございませんでした。今後の体制については，院長を含めた病院全体で同じミスを繰り返さないよう取り組んでいきたいと思います**

ポイント

医療機関における看護師の存在は昔と異なり，現在は医療の中心的存在となって，その役割も非常に大きな比重を占めています。そのため業務の負荷と責任がのしかかってきており，医療機関全体で安全管理体制を考えていかなければならない状況となっています。

解説

●看護師の行政処分の増加傾向

厚生労働省は2016年12月15日に刑事事件や医療ミスなどで罰金刑以上が確定した看護師27人の行政処分を発表しています。内訳としては，3人が免許取り消し，23人が3年〜1月の業務停止，1人が戒告となっています。厚生労働省も以前から看護師へも再教育の義務づけを方針とする保健師助産師看護師法の改正に取り組み，重大事故の防止抑制に努める方向に動き出したところです。保健師，助産師，看護師も医師と一緒に治療にあたることから，ここ数年，刑事事件として処罰されるケースも少なくありません。そういった点から，昔の「白衣の天使」のイメージとはほど遠い医療の現場となっているのが実情です。過酷な医療現場で「3K」に耐えながら患者のために必死で働く看護師を見ていると，いずれ職業として看護師を希望する若い方がいなくなるのではと思います。

●見る・看る・診る

「みる」という言葉を漢字で表すと，「見る」「看る」「診る」という字があります。

「見る」は目と同根で，目にとめて見る，その機能を言う場合に使われます。字形から言うと，見（けん）は人の上部に大きな目をしるした形で，人の見る動作を表し，一般的には目でみるときに使われます。

「看る」はケアすることを意味しています。この「看」という字はよく見ると，「手」という字に「目」がついています。つまり本来の意味として，この「看」は「手をかざしてよく見る」ということです。看護のことを「手当て」とも言います。このように「手」と「目」は看護の基本とされています。目で「見る」だけではなく，「手をかざす」ことで，体と心の隅々まで看て，そして最後を「看取る」ことになるのです。人間にとって最も大切な命や体を見守り世話することを「みる」という言葉で表現していますが，「看る」という言葉にはそこまでの意味を含んでいるということを理解する必要があります。つまり，「看る」ということは，目で見ることだけではなく，体全体の行為となってくるのです。そして最後に「看取る」ことになりますが，この「看取る」は死んだ人を「見送る」という意味です。

一方，「診る」は「診察」の「診」と書きます。「診察」とは「診て」それから「察する」ことであり，つまり診断を下すまで「見る」ということです。「診」という言葉は，言葉でしらべてみる，脈をみるという意味を持っています。字形をみると，診（しん）の音の表す意味は「視（見る意）」です。つまり，医者はまず病状を問うてから脈をみるということから，一般に「病気を診察する」意となったのです。

●患者から見たよい看護師とは

「看護」とはいったいどういう定義なのでしょうか。かのナイチンゲールは「看護はすべての患者に対して生命力の消耗を最小限度にするよう働きかけること」を意味すると言っています。米国看護師協会は「看護とは，現にある，あるいはこれから起こるであろう健康問題に対する人間の反応を判断し，かつそれに対処することである」としています。

ちなみに，法律（保健師助産師看護師法第5条「看護師の定義」）では，「厚生労働大臣の免許を受けて，傷病者若しくはじよく婦に対する療養上の世話又は診療の補助を行うことを業とする者をいう」と規定しています。一般には，看護とは看護技術を用いて看護ケアを行うことと言われています。

2005年11月に開催された日本生命倫理学会年次大会において大分県立看護科学大学小西恵美子氏のグループが興味深い演題を発表していたので紹介します。

「20世紀初頭において医師に従属的でよく働く補助者として『寡黙・従順・服従』が求められ，そのような特質を備えた教育を受けてきた看護師がよい看護師と言われてきました。しかし時代が大きく変容し，看護師に求められる役割も社会の変化に伴って変わってきました。調査の結果，よい看護師とは，まず人として関わりができ，その上に専門職者（プロ）としても関わることができる看護師ということでありました。さらに詳細に調査すると『よい人としての看護師』が『よい看護師』として挙げられたことでありました。具体的には，『患者に人として関心を持つ』『患者をかけがえのない人として大切にし，気にかける』『一生懸命関わる』『親身になって患者のためを思って関わる』『人対人の礼をもって接する』などをよい看護師の資質であるとして説明していたことです」

時代の変容とともに看護師に求められる役割も大きく変わってきましたが，もう一度看護の「看」という文字の意味を噛み締め，プロとしてのプライドを持って仕事に取り組んでいただきたいと思います。

参考文献

- 立川昭二：からだことば．早川書房，2002．
- 加藤常賢：角川字源辞典．角川書店，1983．
- 白川　静：新訂 字訓．平凡社，2007．
- 小西恵美子，他：患者からみた「よい看護師」の資質：「よい人」としての看護師．シンポジウム1，日本生命倫理学会第17回年次大会，2005年11月20日．

CASE 71 患者からのセクハラ

自然と手が背中に回っただけじゃないか！

医療行為は患者と医療従事者との2人きりで行われる場面も多く，セクハラが生じやすい危険性を孕んでいる。

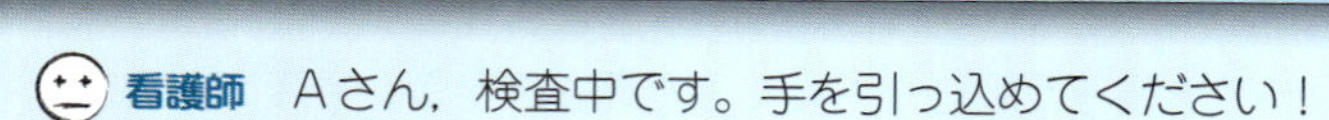

看護師　Aさん，検査中です。手を引っ込めてください！
患　者　いやっ，何もしていないよ
看護師　手を引っ込めないと，本当に誰かを呼びますよ！
患　者　何言ってんだよ！　自然と手が背中に回っただけじゃないか！

どう対応する？――良い例・悪い例

✕ きゃっ！　止めてよ！

✕ 困ります！

△ だっ，誰か来て～！

○ **これ以上止めなければ，責任者を呼びますよ！**

ポイント

一口に患者からのセクハラと言っても，いろいろな状況，場面が考えられますが，**明確なセクハラには断固として対処**しなければなりません。

解説

医療機関の中で医療従事者が患者と2人きりになる場面は多々あります。カーテンで仕切った病室での治療や看護，超音波などの検査，入浴介助，トイレ介助，リハビリ作業，車いす介助などです。もともと医療従事者には優しい性格の人が多いため，勘違いして「自分に好意を抱いているのでは」と受け止める患者も少なくありません。これが発展してセクハラやストーカー行為へとつながることも多く，全般的に被害を受けやすい環境になっていると言えます。

また，職務上，患者から介助や看護の要請があれば，様子を見にいったり，手当てをしなければなりません。常に2人体制で対処するほどの余裕は医療機関になく，1人で処置しているのが現状ではないかと思います。

その際，患者の体勢が崩れて抱き付いてきたり，力なく手を握ってきたりすると，瞬間，それが故意なのかどうかの見極めは難しいと思われます。患者が一言詫びるなり，ばつの悪そうな態度が感じられたりすれば，セクハラの範疇には入らないでしょうが，実際には判断の難しいケースが多いでしょう。

しかし，ベッドから移動する際に不自然に抱き付いたり，ベッドサイドで処置しているときにお尻を触ったり，意味もなく手を握ったり，屈み込んだときに露骨に胸元を覗いたりなど，明らかに故意と感じられる場合には不快感をはっきり意思表示し，毅然として拒否する態度を示すべきです。これでも懲りずにセクハラ行為を行う常習者に対しては，患者家族に注意を促す，あるいは被害に遭っている職員の上司が患者に対し，毅然とした態度で「以後のセクハラに対しては即時退室を命ずる」旨を申し渡すことも場合によっては必要です。

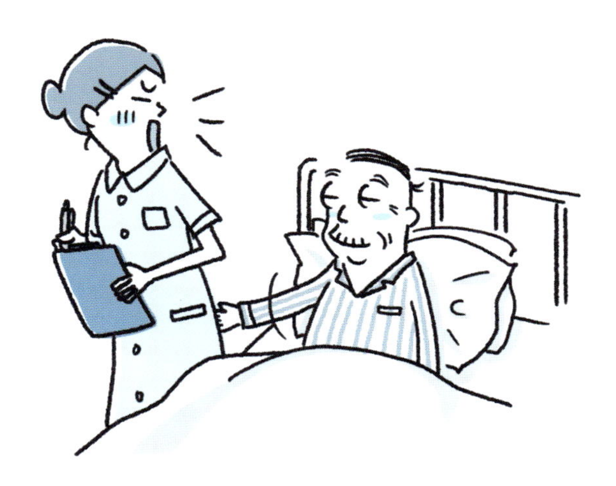

医療機関の対応

セクハラ行為は密室だけで行われるとは限りません。通常のベッドサイドにおける会話で卑猥な言動をする患者もいます。素直に本人がセクハラ行為を認める場合は問題ありません。

しかし，患者がなにかと言い訳をして「やっていない」と否認した場合，医療機関側が立証しなければならなくなります。そして，セクハラの証拠がない限り，さらに医療従事者が不当な扱いを受け続けることになります。

「相手は病人だから，余命いくばくもない年寄りだから，大目にみたらどうか」という人がいるかもしれません。しかし，セクハラが許される道理はまったくありません。健全な職場環境の維持，医療従事者の安全確保は管理者の義務です。医療従事者が安心して働ける職場環境にするためにも病院としてしっかりとした対策を講じることが大切です。

先日，医事課長同士の集まりで，「セクハラ」が話題に上がり，こんな経験談が示されました。健診での腹部超音波検査での出来事です。若い女性技師が担当中，ユニフォームの中に健診者の手が入ってきて腹部を弄りはじめたそうです。女性技師はめげずに検査を続行して終了しましたが，終了後，検査主任に泣きながら事の顚末を訴え，検査主任から医事課長にその報告があったそうです。

この医事課長曰く，「検査終了後に報告を受けた場合，健診者のセクハラ行為を責めたところで，開き直って逆にやっていないと主張し，証拠を示せと文句を言われるか，逆に謝罪を求められる始末にもなりかねない。事後報告では何の対処もできなかった」。

このように，セクハラには，行為がなされた時点で速やかに対処するという意識を職員全員が共通して持つことが大切です。

CASE 72 患者の衣服を汚した

検査で衣服が汚れてしまったら弁償するのが当然じゃないの？

先日，採血の際に血液が飛び散ってしまい，患者のシャツに血液が付着してしまった。患者が着ていたのはおろしたての新品のシャツで，損害賠償を要求してきたが……？

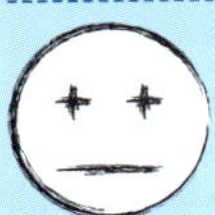

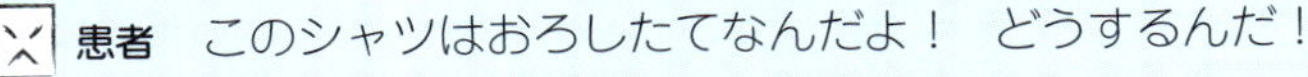

患者　このシャツはおろしたてなんだよ！　どうするんだ！

病院　大変申し訳ございませんでした。当院としてはクリーニング代を払わせていただきます

患者　付着した血液がクリーニングで綺麗になるわけないじゃないか！

病院　しかし，当院の規定ではクリーニング代の弁償までなんですが……

患者　馬鹿な！　このシャツは特別仕立てのもので，安くないんだ！　病院のミスなんだから，謝罪して新品を弁償すべきじゃないのか？

どう対応する？――良い例・悪い例

✕ 申し訳ございませんでした。至急新品をご用意させていただきます

✕ 当院の規定では，クリーニング代のみの支払いとなっております

△ わかりました。クリーニング代に少し上乗せさせていただきます

○ **今回は大変申し訳ございませんでした。おっしゃる通りクリーニングのみだけではシミが残る可能性もあります。新品を弁償することはできませんが，クリーニング代のほかにシャツ相当額を併せて弁償させていただきます**

ポイント

来院する患者の中には，見るからに高級な衣服を身に着けている方もおり，担当する技師も汚さないように気を遣いながら検査を施行していますが，このような場合に患者の要求通り新品を弁償しなければならないかどうか，がポイントです。

解説

ここでいう「シャツ相当額」とは，新品のシャツの価格ではなく，汚されたシャツの「時価相当額」を言います。つまり，既に何度か着ており，シャツの価格が購入した当時に比べて相当価値が下がっており，新品価格で弁償する必要はないということです。判例でも，「不法行為による物の滅失毀損に対する損害賠償の金額は，特段の事由がない限り，滅失毀損当時の交換価格により定むるべきである」(最高裁昭和32年1月31日判決)と下しています。この判例を根拠にすれば，一度袖を通した衣服については，既に新品とは言えず中古品扱いとなり中古品市場の価値で判断することになります。

医療機関の対応

全国の私立医大病院の情報交換の場においても，前述のような「病院の過失によって患者の衣服を汚してしまったときの対応についての取り扱い規定の有無」が話題となったことがありました。このような対応時の規定について設けている大学病院は1つもありませんでした。ということは，他の医療機関についても同様と思われます。検査施行時は細心の注意を払って対応しているつもりでも，人間のやることでもあり，不測の事態に陥る場合もあります。被害に遭った患者に対しては申し訳ないという気持ちで謝罪しますが，即「新品を弁償せよ！」と言われることには抵抗があるかと思います。

解説の項で説明した通り，一度着てしまった衣服は中古品であること，これは衣服に限らず自動車や住宅を購入した場合も同様です。ただ，患者としては本当に気に入った衣服ほど愛着があり，ずーっと着たいと思うことから諦めきれない心境で要求してきます。病院側としても，患者の気持ちは理解できますし，本当に新品を弁償したい気持ちもありますが，クリーニング代に少し高めの迷惑料を提示して了解してもらうしかないと思います。

もちろん，病院の規定で新品を弁償するという扱いであれば，それはそれで問題ないと思います。

ちなみに，使用人(職員)が仕事をしていて第三者(患者)に損害を与えた場合は，職員の使用者(医療機関)がその損害を賠償する責任を負うことになります(民法第715条)。

関係法令など

・民法第709条(不法行為による損害賠償)

故意又は過失によって他人の権利又は法律上保護される利益を侵害した者は，これによって生じた損害を賠償する責任を負う。

• **民法第715条（使用者等の責任）**

ある事業のために他人を使用する者は，被用者がその事業の執行について第三者に加えた損害を賠償する責任を負う。ただし，使用者が被用者の選任及びその事業の監督について相当の注意をしたとき，又は相当の注意をしても損害が生ずべきであったときは，この限りでない。

参　考

衣類のシミなど類似のトラブルが多いクリーニング店の補償規定が参考となると思われるので記します。

賠償額＝物品の再取得価格（事故発生時における同一品質の新品の市価）× 物品の購入時からの経過月数に対応して賠償基準額に定める補償割合

【賠償額の範囲】

購入後1年未満の場合：購入価格の100～80％程度

購入後2年未満の場合：購入価格の80～60％程度

購入後3年未満の場合：購入価格の60～50％程度

購入後3年以上については購入価格の30％以下

（全国クリーニング環境衛生同業組合連合会）

CASE 73 手袋の使いまわし

採血時に手袋交換しないなんて……感染したらどうするのよ！

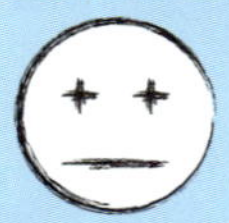

通院中の病院では，臨床検査技師が患者の採血ごとに手袋交換を実施していないし，使用した手袋を装着したままで採血器具の準備等々行われており，まったく衛生管理が行き届いていない。

技師 それでは採血しますので，袖を捲ってください
患者 私の前の患者の採血に使用したまま，手袋交換しないようですが……
技師 そうです
患者 もし，感染でもしたらどうするんですか？
技師 大丈夫です！　感染した例はありませんので

どう対応する？——良い例・悪い例

× 忙しくて交換する時間もありませんし，感染しませんから大丈夫です

× 今まで交換せずに治療してきて，感染したという話は聞いておりませんから大丈夫です

△ 治療で唾液や血液が付着した場合につき，交換しております。安心してください

○ **ご指摘いただきありがとうございます。それでは採血前に交換させていただきます**

ポイント

患者は常に衛生的な管理下において安心できる診療を受けることを願っており，不衛生な環境では安心して治療も受けられないこと，また医療機関の評判にも影響が及ぶことを考え対処する必要があります。

解説

●患者からの指摘

手袋交換について，某病院において「外来受診している患者が検査のため採血室で採血を行う際に，検査技師が手袋を交換するところを見たことがない。感染したらどうするのか」という投書があったという話を聞いたことがありました。

その病院では血液が付着している場合を除き，速乾性の消毒液で消毒して採血業務を行っており，ほとんど交換はしていないという話をしていました。医療機関によっては，理屈ではわかっているものの患者ごとに交換していては多くの患者を捌けず時間的ロスとなること，手袋の使用枚数が多くなりコストに反映することなどの理由により，速乾性の消毒液で消毒を済ませていると聞きました。

ここ数年前から感染に対する患者の意識も高まり，業務の1つひとつに医療機関の対応と対策を求める患者も多くなってきました。今回の指摘もその現れと思いますが，医療機関としてどのような対応をすればよいのでしょうか。

●ある医療機関の対応

以前，雑誌の投稿欄に患者が採血の際に，「採血担当の看護師が前の患者の採血後手袋を交換していないことを確認したために採血時に手袋交換を要求したが，その看護師から『手袋からは病気は移らない，よっぽどあなた（患者）が手洗いすることのほうが大事だ』と言われ，渋々採血を受けた」という内容が掲載されていました。琉球大学医学部附属病院検査部では，平成15年3月2日から“感染事故防止のために手袋を装着して採血する”ことを開始，その後平成16年11月22日より1人ひとりの患者ごとに手袋の交換を実施しているということでした。その理由として，交換せずに使用することは採血担当者の感染防止には有効であるが，患者にはむしろ交差感染の危険性を助長すること，採血対象の患者は外来患者であり，採血担当者は患者の病態（特に感染性の有無）をまったく把握できない状況にあることを挙げていました。また，患者ごとに手袋を交換することによって発生する経費負担が予想したよりも少なく，許容の範囲にとどまったことも実施に踏み切った理由として挙げていました。

●標準採血法ガイドライン

日本臨床検査標準協議会（JCCLS）の「標準採血法ガイドライン」では手袋の装着について，「採血者は手袋装着に先立って流水と石鹸による手洗いまたは速乾性手指消毒薬による手指消毒を行う。採血者は両手に手袋を装着し，原則として患者ごとに交換する」としています。さらに「手袋の装着は，採血者の針刺し等の血液曝露による患者・採血者間での感染の可能性，および採血者の手を介する患者間での交差感染の可能性を低減することを目的としたものである」と解説されています。

JCCLSの「標準採血法ガイドライン」は，採血は血液を検体とする臨床検査を行うために必須の医療行為であること，また国民にとって最も身近な医療行為であることから，採血を受ける者，医療従事者がともに安全で正しい検査結果を得るために作成されたガイドラインです。

医療機関の対応

本来なら，患者ごとに手袋を交換し，手袋を外したときには手指消毒し，次の採血のために手袋を着用するのが原則です。しかし，採血患者数が多くなればなるほど，効率のよい採血業務が求められ交換のために時間を取られたくない気持ちと，使用枚数が増えることによる経費増により，血液が付着しない限り手袋装着のまま消毒を済ませて，次の患者の採血を行ってしまいがちな医療機関もあるのではないでしょうか。

某病院の検査技師に聞いたときには，「患者ごとの手袋交換は理解しているが，実態は10人採血したら手袋交換，10人に満たない場合でも血液付着の場合は交換という運用で凌いでいる」と話していました。同じ手袋で何回使用可能かということについても明確な回答は見出せず，10人が多いなら5人では良いのか，3人にするべきなのかという根拠のない議論となってしまいます。

一方では，手袋交換は決して時間を要することではなく，慣れれば煩雑でもないという意見もあります。また，実際に感染事故が発生した場合の多大な費用を考えると手袋に要する費用は決して高くないはずであり，時間的ロスやコストの点から取り組みにくいという話は医療機関側の言い訳で，患者中心の医療を謳い文句としている医療機関であれば，いくら時間がかかろうとも経費が高くなろうとも患者に必要なものは提供すべきであるという意見もあります。

年々感染に対する国民の関心度が高くなっていること，患者の医療機関を見る目が厳しくなってきていること，また医療機関に安心・安全を求める患者の要求度が増してきていること等々を考慮すると，1患者1手袋交換を実施するのは当然のことであり，手袋自体を消毒しても付着した病原体が確実に消毒されないと認識し，コストよりも安全面・衛生面を重視して対応しなければならないと思います。

参考文献

• 渡邊　卓，編：標準採血法ガイドライン．GP4-A2．日本臨床検査標準協議会，2011．

5章　問い合わせでの会話術

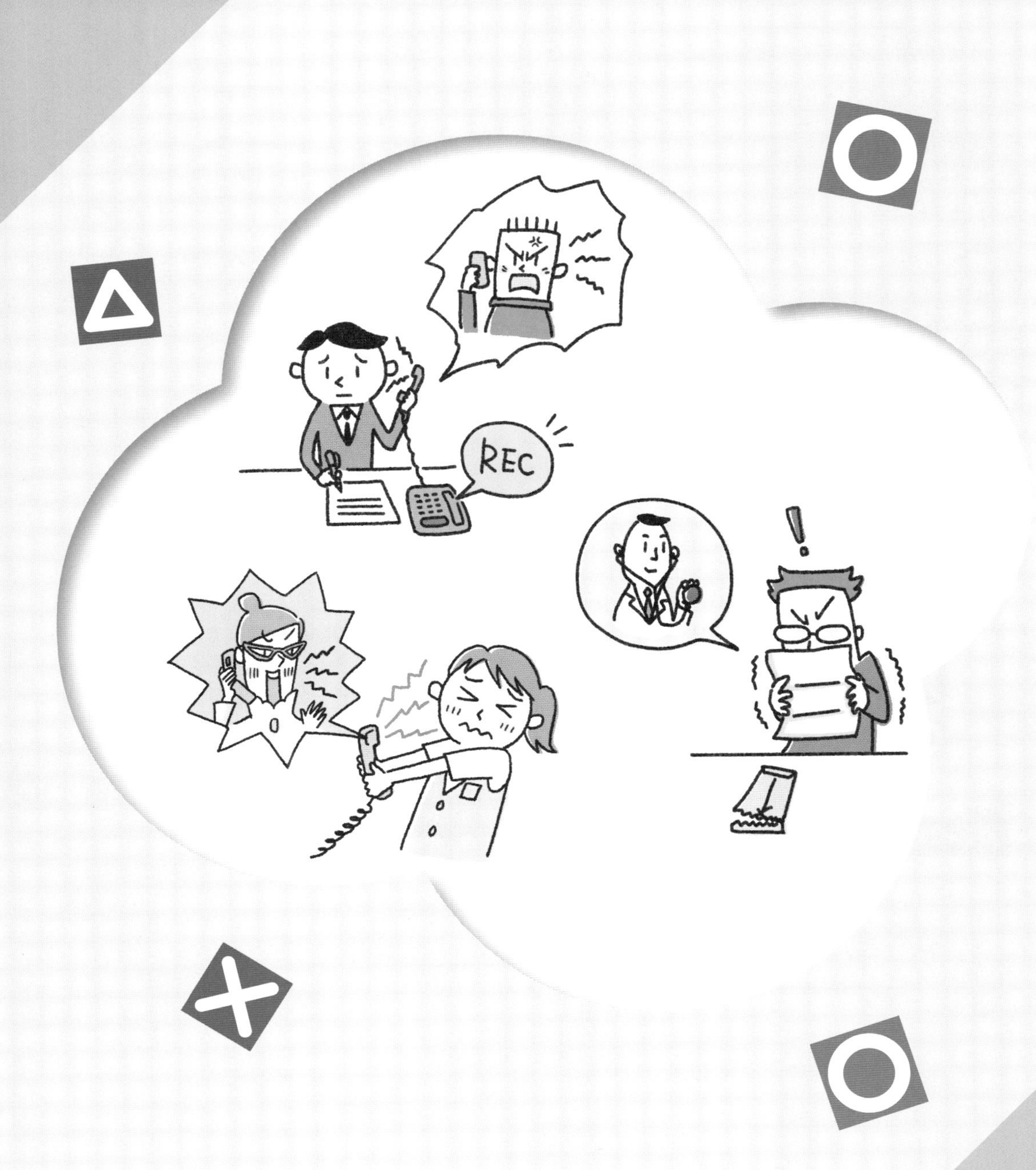

CASE 74 執拗なクレーム

病院からの電話で旅行を中止せざるをえなかった。代金を弁済して！

不調を訴える母親が経過観察入院となったことを連絡。入院は週末のみで済んだが，その後，息子から電話が……。

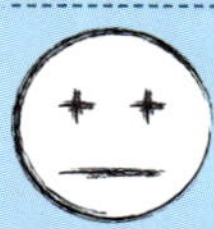
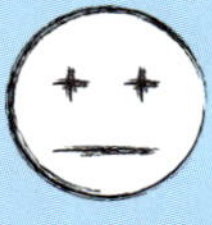

息子 実は週末，家族旅行に出かける予定だったが，病院からの電話で旅行をキャンセルせざるをえなかった。ついてはキャンセル料を弁償してほしい

窓口 そのような事情があったとは知りませんでしたが，あのときは万が一と思い，電話をさせていただきました

息子 本来なら，病院側は当日の事情を説明しに自宅に来るべきではないのか？

どう対応する？――良い例・悪い例

✕ そうでしたか，キャンセル料については当院で弁済させていただきます

✕ 申し訳ございませんでした。改めてご自宅に説明にお伺いします

〇 **旅行をキャンセルせざるをえなかったことについては大変申し訳ないと思いますが，今回の当院の対応に何ら問題ないと考えておりますので，申し出には応じられません**

ポイント

部分的に非を認める場面はあるにしても，医療行為や病院のシステム本体にミスがない場合，執拗なクレームに対しては毅然とした態度を貫き通すことで，相手が諦める場合があります。本当に患者の言い分が正しいのか，見極めることが重要です。

解説

●このケースの後日談

病院としては医療行為そのものには何らミスがあるわけではないと判断し，頑として患者宅に行くことに同意しませんでした。また，家族旅行のキャンセル料についても恐喝一歩手前の話し方であり，病院に探りを入れている様子でした。病院としては，家族旅行に行けなかったことは結果として謝罪したものの，キャンセル料の弁済には応じられないという姿勢を通して息子の出方をみることにしました。その結果，しばらくして電話がかかってこなくなりました。

●患者の言い分が正当か，よく考えてみる

医療機関の窓口には様々な理由で弁済を求める患者がいます。たとえば，「診療科が休診とは知らずに来院したので交通費を負担してほしい」とか「診察の遅れで予約時間がずれ込み，会議に間に合わなかったからなんとかしろ」など，担当者に対して鬱憤を晴らす患者が多くなってきました。心情的に理解できる場合もありますが，患者の言い分をそのまま受け入れるなら，相当の出費を要します。

しかし，よくよく考えてみると，たとえば，診療科が休診とは知らずに来院した患者の場合，代替の医師の診察が可能である旨を説明することで患者が望めば受診できますし，また予約時間がずれ込んだ場合は事前に会議の時間を調整するか，診察日を変更するなどして対処可能であり，必ずしも医療機関が責められることはないのです。

医療機関の対応

以前は窓口で説明することで納得していただいた患者が多かったのですが，最近は「ひとこと言わずにいられない」という患者のほうが多くなってきました。だからと言って，患者の言いなりになっていては，その他の患者に迷惑が及ぶことになってしまいます。

不満を抱いている患者が冷静になるよう，丁寧に相手の言い分を聞くことは大切なことですが，内容に応じて判断し，時に毅然とした態度を取ることも必要です。

CASE 75 カルテ不開示の理由説明

カルテ開示が可能になったのに，なんでカルテ不開示なの？

カルテ開示の請求に対して，院内のカルテ開示委員会が開示不可と判断した場合，請求者に理由を伝えるのに非常に気を遣う場合がある。

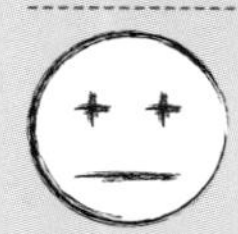

患者 先日，私のカルテ情報の開示が不開示となったという連絡をいただきましたが，その理由を教えてください

窓口 理由は，不開示通知書に記載された通りです

患者 「法第25条第1項第1号により不開示とする」というだけでは納得しがたいなあ

窓口 それ以上のことは説明できません

患者 個人情報保護法でカルテ情報は患者のものと決まっているのではないんですか？

窓口 開示できない場合もあるんです

患者 まったく納得いかない！

どう対応する？──良い例・悪い例

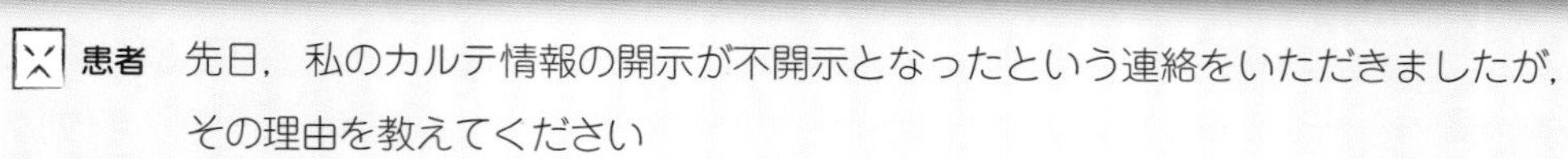

✕ 不開示通知書に記載された通り以外は申し上げられません

✕ 個人情報保護法では，不開示条項を通知するだけとなっております

△ 理由を告げれば開示したと同じで，不開示理由とならなくなるためです

◯ **個人情報保護法では，今後の診療に影響がある場合などについては，医師の判断で不開示とすることができる扱いとなっております。したがって，誠に申し訳ございませんが，これ以上のことは申し上げられません**

ポイント

治療上の判断などにより不開示を決定した場合，患者から納得を得られなくても，個人情報保護法の不開示理由の該当条項（第25条第1項第1号から同3号まで）のみを示すしか方法はありません。それ以外の情報提供は結局，不開示ではなくなるため，窓口対応としては苦慮するところですが，該当条項のみで押し通すべきです。

解説

●窓口対応で最も苦慮するケースの1つ

模範解答例で対応しても，ほとんどの患者は納得しないと思います。患者と立場が同じなら，やはり不開示理由を具体的に聞きたいと思うでしょう。これは，窓口担当者が対応に苦慮する事例です。

そもそも，個人情報保護法では具体的理由を述べる必要性がないとしています。要するに，不開示条項を示すのみで十分であるという扱いとなっているのです。ただ，国民全員が個人情報保護法の内容を理解しているなら，該当条項を示すだけで十分でしょうが，現実には患者からすれば「なぜ」ということになるわけです。

●本人または第三者の生命，利益等を害する場合

個人情報保護法第25条第1項第1号の例としては，「個人情報の中に，第三者による本人の情報提供が含まれており，それが本人に開示されることにより，本人の怒りをかうおそれがある場合」があります。

たとえば，精神科で治療を行っている患者の場合，第三者からの情報（親や配偶者からの本人に関する情報提供等があり，それらの情報の中に今後の治療上に影響を及ぼす恐れのある情報が含まれている場合）の記載があり，情報を提供してくれた第三者（親や配偶者等）の同意を得ずに本人に情報開示することで，第三者との信頼関係が損なわれる場合です。

この場合には第三者に同意を得ることなく開示に応じたことで，不法行為責任を負うことも考えられることから，判断に迷う場合には第三者の意見を聴取する必要があります。また，同じく同条同項同号の例として「本人に関する個人情報の中に，第三者のプライバシーが記録されている場合」も不開示とすることができます。つまり，患者の診療録に他の患者の個人情報が記載されており，開示によりプライバシーが知られること，ならびに当該患者に対する影響が懸念される場合です。このような場合にも，第三者の意見を聴取して対応することが求められます。

もう1例挙げますと，「不治の病を本人が知ることで，精神的・身体的状況を悪化させる恐れがある場合」があります。医療現場においては，このケースが最も多いものと考えられます。特に末期がんに侵され，余命いくばくもないという患者に対し，開示することで精神的にショックを受け，自殺しかねない状況が予想される場合，絶対開示すべきではありません。しかし，本人には開示しなくても患者の家族には告知すべきという判例もあり，病状に応じた説明責任を果たすことが求められます（最高裁第三小法廷平成14年9月24日判決）。

●業務の適正な実施に著しい支障を及ぼす場合

同法第25条第1項第2号の例では，「個人情報の中に，第三者から取得した当該本人に関する情報であって，開示することにより第三者との信頼関係が損なわれ，今後協力が得られなくなる恐れがある場合」が考えられます。

患者の治療を行っていく過程で，多くの関係者から情報提供を受けて行われる場合もありますが，それらの情報が必ずしも患者にとって好ましい情報とは限りません。したがって，開示することで提供先との信頼関係はもとより，今後の協力も望めないような状況が予想される場合には，やはり不開示とすべきです。ただし，第25条第1項第2号は，個人情報取扱事業者の権利利益を保護する規定であることから，医療機関側に不利益を被ることが予想されるにしても医療機関の判断で患者のためと思えば開示することは可能です。

医療機関の対応

個人情報保護法では「本人から求めがあった場合には原則開示」となりますが，特に医療機関で問題となるのは，「不開示」と決定した場合の本人への通知のしかたです。法律的にみれば，日本医師会の回答書例のように，不開示理由のいずれか該当項目を示すだけで十分であると言えます。

開示を求められないようにするには，日頃からの信頼関係に努めることが大事かもしれませんが，現実には何らかの目的を持って開示の求めがあった場合，法律上の「不開示理由」の概要項目を示すだけでは納得してもらえないと思います。医療機関の担当者が患者に通知する際，何か納得させられる対応がないものでしょうか。

この件について東京大学法学部・大学院法学政治学研究科の樋口範雄教授は，あるセミナーで「不開示理由で，医師の判断として家族の意向にかかわらず本人に告げるのはよくないと判断しているケースの場合は，家族の意向を確かめる必要はあるが，その結果，家族も不開示を支持するようなら『第25条第1項第1号により不開示とする』旨の説明をするほかないと思われる。この場合，患者の納得は諦めても，なお知らせるべきでないという医師の判断だと考えるべきであり，それ以上説明はできないと言うほかない」と述べておられます。

また，同じセミナーで元判事の稲葉一人氏は，「開示しない旨を説明するには2つの場合が考えられる。①不開示条項通知説：日本医師会のように不開示条項のみを通知する方法，②実質理由通知説：より広く，なぜ不開示とするのかその理由を説明する方法，の2つである。しかし，②の説を採用すると，不開示の実質的理由を説明すると結局は開示したと同じになり不開示の理由とはならなくなる。したがって，①の説を採用することが一見患者には不親切なように思えるが，医療機関としては不開示条項のみを説明し押し通すのが最適と思える」と説明しています。

お二人の意見を紹介させていただきましたが，結局のところ，冒頭で述べた「法第25条第1項第○号により不開示とする」ということに落ちつくかと思われます。

カルテには患者の診察内容をはじめとして，他施設からの情報提供，家族構成，病気に至るまでの経緯，治療方針，予後のこと，趣味・嗜好・癖等々，実に様々な情報が書き込まれており，本当は開示したくない情報もたくさん盛り込まれています。故に，日頃から患者とコミュニケーションを図り，良好な関係を構築する必要があると思うのです。

関係法令など

• 個人情報保護法第25条（開示）

個人情報取扱事業者は，本人から，当該本人が識別される保有個人データの開示（当該本人が識別される保有個人データが存在しないときにその旨を知らせることを含む。以下同じ。）を求められたときは，本人に対し，政令で定める方法により，遅滞なく，当該保有個人データを開示しなければならない。ただし，開示することにより次の各号のいずれかに該当する場合は，その全部又は一部を開示しないことができる。

1. 本人又は第三者の生命，身体，財産その他の権利利益を害するおそれがある場合
2. 当該個人情報取扱事業者の業務の適正な実施に著しい支障を及ぼすおそれがある場合
3. 他の法令に違反することとなる場合

CASE 76 苦情電話の録音

電話録音は
個人情報保護法違反
ではないのか！

医療機関には，いろいろな問い合わせやクレームの電話がかかってくる。中にはどうしても話の内容が把握できず，対応に

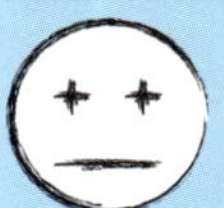

苦慮する場合もあり，正確を期すために会話を録音し，改めて内容を確認することもある。

患者　君ね……今，私が話していること，しっかり聞いているよね？

担当者　はい！　間違えないように録音させていただいております

患者　君ね……それは本人の承諾もなく録音しているなんて，個人情報保護法違反ではないのかね？

担当者　いいえ，正確を期すために録音させていただいているだけですので，違反にはならないと思うのですが……

患者　いいや！　絶対，個人情報保護法違反だよ！　すぐ録音を止めなさい！

どう対応する？——良い例・悪い例

✕　当院ではすべての会話を録音させていただいております

✕　電話の録音は個人情報保護法違反ではありませんので，問題ありません

△　すぐに中止させていただきます

○　**お問合わせの内容に間違いのないよう対応させていただくために，録音させていただいております**

ポイント

個人情報保護法では相手側に録音の旨を伝えていれば，抵触しませんが，納得してもらえない場合，メモによる記録に切り換えるべきでしょう。思う存分，相手に言いたいことを言わせてあげるのがポイントです。

解説

●用件が解決したら録音を消去することを説明しておく

最近は，個人情報保護法もすっかり定着し，普段の会話の中にも使用されるようになりましたが，運用まで詳細に理解している人は少ないと思います。何にでも「個人情報保護法」を口にすればよいという風潮があることは否めません。

会話を録音するということは，筆記する代わりに録音しているものであり，用件が済んだ段階で消去することも伝えることで相手方も安心するのではないでしょうか。

●対応に苦慮する患者にはむしろ録音を中止する判断も

患者の中には，個人情報保護法に関して非常に気にされる方もおり，録音自体に文句をつけてくる場合があります。そのようなときには，再度「模範解答」を説明して理解を求めます。それでも納得してもらえない場合には録音を中止し，その旨を相手側に説明し，以後の会話を筆記します。このようなケースは個人情報よりも会話内容を録音されること自体，つまり“クレーマー的な存在”として受け止められることを嫌っているのであって，対応する職員がしっかりメモをとれば問題ないと思われます。むしろ，相手方の言い分をじっくり聞き，思う存分言いたいことを言わせて不満を解消させることを目標におくべきです。

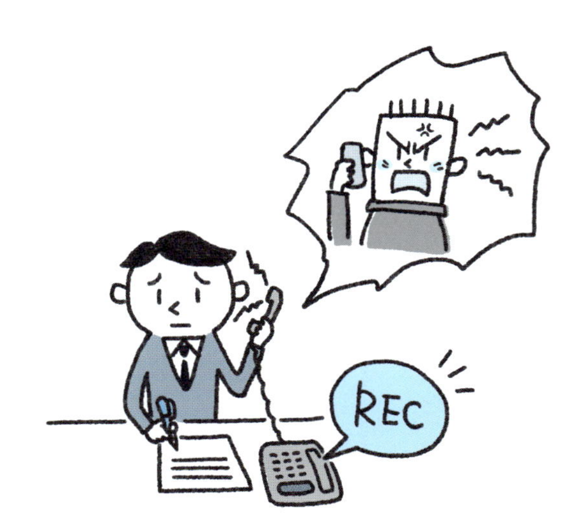

●苦情電話の録音の妥当性

個人情報保護法では，「録音していることを隠して本人に個人情報を語らせる」ことを不正の手段による情報取得の例としており，法第17条の「適正な取得」違反となります。しかし，法では個人情報の取得について適正な取得方法が定められているだけであり，本人に公表・通知がなされていれば個人情報を取得することへの制限はありません。

医療機関における電話の会話の録音は意図的に患者の個人情報を語らせるというものではないこと，筆記よりも正確に記録するために録音しているなど目的がはっきりしており，録音はメモをとるのと相違ないと考えられます。

ただし，その録音をデータ化して保存すれば個人情報ということになります。録音を6カ月以内に消去するなら法の対象外となります。しかし，録音記録を残すならその部分は個人情報となるので，注意が必要となります。

医療機関の対応

どの医療機関でも患者の目につく場所に個人情報の取り扱いについて掲示していると思いますが，そこに個人情報の利用目的・取得について「患者からの問い合わせについては録音している」旨を1項目掲げておくことです。そうすることによって患者が異議を申立てない限り承諾したと受け止められるからです。また，民間企業のように，問い合わせがあった場合に「正確を期すために録音している」旨の音声ガイダンスを流すことも1つの方法と言えるでしょう。要は，患者から指摘を受ける前に医療機関側が適切な対策を講じておくことです。

関係法令など

• 個人情報保護法第17条（適正な取得）

個人情報取扱事業者は，偽りその他不正の手段により個人情報を取得してはならない。

CASE 77 SNSの怖さ

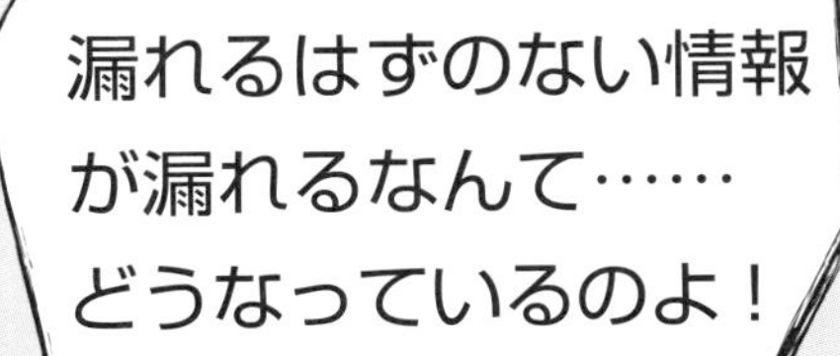

医療機関には様々な職業の方が来院する。中には，思いがけずファンだった有名人が受診することになって，その思いを伝えたかっただけなのに，大きなトラブルに発展してしまうとは……。

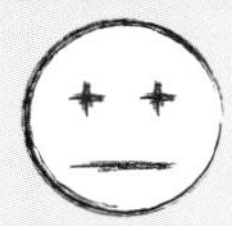

患者付添　以前，貴院を受診したときの様子がインターネットで拡散されており，個人情報が特定されてしまって非常に迷惑しているのですが……

窓口　その情報は当院から発信されているのでしょうか？

患者付添　受診した状況がアップされているので，当然貴院の誰かでしょう

窓口　当院の職員が患者の情報をインターネットにアップするなど考えられませんが……

患者付添　本人は貴院以外に受診したことがないと言っているのです！

窓口　信じ難いことですが……

どう対応する？――良い例・悪い例

×　当院では，守秘義務を徹底しておりますので，漏えいなど考えられません

×　何かの間違いではないでしょうか？

△　大変申し訳ございませんでした。院内で漏えいした職員がいるかどうか調査します

○　**大変申し訳ございませんでした。早急に調査を実施して本件について速やかに報告させていただきます**

ポイント

今や，SNSで情報が一気に拡散して多くの方にプライバシーが知られる時代となってしまいました。医療従事者は，情報を漏えいしない，守秘義務を遵守する組織を確立する必要があります。

解説

●医療機関に従事する職員全員が自覚すべきこと

先日，某病院で発生した出来事ですが，肺がんの治療で有名な医師のもとへ若者に人気のあるアーティストがお忍びで受診したところ，後日SNSで受診したことが発覚し大騒ぎとなり，所属するプロダクションから調査依頼と今後の対応を強硬に申し入れされたということでした。

原因を探っていくと，以前からそのアーティストのファンであった臨床検査技師が，アーティストが受診していることを知り，何度も電子カルテを閲覧していることが判明。本人は有頂天になりハンドルネームを使用してSNSで呟くと，瞬く間に情報が拡散したという状況であったそうです。もちろん，インターネット上では，アーティスト名も病院名も明かさなかったということですが，その後インターネットでアーティスト名と住所，受診した病院名までも特定されてしまいました。事の経緯を報告するもプロダクション側は納得せず，今後の診療を中止するとともに損害賠償を要求してきたということでした。当該病院としても，個人情報を漏えいしたとして臨床検査技師に懲戒処分を科し，かつ職員全員を招集して事の報告をし，改めて個人情報漏えいに関する取り扱いの遵守を徹底するよう指示がなされたということでした。

●SNSの怖さを知らなすぎる現代の若者

インターネットが普及し，ほとんどの方が何らかのSNSを利用していると思います。誰かに情報を伝えたい，誰かと話をしたい，注目されたい等々いろいろな目的・理由で発信します。

しかし，SNSの怖さを知っている方はどのくらいいるのでしょうか？　便利なツールを安易に利用して発信してから，その後大きなトラブルに巻き込まれるかもしれないことを。前述のトラブル事例も，後々のことをまったく考えずに発信してしまった結果なのです。

グリー株式会社の安心・安全チームマネージャの小木曽健氏は東京都消費生活総合センターの情報誌に，「正しく怖がるインターネット」と題して次のように説明しています。

「インターネットはすべて玄関ドアの外側です。……中略……インターネットは自宅玄関ドアにベタベタものを貼っているのと同じなんです。だから，玄関ドアに貼れるものはネットに貼ってもOK。そしてドアに貼れないものはネットに書かないほうがいいのではなく『書かない』」と。

そして，「インターネットに何かを書く，SNSに写真やコメントを載せるという行為は，この交差点の写真そのままです（注：交差点の真ん中でプライベートな出来事をボードに書いて掲げている）。どちらかと言えば，交差点のほうがまだマシでしょう。たかが数十万人ですし，掲げたボードは下ろせます。ですがインターネットは違いますよね。全世界の人間に，一度掲げたら二度と下ろせないボードを永遠に見せ続ける。これが，ネットやSNSにモノを書くということ」と述べています。

また，北海道大学の町村泰貴教授（サイバー法）は，「携帯電話に個体識別番号があるように，インターネットでは誰がどんな情報を発信したのか調べようと思えば調べられる」と指摘しています（朝日新聞，平成23年1月19日夕刊）。

インターネットでは，身元を明かさず呟いても，いつの間にか氏名，住所，家族構成などなど個人情報が特定されてしまいます。SNSのリスクを自覚する必要があります。

医療機関の対応

医療機関に従事している者であれば，簡単に電子カルテを閲覧することができます。だからと言って，診療に関係のない患者情報を閲覧することは控えるべきですし，調べることにより誰が何回アクセスしたか簡単に確認できることを十分認識するとともに，医療従事者には守秘義務が課せられていること，また個人情報の漏えいがない最も安心・安全な医療機関として受診者に信頼を得られなければなりません。

うれしい出来事や舞い上がるような出来事は他人に教えたくなるかもしれませんが，仕事においてはプロフェッショナルな姿勢で取り組むことが求められるのです。便利なツールが命取りとならないよう，発信する場合は責任が伴うという自覚を持つことです。

参考

• **SNS（social networking service）**

会員制のサイト上で写真や文書などを公開し，会員同士で交流できる機能を提供するサービス

（2017年1月1日発行，自由国民社，現代用語の基礎知識）

参考文献

• 小木曽　健：正しく怖がるインターネット．東京くらしねっと．平成28年3月号（No. 227），東京都消費生活総合センター．

CASE 78 防犯カメラの設置

もしかして
防犯カメラに私が
写っているのでは……

防犯のため，医療機関内には至るところに防犯カメラが設置されている。何か監視されているようで，患者の中には文句を言ってくる人もいる。

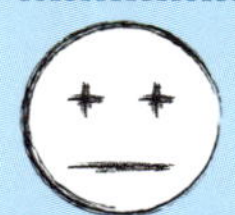

患　者　院内至るところ，防犯カメラが設置されているが，私も写っているのではないのか？

担当者　おっしゃる通りです

患　者　個人情報保護の観点から映像を削除してもらえんかね！

担当者　当院としましては，ご来院している皆様の安全に努めるよう設置しております

患　者　常に監視されているようで気になってしょうがない！　少し設置場所を考えたらどうなんだ！

どう対応する？――良い例・悪い例

✕ 映像記録は3日後に消去しておりますので，問題はありません

✕ 記録を外部に流出することなく保管しておりますので大丈夫です

△ ご来院の皆様の安全を優先としておりますので，ご容赦願います

○ **おっしゃる通りですが，当院にはたくさんの患者さんが来院・入院していらっしゃいまして，皆様の安全・安心のため設置しております。映像記録は鍵のかかるロッカーに1週間保管し，その後外部に流出することなく完全に消去しておりますのでご安心ください**

ポイント

今や街中至るところに防犯カメラが設置されています。医療機関においても例外ではなく，防犯対策として要所に設置しています。防犯カメラに写っていることで不安を抱く患者もいることから，映像記録は厳重に保管し間違いなく消去していることを説明し，患者を安心させます。

解説

●多発する盗難事故

相変わらず医療機関での盗難事故は頻発しています。平成28年版犯罪白書によると，窃盗の認知件数が80万7,560件と一般刑法犯の73.5％を占め，しかもその検挙率が28％という報告がなされています。医療機関においても盗難事件が多発していますが，医療機関は急患の受け入れや入院患者の治療などで夜間でも人の出入りがあり，防犯対策を講じにくい面もあるところが狙われる要素となっています。しかし，患者にとっては「一番安心できる場所」と思われている場所が実は「最も危険な場所」であっては，安心して治療に専念できるものではありません。そのため，何らかの対策を講じる必要があります。

●防犯カメラの設置に関する意識調査

防犯予防対策のひとつとして，今，街角のあちらこちらで犯罪を未然に防止することを目的に防犯カメラが設置されています。以前は人のわからない場所に設置していましたが，最近は逆に設置していることや設置場所を知らせて犯罪を行いにくくさせるような方式に変わってきました。防犯カメラが殺人事件や通り魔事件の解決に結びついたことから，積極的に繁華街を中心に設置するところが増えてきました。

2014年に三菱電機ビルテクノサービス株式会社が10,000名の方に「防犯カメラに関する意識と実態調査」を行った結果，様々な場面で防犯カメラが設置されていると安心するとの回答が81.4％であったこと，自分自身の行動も録画される機会が増えたことについて気にならないとの回答が80.5％，防犯カメラの効果は犯罪抑止力が76.4％，犯人の特定が66.5％との回答でした。

一方，防犯カメラへの要望として録画データの流出防止と回答した方が71.4％でした。設置に賛成する方が多い半面，疑問視する意見もあります。無差別に撮影されていることに不安感を訴える方もいます。その理由として「モニターで誰が見ているのか不安である」「記録画像がどのように使用されているのか不安である」といったことが挙げられています。防犯と監視の線引きがあいまいなまま効果ばかりが強調されており，今後防犯カメラをどう使用するか，共通認識を持つ必要があります。

●医療機関に防犯カメラを設置する場合

意識調査でも明らかなように防犯カメラの犯罪抑止効果が認識されていることから，プライバシーに配慮しつつ，カメラ設置は必要だと思います。そのために外来の目につく場所に「防犯カメラ設置」と表示したり，防犯のために設置している旨の掲示をしたり，入院に際しても決してプライバシーを侵害するものではないことを説明し，入院説明書にも明記する必要があります。このような対応によって，来院する患者は防犯カメラ設置を了解済みで受診しているということになります。なおかつ，不安を感じる患者には設置箇所を説明し，写された画像を流用しないこと，厳重に保管し期限がきたら確実に消去することの約束をきちんと交わすことで理解が得られるのではないでしょうか。

防犯カメラには「今写っています。録画されています」という威嚇があります。そのため，防犯カメラひいては監視社会に反対する人もいます。その理由として，写るのは一般人であり，プライバシーや肖像権の侵害の恐れがあることを挙げています。しかし，一般の人の意識は先の調査でもわかるように「プライバシーより安全」ということに大きく傾いており，安全を優先したいという意識が強くなってきており，それだけ安全が身近な問題となっているのです。昔，先輩から「院内の廊下は公道と思え」と教えられましたが，その考え方からすれば患者・家族・見舞い客以外の人も通行する院内に設置することで安全を保つことができるのです。

医療機関内での犯罪も窃盗以外に暴力・損壊・ストーカー行為・傷害と多発しています。防犯カメラの設置によってすべて解決するというわけではありませんが，少なくとも患者の安全に寄与することは可能です。ただし，設置費用と監視する維持費用を考慮すると，どの医療機関でもすぐ設置できるというわけでもありません。防犯カメラを設置したから絶対安全と言えるものでもありません。監視する一方，細目に巡回を実施したり，職員が患者・家族に声かけしたり，不審者に目配りしたりすることこそ大事なのです。

1つ言えることは，防犯カメラにも死角があること，犯罪者も学習しておりしばらくすると監視効果が薄れてくることを認識して，防犯カメラを絶対視することのないようにセキュリティ対策に努めることです。さらに追加するならば，防犯カメラはプライバシー保護と表裏一体であり運用する側の監視体制が徹底されなければならないということ，防犯カメラは犯罪をなくす「魔法の杖」ではなく，あくまで「対症療法」であること，カメラの持つ利点と個人や人権との調和をめざすことが何より求められることを肝に銘じなければなりません。

参考

・認知件数

警察等捜査機関によって犯罪の発生が認知された件数を言う。

参考文献

・デイヴィッド・ライアン：監視社会. 河村一郎, 訳. 青土社, 2002.
・矢野五十二：監視カメラが語る恐るべき真実. 廣済堂出版, 2000.
・日本病院会, 監：病院の防犯. 日本実務出版, 2003.
・平成28年版犯罪白書. 法務省

• 三菱電機ビルテクノサービス：防犯カメラに関する意識と実態調査報告．2014年3月27日ニュースリリース．

CASE 79 意識不明患者の情報を第三者に提供

勝手に回答して，
これって個人情報保護
法違反じゃないの？

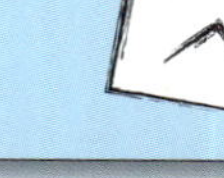

本人が意識不明の状態のとき，生命保険会社から入院給付金等の支払い目的で医療機関に照会があり，これに応じたことで家族からクレームが来たが……。

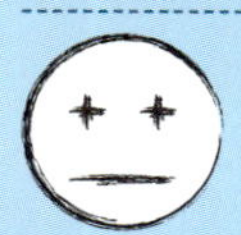

家族　どうして私たちに断りなく保険会社の照会に応じたんですか？
窓口　本人の同意書がありましたので……
家族　同意書って，本人が意識のあった時に作成したものであり，今意識がないんですよ！
窓口　今は意識がなくても意識のあるときに作成した同意書であり，有効と考えました
家族　以前と今では状況が変わっているんです！　勝手に回答して，これは個人情報保護法違反じゃないんですか？

どう対応する？――良い例・悪い例

✕　申し訳ございません。それでは回答を撤回させていただきます

✕　改めて，家族の方からの同意書を取り付けていただくよう保険会社に説明します

○　**当院としては，「人の生命，身体又は財産の保護のために必要がある場合であって，本人の同意を得ることが困難である」と判断し，本人の同意なしで回答させていただきました**

ポイント

個人情報の第三者への提供は本人の同意を得ることが原則（個人情報保護法第23条）ですが，患者本人の正常な判断を確認できないとき，状況によって（＝生命，身体，財産の保護のために必要がある場合）は医師の判断で提供することが可能です。時に，この解釈を患者の家族等に伝えることが必要となります。

解説

●厚労省の『「ガイドライン」に関するQ&A』

医療機関の窓口には，生命保険金（入院給付金等）の支払いに関して患者の病状照会がよくあります。

厚生労働省の『「医療・介護関係事業者における個人情報の適切な取扱いのためのガイダンス」に関するQ&A（事例集）』は，「保険会社から照会があった際，患者本人から取得した同意書を提示した場合は，本人の同意が得られていると判断してよいか」という旨の問いに対して，「そのような場合であっても，医療機関は当該同意書の内容について本人の意思を確認する必要がある」と回答しています。

個人情報保護法第23条（第三者提供の制限）では「個人情報取扱事業者は，次に掲げる場合を除くほか，あらかじめ本人の同意を得ないで，個人データを第三者に提供してはならない」と規定しており，「個人情報取扱事業者（＝医療機関）は事前に同意を得なければ，個人データを第三者に提供してはならない」という解釈にもなり，また「保険会社の提出してきた同意書では個人データの提供はできない」という解釈にも受け取れます。

医療機関の対応

●個人情報保護法第23条の例外規定は医師の判断で

しかし，例外はあります。保険会社が以前に同意書を取り付けた時点では意思表示可能であっても，その後，精神疾患を罹患し正常な判断が不可能な状態，あるいは医療機関が患者に接した時点で既に意識不明状態であり，意思確認が不可能な状態において，個人情報保護法第23条第1項第2号「人の生命，身体又は財産の保護のために必要がある場合であって，本人の同意を得ることが困難であるとき」に該当すると判断できる場合は，本人の同意なしに情報提供することが可能と思われます。本例のような現実問題として起こりうるケースでは，医師の判断で，家族の同意を得なくて差し支えないと思われます。

●改正個人情報保護法が施行されて

平成27年9月に改正個人情報保護法が公布され，同年5月30日から全面施行されました。今回の改正の主なポイントを挙げますと，

①小規模取扱事業者への適用

法改正前は，適用がなかった5,000人分以下個人情報を取り扱う事業者に対しても適用されることになりました。

②個人情報の定義の明確化

法改正前は個人情報とは成人する個人に関する情報で特定の個人が識別できるものを

いうとされていましたが，法改正後は「個人識別符号」が含まれる情報も個人情報とされることになりました。具体的には，DNA，声紋，顔や指紋の認証データ，免許証番号，マイナンバー，旅券番号等です。

③要配慮個人情報への対応

新たに「要配慮個人情報」を定義し，本人の同意を取って取得することを原則義務化し，本人の同意を得ない第三者提供の特例（オプトアウト）から除外しました。要配慮個人情報に含まれるものとして，人種，信条，社会的身分，病歴，犯罪の経歴，その他本人に対する不当な差別，偏見が生じないように特に配慮を要するもの（たとえば，身体障害・知的障害などがあること，医師等による健康診断結果等）があります。

今回の改正により，個人情報の取扱いに関して規制を緩和しながらも個人情報保護のための規制も強化したことであります。

●注意したい要配慮個人情報の取得と第三者への提供

今回の法改正で個人情報のうち要配慮個人情報について本人の同意なくして取得することも第三者に提供することもできなくなりました。特に第三者への提供についてはオプトアウトが適用されません。ただし，例外として第23条第1項第1号～4号については，本人の同意を得ないで提供することができます。もともと，医療機関は機微な情報を取り扱っており，今回の改正でより明確にさせたということであります。

参　考

• オプトアウト

個人データを本人の事前同意なしに第三者へ提供を行う場合のことで，本人の事前同意を得て第三者へ提供するオプトインに対し，オプトアウトと呼ばれている。

• 機微情報

センシティブ情報とも呼ばれ，取扱いに細心の注意を払う必要がある他人に知られたくない情報のことを言う。

関係法令など

• 個人情報保護法第23条（第三者提供の制限）

個人情報取扱事業者は，次に掲げる場合を除くほか，あらかじめ本人の同意を得ないで，個人データを第三者に提供してはならない。

1. 法令に基づく場合。
2. 人の生命，身体又は財産の保護のために必要がある場合であって，本人の同意を得ることが困難であるとき。

3～4.（略）

CASE 80 紹介状を開封した患者

紹介状の中身を書き直せ！

近年，他の医療機関との間で患者の紹介をしたり・されたりが頻繁に行われるようになってきたが，時にトラブルに発展することも……。

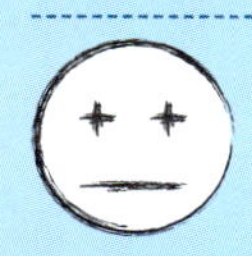

患者　先日書いてもらった紹介状が気になったので開封して見てみたら，「盗癖あり」という記述箇所があったんだけど，このようなことを書かれるいわれはない。すぐに書き直せ！

窓口　すぐにと言われましても……担当医も不在ですので……

患者　それでは，担当医のいる場所に電話しろ！

窓口　本日は外勤日で，連絡がとれません

患者　わかった。明日，担当医に説明して，この文言を撤回するように言え！

窓口　……

どう対応する？──良い例・悪い例

✕ すぐ訂正します

✕ 治療する上で必要な情報ですので，削除できません

△ 紹介状の開封は罪に問われます

○ **担当医に確認の上，返答させていただきます**

ポイント

紹介状を患者が開封することは，刑法第133条（信書開封）に抵触します。しかし，紹介状を読んでしまった患者にとっては，それまでの診療経過で身に覚えのない内容が書かれていた場合，罪を犯している意識はなく，医師・医療機関への不信感，攻撃的な感情が募ります。いったん，クールダウンさせる言葉，対応が必要となるでしょう。

解説

●紹介状を読んでみたくなるのが人情

紹介状（診療情報提供書）は，患者の住所，氏名，年齢，傷病名，紹介目的，既往歴や家族歴，症状経過，検査結果，治療経過，現在の処方といった患者の状態が一目でわかる内容となっています。患者は担当医から治療計画の説明を聞き，同意した上で治療を受けているため，自分自身の状態や紹介を受ける理由も理解しているはずですが，わかってはいても担当医から預かった紹介状の中身が気になるのが人情です。

このため，患者によっては，封印された紹介状を開封してしまう人もいます。内容を読んで，常々担当医から説明を受けている内容だけなら特に問題ありませんが，まったく聞いたことがない情報が書き込まれていた場合，驚きと不安が交差するとともに担当医への不信感が募ってくることになります。その結果，内容の説明を求めて担当医に詰め寄ることになるのです。

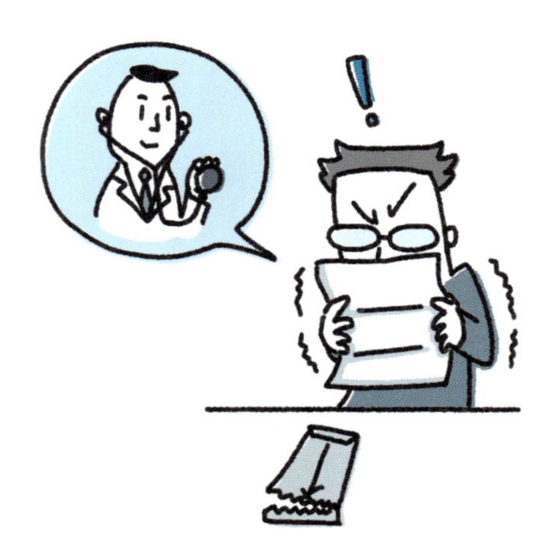

紹介状の開封は罪になりますが，ほとんどの患者はそのような意識がないために，「開封は罪になります」と言っても聞き入れてもらえないのが実情です。そこで，穏やかに担当医に確認した上での返答ということが，一番患者さんを納得させる対応ではないかと思います。

●紹介状を患者が読むことは刑法第133条違反

自分の聞いていない内容が書かれていた紹介状を読んだ患者からすれば，医療機関に駆けつけ，文句の1つも言いたいところですが，担当医からすれば勝手に開封することは罪に問われる行為だと主張したいところです。

では，本当に罪に問うことができるのでしょうか。

郵便物を開封した場合には信書の秘密を犯す罪があるということはご存じと思います。これは郵便法第8条第2項の規定によります。一方，手紙以外の文書の開封の場合には刑法第133条に「信書開封」という規定があります。

●封をしてある文書を使者（患者）が届ける場合も信書扱い

「信書」とは特定の個人に対する自己の意思・思想・感情の伝達を媒介すべき文書をいい，請求書や領収書・申込書も含むと解されています。通説・判例では，信書は意思伝達の文書であることを要するとして，単なる図画や写真は信書扱いとしていません。そして，郵便物であることは必ずしも必要とせず，使者によって届けられる文書も該当します。

「封」とは，披見を禁止する装置であって信書と一体となったものを言います。その典型が封筒に入れて糊付けしたものです。したがって，単にクリップで留めてある場合は封をしてあるとは言えません。また，開封した信書を施錠した引き出しにしまっている場合は信書との一体性がないことから封に該当しません。それでは葉書はどうかといいますと信書には違いありませんが，封がないことから読んでも罪に問われません。同条の「開ける」ということは，内容を認識しうる程度に封を除去することを言い，必ずしも内容を知る必要はありません。以上の理由により，封をした紹介状も信書であり，正当な理由がなく開封した場合は同条の罪に問われることになります。ただし，紹介した患者が当初紹介された医療機関に受診する前に急変し，近医に救急受診して，診療上必要があって搬送された医療機関の医師が開封した場合には，緊急避難（刑法第37条）により罪に問われないとされています。

医療機関の対応

●説明に対する医師の裁量

本来，照会先に宛てた紹介状であり，患者の症状と治療内容等をより詳細に記載しており，そこには患者に説明していない内容が記載されている可能性もあります。開封行為は犯罪であると言うのは簡単ですが，その前に患者の心情を察するのも医師の役目と思います。このケースでは，患者に説明するとかえって治療上マイナスとなることから医師の裁量によって患者への説明を控えたと思われますが，このことが，結果的に患者に不信感を抱かせたものと思われます。

●求められる説明責任

診療契約では医師の義務の1つに「受任者による報告」（民法第645条）があり，医師は診療している患者から症状や検査結果，手術結果等について尋ねられた場合には必要な限り報告する義務があるとされています。ただし，診療に影響を及ぼすと判断した場合には，医師の裁量により説明義務が免れるとされています。

しかし，今回のケースのような場合はどう対処すればよいのでしょうか。まず，患者が正常な判断が可能な状態であれば，担当医が十分治療内容を掌握していることから，これまで説明してきたことと記載された内容について，じっくり説明して納得していただくよりほかにないと思います。患者にとってもかなり前に口頭で説明を受け，記憶にない状況も考えられることから，経過を追って時間をかけて説明することが必要です。

万一，説明していない事項を開封により知りえた場合でも，医師として責任を持って説明するしかありません。なぜなら，説明する義務が医師にあるからです。治療上マイナスになると考え，口頭による説明を行わなかったということであれば，患者の性格，家族関係，今後の治療への影響度等を考慮した上で医師の裁量の下で説明をすることになります。

関係法令など

• 郵便法第８条（秘密の確保）

会社の取扱中に係る信書の秘密は，これを侵してはならない。

2. 郵便の業務に従事する者は，在職中郵便物に関して知り得た他人の秘密を守らなければならない。その職を退いた後においても，同様とする。

• 刑法第37条（緊急避難）

自己又は他人の生命，身体，自由又は財産に対する現在の危難を避けるため，やむを得ずにした行為は，これによって生じた害が避けようとした害の程度を超えなかった場合に限り，罰しない。ただし，その程度を超えた行為は，情状により，その刑を減軽し，又は免除することができる。

• 刑法第133条（信書開封）

正当な理由がないのに，封をしてある信書を開けた者は，１年以下の懲役又は20万円以下の罰金に処する。

• 民法第645条（受任者による報告）

受任者は，委任者の請求があるときは，いつでも委任事務の処理の状況を報告し，委任が終了した後は，遅滞なくその経過及び結果を報告しなければならない。

CASE 81 保険証の貸し借り

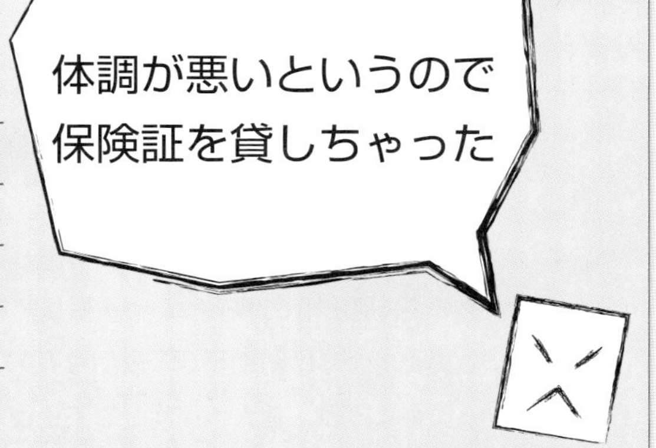

医療機関を受診する場合，必ず被保険者証（以下「保険証」）を提出しなければならない。しかし，時として他人の保険証を使用して受診する患者も……。

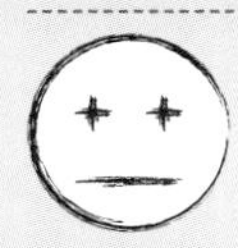

病院　A子さんの携帯電話ですか？

A子　はい

病院　B病院ですが，昨日の検査結果のデータが異常に高いので明日，来院してほしいのですが

A子　昨日は受診してませんけど

病院　いえ，受診していらっしゃいますよ

A子　もしかして，それはC子かも。昨日遊びに来ていて体調が悪いというので保険証を貸しました。確認してみます。
（しばらくして）やっぱりC子でした

どう対応する？──良い例・悪い例

✕　警察に通報します

△　至急，C子さんに自費診療としてお支払いいただきたいのですが

○　**他人の保険証を使用して受診することは刑法の詐欺罪に当たります。C子さんに自費でお支払いいただくとともに，至急保険の加入手続きを行うよう伝えてください**

ポイント

保険証の貸し借りは，詐欺，教唆，幇助が問われる重大な犯罪です。罪の意識がないまま貸し借りする人々に事の重大さを理解させ，戒めを説くことも必要です。

解説

●詐欺，教唆，幇助という重罪に問われることを説明する

このケースのような場合，本人に問い質すと，そのほとんどは罪の意識が非常に薄く，「とにかく診察してもらえばいい」という感覚で気軽に保険証の貸し借りをしているようです。これらは，れっきとした犯罪であり，他人の保険証を使用し，その人になりすまして受診した場合には，法的には詐欺罪（刑法第246条）が成立し，10年以下の懲役に罰せられることになります。

一方，悪用されると知りながら他人に実行せしめるような決意を生じさせた場合には教唆犯（刑法第61条）に，不正使用することを知りながらもその行為の実現を容易ならしめた場合には幇助犯（刑法第62条）に問われることになります。

このように，他人の保険証を不正使用することは大変重い罪になるという認識を持つことが必要です。罪の意識が乏しいからこそ，発覚するたびに事の重大さを説明し，戒める役割を医療機関が担うことになります。

●療養担当規則上では返還義務を規定

詐欺罪，教唆犯，幇助犯については刑法で規定していますが，療養担当規則第10条でも詐欺などの不正な行為で療養の給付を受けた場合には保険者等へ通知する義務があることを規定しています。

また「療養の給付費の返還措置について」（昭和30年2月1日保険発第9号）という通知では，「被保険者証を他人に使用せしめたこと又は事実を偽って被保険者の資格を取得したこと若しくは給付期間満了を保険医が認知できなかったため同一傷病につき法定給付期間を超え療養の給付を受けたこと等療養の給付費を返還せしむべき理由が被保険者の責に帰する場合であって，保険医がこれを認知し得なかった場合においては，その旨並びに金額等を当該被保険者に通知し直接被保険者から当該療養の給付費を返還させるものとすること」という取り扱いとなっています。

医療機関の対応

窓口経験の浅い担当者は患者を待たせないようスピーディーな処理を心がけ，必死で業務に打ち込んでおり，患者の観察まで及ばないのが実情です。このため，保険者には，保険証交付の際，被保険者に「保険証の貸し借りが犯罪である」ことをしっかりと指導していただきたいものです。

中には，不正使用の発覚後，「全額実費で支払えばいいんだろう！」と開き直る悪質な患者もおり，このような場合は警察への通報を考えてもよいと思います。

ただ，おおかたはなんらかの事情があって不正使用していることが多く，事情を聞いてみると同情の余地があったり，本人に反省の念がうかがえることもあります。かと言って，不正を見逃すこともできませんので，刑罰の対象行為であることを十分に言い聞かせ，今後絶対やることのないように言い含め，当該診療費については全額患者負担してもらう必要があります。

●受付のプロをめざす

保険証には顔写真が貼付されていないことから，保険証に記載された情報と来院された患者が年齢，性別など外見上相違なければ，本人と見なし受付することになります。最近では性別・年齢不詳の方も大勢来院します。だからと言って，漫然と受付業務を行っていては窓口担当のプロとしては面目ない結果となります。保険医療機関には療養担当規則第3条により保険証によって資格があることを確認する義務があり，確認業務も「社会通念上，一般に要求される程度の注意義務」が求められます。受付のプロとして，日々しっかりと患者の身なり・態度・言動をチェックし，大勢の患者の中には不正を働く者もいることを肝に銘じ，受付業務に励む必要があります。

関係法令など

• 刑法第61条（教唆）

人を教唆して犯罪を実行させた者には，正犯の刑を科する。

• 刑法第62条（幇助）

正犯を幇助した者は，従犯とする。

• 刑法第246条（詐欺）

人を欺いて財物を交付させた者は，10年以下の懲役に処する。

• 保険医療機関及び保険医療養担当規則第10条（通知）

保険医療機関は，患者が次の各号の一に該当する場合には，遅滞なく，意見を付して，その旨を全国健康保険協会又は当該健康保険組合に通知しなければならない。

1～3.（略）

4. 詐欺その他不正な行為により，療養の給付を受け，又は受けようとしたとき。

CASE 82 未成年者の診療

うちの子を門前払いして，殺す気か！

院内規定に基づき中学生1人での受診を断った。その後，親が電話口で怒鳴りはじめた。

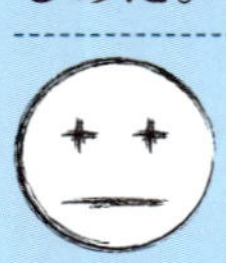

親　今日，中学の息子が1人でそちらの病院に行ったが，診てもらえなかったと帰ってきたぞ！　どうして受診させないんだ！

窓口　当院ではお子さん1人での受診はお断りしております

親　うちの子は，喘息で小さい頃から受診しているんだ。カルテをみればわかるだろう！

窓口　当院の規定で，15歳未満の方が1人の場合，すべてお断りしております

親　具合の悪い患者を門前払いして殺す気か！

どう対応する？――良い例・悪い例

✕ 当院の規定ですので，何と言われても無理です

✕ 15歳以下の場合は親の付き添いをお願いしております

△ どうしてもという場合には，他の医療機関を紹介しております

○ **未成年者の診療につきましては，これまで一律に受診をお断りしておりましたが，確かに救急の場合などもあり，今回を機会に対応を院内で検討させていただきます。ご意見，ありがとうございました**

ポイント

親権者が付き添わない未成年者の診療で訴訟になった場合，勝訴は見込めません。しかし，診療を拒否してはこのケースのようにクレームをつけられる可能性があります。このため，当面の応急措置で済ませ，後日，親権者とともに来院させ，インフォームドコンセントを行うことが望ましいと言えます。

クレーム電話の処理では，言い方ひとつで相手がエスカレートしてしまうことがあります。少なくとも「組織として意見を聞いて検討する」という回答を医療機関側の誠意として示すことで，相手がある程度納得し，電話を切ってくれることにつながると思います。

解説

診療は患者との“準委任契約”に基づいて行われていますが，これは行為能力を有する成人の場合です。民法では20歳未満の者を“無能力者”，つまり行為能力のない者と規定しています。そのため，原則として未成年者が契約などの法律行為を行う際には，その法定代理人（第一次的には親権者）の同意を必要とし，仮に法定代理人の同意を得ずに法律行為を行った場合には，後でこれを取り消すことができるとされています（民法第5条第1項および第2項）。

一口に「未成年者」と言っても，生後間もない赤ちゃんから20歳に達する直前の青年までと幅広いため，実際にはいくつかの年齢区分ごとに，インフォームドコンセントの対応を考える必要が出てきます。幼児・児童の場合，親権者がインフォームドコンセントの対象となることは一般的に問題ないとされています。

問題は，中学生以上です。法律上，明確に線引きされているわけではありませんが，実際の場面では，少なくとも満15歳に達した子どもの場合，原則としてインフォームドコンセントの対象として考え，親権者とその子自身の両方にインフォームドコンセントを行うものと考えたほうがよいと思います。

また，15歳に達しない子どもであっても，自分の病気や治療内容が理解でき，しかも自分の意思を表明できるような場合，親権者とその子自身の両方に対してインフォームドコンセントを行う必要があると考えるべきです。

親権者とその子自身の両方にインフォームドコンセントを行う際，注意すべきなのは，患者の同意があるにもかかわらず，親権者が反対し続けていると，親権の濫用になるということです。逆に，治療内容などを患者本人が理解できるにもかかわらず，その同意なくして親権者の同意のみで医療行為を行うことも避けるべきです。

医療機関の対応

子どもが中学生くらいに達すると，その親が軽微な症状と判断した場合，近医に1人で受診させることがあります。実際，医療機関の待合室では中学生が腹痛や湿疹で1人で受診している光景をみかけます。また，医療機関においても，未成年者が1人で来院した場合の対応はまちまちで，法的な理解不足のほか，院内ルールが明確でない場合もあります。

しかし，医療行為の多くが身体に対する侵襲行為であることを考えたとき，本人の意思表示がしっかりしているという理由だけで，親が子どもを1人で受診させることは問題があると言えます。子ども自身も知らない身体的特徴など，診療に大きく影響を及ぼす体質や疾患が隠れていることも考えられるからです。

医薬品の服用による身体の変調などでクレームをつけられ，万一，訴訟に発展してしまった場合，親権者の同意なしの医療行為では勝訴は見込めません。それゆえ，未成年者への診療には慎重さが求められるのです。初診時に1人で来院してきた場合，とりあえず応急処置で済ませ，後日改めて親と来院させ，症状および今後の治療方針などを説明し，同意を得てから本格的な治療を開始するようにすべきです。

なお，未成年者が婚姻をしたときは，成年に達したもの（民法753条「婚姻による成年擬制」）とみなされ，親権者に服さないことになっています。また，満20歳未満の間に婚姻を解消した場合も，成年に達したものとみなされることも理解しておきましょう。

関係法令など

• 民法第5条（未成年者の法律行為）

1. 未成年者が法律行為をするには，その法定代理人の同意を得なければならない。ただし，単に権利を得，又は義務を免れる法律行為については，この限りでない。
2. 前項の規定に反する法律行為は，取り消すことができる。

CASE 83 診療拒否

深夜，急性中耳炎の痛みに耐えかねた患者が，某総合病院に電話をかけてきた。

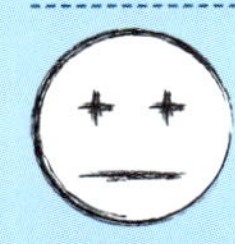

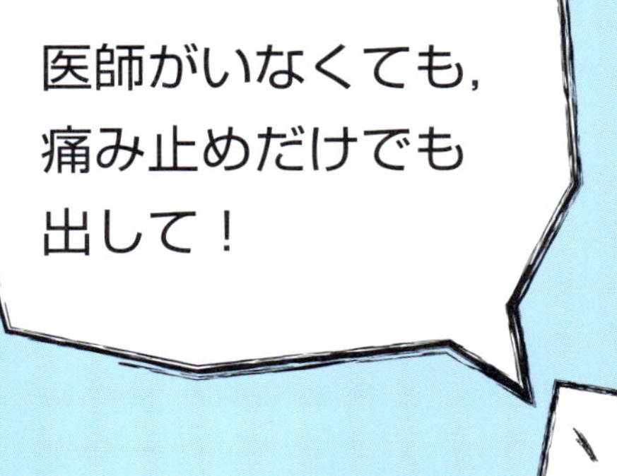

患者　急性中耳炎の痛みが強くなってきて，我慢できないんです！

窓口　すみませんが，深夜は担当医が不在で，耳鼻科咽喉科の診療はお受けしておりません

患者　なんとか痛み止めだけでも出してもらえませんか？

どう対応する？——良い例・悪い例

✕ 診察する医師がおりませんので，お薬もお出しできません

△ 当院では診察できませんが，深夜診療している医療機関をご紹介します

○ **では，とりあえず来院してください。耳鼻咽喉科医は不在ですが，内科医が診察します**

ポイント

医師法第19条第1項の趣旨をよく理解し，専門外の疾患であっても患者が診療を求めている場合には，できるだけの範囲のことをしなければなりません。悪質な場合は医師免許取消もありえます。

解説

医師法第19条第1項はいわゆる医師の「応招義務」の規定であり，「正当な事由」がない限り医師は患者の求めがあった場合には「診療に応じなければならない」とされています。行政解釈では，「正当な事由とは，医師の不在または病気により事実上診療が不可能な場合など社会通念上妥当と認められる場合に限る」（昭和30年8月12日医収第

755号 長野県衛生部長宛厚生省医務局医務課長回答より）とされており，いろいろな事情を比較衡量してケースバイケースで検討することになります。

某県の消防本部が県下の医療機関に救急患者収容不可能の理由をアンケート調査したところ，「専門外」「医師不在」「処置困難」「満床」「手術中」「多忙」などの理由が挙がってきました。果たして，これらは診療拒否の「正当な事由」に該当するでしょうか。

正当な事由について厚生労働省は，「医師が不在」「医師自身が病気などにより事実上，診療が不可能な場合」，さらに，「単数の医師の場合に手術中あるいは他の緊急性のある患者を診療中で事実上，診療することが不可能な場合も該当する可能性がある」としています。

一方，医師が来院した患者に対し，休日夜間担当診療所などで診療を受けるように指示することは，医師法第19条第1項に違反しないと解されるとしています。

1つ注意すべきことは，医師法第19条第1項でいう「診療に従事する医師」とは診療を業としている医師を指しているのであって，専ら研究のみに従事している医師や行政に従事している医師は該当しません。また，仮に応招義務違反をしたとしても，現行規定では罰則規定がなく，もっぱら医師の良心に委ねられていると言えます。

ただ，罰則規定がないからといって，正当な事由もなく診療を拒否した場合には医師法第7条でいうところの「医師としての品位を損するような行為のあったとき」に該当し，この医師が応招義務違反を繰り返すようなことがあれば，同条の規定により医師免許の取消しまたは停止を命ぜられることもありうるということを肝に銘じておく必要があります。

前述したように，診療を拒否しうる「正当な事由」は，社会通念上妥当と認められる場合に限られることから，①医師・医療機関側の事情（不在や専門外など），②患者の病状の様態（緊急性の有無など），③地域性（近隣の救急体制や専門病院の有無など）を総合的に勘案した上で，対処することが求められます。

医療機関の対応

以前，新聞に「救急体制が整う病院がほしい」というタイトルで子どもを持つ主婦の次のような投書が掲載されていました。

「近くに市立総合病院があり，救急体制が敷かれているものの，小児科がなく緊急で子どもがけがをしたときに事前に電話で受診したい旨を申し入れても，『小児科はない』ということで診療を断られてしまうことがある。診療科がないことを承知の上で痛み，苦しみを和らげてほしいと思い，深夜に門を叩いている患者の気持ちをわかってほしい。いつでもどんな患者でも診てくれる，そんな病院を望むのは無理なのか。近所の救急病院より深夜まで営業しているドラッグストアのほうがずっと頼りになるとさえ思ってしまう」

医師法第19条第1項は「国民の生命，身体の保護」ということを目的に，規定された経緯があります。その実質的理由として次の5項目が挙げられています。

(1) 命・身体の保護こそ医師本来の職業で倫理的義務があること

(2) 医師のみが救助を与える能力を持っていること

(3) 医師が開業（標榜）することは公衆に対して“医療引き受け”を表明していること

(4) 医師は医療を独占しているから当然義務が生じること

(5) 憲法でいう“健康権”を具体的に保障するために医師がいるから職業上の義務が生じること

したがって，専門外の疾患であっても患者が診療を求めている場合には，できるだけの範囲のことをする，また，満床の場合であっても病状などから安静や応急手当が必要であると判断される時は補助ベッドなどを使用するなどして治療を行うべきでしょう。

関係法令など

• 医師法第７条第２項（免許の取消，業務停止および再免許）

医師が第４条各号のいずれかに該当し，又は医師としての品位を損するような行為のあつたときは，厚生労働大臣は，次に掲げる処分をすることができる。

1. 戒告
2. ３年以内の医業の停止
3. 免許の取消し

• 医師法第19条（応招義務等）

診療に従事する医師は，診察治療の求があつた場合には，正当な事由がなければ，これを拒んではならない。

• 昭和30年8月12日医収第755号　長野県衛生部長宛厚生省医務局医務課長回答

昭和30年7月26日30医収第908号（所謂医師の応招義務について）をもって照会のあった標記の件について，下記の通り回答する。

記

1. 医師法第19条にいう「正当な事由」のある場合とは，医師の不在又は病気等により事実上診療が不可能な場合に限られるのであって，患者の再三の求めにもかかわらず，単に軽度の疲労の程度をもってこれを拒絶することは，第19条の義務違反を構成する。然しながら，以上の事実認定は慎重に行われるべきであるから，御照会の事例が正当な事由か否かについては，更に具体的な状況をみなければ，判定困難である。
2. 医師が第19条の義務違反を行った場合には罰則の適用はないが，医師法第７条にいう「医師としての品位を損するような行為のあったとき」にあたるから，義務違反を反復するが如き場合において同条の規定により医師免許の取消又は停止を命ずる場合もありうる。

• 病院診療所の診療に関する件（昭和24年9月10日医発第752号　各都道府県知事宛厚生省医務局長通知）

最近東京都内の某病院において，緊急収容治療を要する患者の取扱に当たり，そこに勤務する一医師が空床がないことを理由として，これが収容を拒んだために，治療が手遅れとなり，遂に本人を死亡するに至らしめたとして問題にされた例がある。診療に従事する医師又は歯科医師は，診療のもとめがあった場合には，これに必要にして十分な診療を与えるべきであることは，医師法第19条又は歯科医師法第19条の規定を俟つまでもなく，当然のことであり，仮りにも患者の貧困等の故をもって，十分な治療を与えることを拒む等のことがあってはならないことは勿論である。

病院又は診療所の管理者は自らこの点を戒めるとともに，当該病院又は診療所に勤務する医師，歯科医師その他の従業者の指導監督に十分留意し，診療をもとめる患者の取扱に当っては，慎重を期し苟も遺憾なことのないようにしなければならないと考えるので，この際貴管内の医師，歯科医師及び医療機関の長に対し下記の点につき特に御留意の上十分上記の趣旨を徹底させるよう御配意願いたい。

記

1. （略）
2. 診療に従事する医師又は歯科医師は，医師法第19条又は歯科医師法第19条に規定してあるように，正当な事由がなければ患者からの診療のもとめを拒んではならない。而して何が正当な事由であるかは，それぞれの具体的な場合において社会通念上健全と認められる道徳的な判断によるべきであるが，今ここに一，二例をあげてみると，
   （1）医業報酬が不払であっても直ちにこれを理由として診療を拒むことはできない。
   （2）診療時間を制限している場合であっても，これを理由として急施を要する患者の診療を拒むことは許されない。
   （3）（略）
   （4）天候の不良等も，事実上往診の不可能な場合を除いては「正当の事由」には該当しない。
   （5）医師が自己の標榜する診療科名以外の診療科に属する疾病について診療を求められた場合も，患者がこれを了承する場合は一応正当の理由と認め得るが，了承しないで依然診療を求めるときは，応急の措置その他できるだけの範囲のことをしなければならない。
3. （略）

CASE 84 カルテの最長保存期間

5年ぶりに来院した患者が突然，当時のカルテの写しがほしいと言ってきたが……。

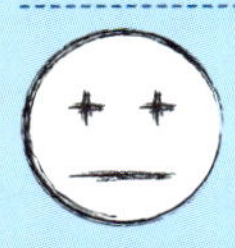

まだ5年しか
経ってないのに
カルテを
廃棄したのか！

患者　5年前まで治療していた患者ですが，当時のカルテの写しをください。カルテ開示の請求をします

窓口　5年を過ぎてしまっていますと，おそらく廃棄処分していると思いますが……

患者　えっ？　まだ5年しか経ってないのに，廃棄したのか！

どう対応する？――良い例・悪い例

× 当院では，すべて法令に基づき対処しております

× 手狭な保管庫ですので，5年を過ぎるとカルテは処分します

△ 5年間という保存義務期間を経過したカルテは処分しております

○ **処分が早いとお感じかもしれませんが，診療終了後5年を経過すれば医師法で処分できるとされており，当院ではそのように対処させていただいております**

ポイント

医師法第24条でカルテ保存義務期間は5年間ですが，医療訴訟対策としては民法第724条を踏まえると，最低20年間保存すべきです。

解説

仮に，患者または遺族からカルテ開示を請求された医療機関が，廃棄または紛失を理由に開示請求を拒否した場合，法的にどうなるとお考えでしょうか。

まず，保存義務期間（5年）以内のカルテ紛失の場合だと，医師法第33条の2の定めに

基づいて50万円以下の罰金に処される可能性があります。

さらに，医療ミスなどの可能性がある診療内容であって開示することが医療機関側にとって不利となるような状況が考えられ，あえて紛失したように見せかけたとか，意識的に廃棄したような場合には刑法の証拠隠滅罪（刑法第104条）で罰せられる可能性も大いにあります。

一方，保存義務期間経過後の廃棄では，医師法違反に問われることはありませんが，証拠隠滅罪に該当するような行為が考えられる場合は刑法の処罰対象となりえます。

ここで，カルテの保存期間について医療訴訟の面から考えてみたいと思います。

かつての医療訴訟では，患者・遺族側が医療ミスを立証しなければなりませんでした。しかし，近年の医療訴訟では，医療者側が自ら過失がなかったことを立証しなければならなくなり，根拠となるカルテの存在意義は非常に大きいと言えます。

最近は，B型肝炎訴訟に関係して過去の情報を収集する患者もいます。某病院の医事課長から，「『9年前の治療は実は医療ミスではなかったのか』ということで提訴された」という話も聞きました。医療訴訟対策の一環として，極力，カルテの長期間保存に努めたいものです。

●除斥期間

では，最大どのくらいの期間まで遡って，医療機関は訴えられるとお考えでしょうか。

他人の権利・利益を侵害することを民法では「不法行為」と呼びます。この不法行為の時効は，損害および加害者を知った時から3年，債務不履行では10年と規定されています。たとえば，10年前の手術で置き忘れた鉗子が発見された場合は，発見された時から3年間となります。しかし，不法行為による場合でも，20年間経過すると争えなくなります。これを「除斥期間」と言います（民法第724条　不法行為による損害賠償請求権の期間の制限）。

「除斥期間」とは，権利の行使を限定する期間であり，その期間内に権利の行使がなければ権利が消滅することを指します。特に，民法では一般的規定を設けていませんが，学説および判例で認められています。権利関係を速やかに確定することを目的とする「除斥期間」は，権利の行使期間を限定するものであり，一定期間権利行使されなければ権利が消滅する「消滅時効」とは，次の点で異なります。①中断がない，②援用は不要，③権利の発生の時から起算。したがって，請求や証人があっても除斥期間が過ぎた時点で権利が消滅することになります。

医師としても10年以上前の診療について訴えられても，当時を詳細に記憶していることはあまりないと思います。だからと言って，訴訟に備えて開業以来のカルテを保存するスペースを確保するのは大変です。ましてや，緊張を強いられる日々の末，忘れた頃に訴えられたりすることを想像して不安に駆られるのは，精神的にきついものです。

そこで，法律は不法行為から20年を経過すれば，どんなことがあっても訴訟を起こすことができない，としました。そうしなければ，世の中の法的な安定が保てなくなるからです。

ただし，この「除斥期間」による“権利消滅”についても例外を認める判決も出ています。こうした判決は「著しく正義・公平の理念に反する場合に除斥期間は適用しない」との判断に基づくものです。

今後も損害賠償請求権訴訟において，除斥期間を超えた請求権を認める可能性がないとは言い切れません。実際には個々の紛争事例に対する裁判所の判断を見るしかありませんが，被害者や遺族を救済しようとする場合にはその可能性があると考えてよいと思います。

常に最善を尽くす医師も1人の人間であり，ミスをすることはあります。そのために診療録に速やかに診療内容を記録し，とりあえず最低20年間保存することで，万一の訴訟に備えておきましょう。訴訟はないに越したことはありませんが，いつでも起こりえます。なお，「20年間」の意味は，「診療完結の日から」であることを一言付け加えておきます。

医療機関の対応

最近のデータによりますと，ここ10年間で医療訴訟の件数は減少から横ばい傾向にあります。これは医療事故件数が減ったということではなく，示談・和解で解決するケースが増えてきたことが挙げられると思います。

医療事故が発生したからといって必ず紛争化するわけではありません。また，医療事故によるものではないから医療訴訟に発展しないと断言できるわけでもありません。要するに，医師と患者の信頼関係が壊れたときに紛争が起きるのです。しかし，信頼関係を構築しても，ほんのちょっとしたことで脆くも崩れ去ってしまうことは，友情関係で経験済みと思われます。だからこそ，最後の拠り所となるのがカルテなのです。そのカルテが十分に記載されておらず，かつ見当たらないということになれば，医療行為そのものが疑われてもしかたないのです。

カルテの作成目的および性格について，次のような判決が出ています（東京高裁昭和56年12月24日判決）。

「医師法第24条により，その作成及び5年間の保存が義務づけられ，かつ同法施行規則第23条により，この診療録には病名，病状，治療方法などを具体的に記載することが義務づけられていることから，単に医師の診療行為における思考活動の軽減のための備忘録またはメモの類にとどまらず医師の診療行為の適正を担保し，さらには当該診療行為の対象たる疾病，傷害に係わる民事，行政等の分野における各種請求権の有無が争われる際における証拠を確保する使命をも負わされているものである」。

人間の記憶は時間とともに消えるものであり，記憶だけに基づく証言は証拠として取り上げられることはありません。そのために記録するのであり，当時の証明も記録により裏付けされるのです。繰り返しになりますが，医療訴訟を考慮すれば，永久保存をしないまでも，20年間はカルテを保存したいものです。

関係法令など

• 医師法第24条（診療録）

医師は，診療をしたときは，遅滞なく診療に関する事項を診療録に記載しなければならない。

2. 前項の診療録であつて，病院又は診療所に勤務する医師のした診療に関するものは，その病院又は診療所の管理者において，その他の診療に関するものは，その医師において，5年間これを保存しなければならない。

• 医師法第33条の2

次の各号のいずれかに該当する者は，50万円以下の罰金に処する。

1. 第6条第3項，第18条，第20条から第22条まで又は第24条の規定に違反した者

• 刑法第104条（証拠隠滅等）

他人の刑事事件に関する証拠を隠滅し，偽造し，若しくは変造し，又は偽造若しくは変造の証拠を使用した者は，2年以下の懲役又は20万円以下の罰金に処する。

• 民法第724条（不法行為による損害賠償請求権の期間の制限）

不法行為による損害賠償の請求権は，被害者又はその法定代理人が損害及び加害者を知った時から3年間行使しないときは，時効によって消滅する。不法行為の時から20年を経過したときも，同様とする。

CASE 85 有効期限切れの処方せん

高齢患者からの1本の電話。近くの薬局で処方してもらうため，処方せんの有効期間を延長してほしいと訴えはじめた。

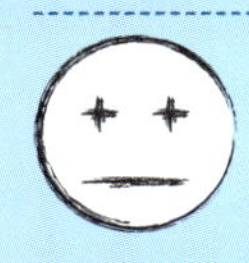

処方せんの有効期間を延長しないなら，俺にどうしろと言うんだ！

患者 処方せんの有効期間が過ぎてしまったので，延長してほしいんだが。近所の調剤薬局で，処方した医師の了解があれば調剤できると言われたので

窓口 期間を過ぎた場合，規則により再交付を受けていただく必要があります。一度ご来院ください

患者 往復4時間もかかるし，体調が悪くて外出できない状態なのに，病院に来いというのか！

窓口 しかし，規則で調剤できないことになっています

患者 今日服用する薬もないんだぞ！ 俺にどうしろというんだ！

どう対応する？——良い例・悪い例

❌ 自己責任ですので，どうしようもありません

❌ しかたありませんね，今回だけ調剤しましょう

△ やはり病院に来てもらわないと無理です

○ **期間切れの処方せんは調剤できないことになっておりますが，そのような事情なら主治医に確認してみますので，少々お待ちください**

ポイント

トラブルを回避するため，多くの医療機関では患者の要求に応じて処方せんの有効期間を延長しています。

解説

処方せんの有効期間は療養担当規則で「交付の日を含めて4日以内」と規定されており，当然，どの保険医療機関でも同様の取り扱いを行っていると思います。その例外規定として「長期の旅行等特殊の事情があると認められる場合」という表記があります。ところが，「長期の旅行」以外の「特殊の事情」の内容は明らかにされていません。

たとえば，1人暮らしの高齢者が薬の切れているのに気づいたが医師の診察を受けに行くのが困難な場合，大学病院で処方された薬が切れているのに気づいたものの遠方で上京することが困難な場合，体調を崩して有効期間内に薬局に行くことができなかった場合などです。こうした状況に対して，医療機関側の柔軟な対応は可能でしょうか。残念ながら，これらはすべて「特殊の事情」の範疇外とされています。

一方，調剤薬局での対応はどうかといいますと，有効期間切れの処方せんを受け付けた場合には「無効だから調剤できません」と紋切り型の対応はせず，まず処方医にその事実と処方されている薬剤名および患者の状態を伝え，対処の指示を仰ぐという柔軟な対応をしているようです。

保険薬局及び保険薬剤師療養担当規則では，特に処方せんの交付に関する規定はありません。結局のところ，調剤薬局としては，有効期間切れの処方せんを受け付けた場合には処方医の指示があればいつでも調剤を行うという姿勢であり，調剤薬局に責任はないという立場で対処していることになります。

医療機関の対応

患者の権利意識の高まりに伴い，診療内容を含む医療機関の対応にちょっとでも不満があろうものなら，露骨に文句をつける傾向が強くなってきました。

期限切れの処方せんの問題にしても，患者の中には，聞く耳を持たずに，「他の医療機関じゃ融通してくれるのに」「以前同様のことがあったが，調剤してくれたぞ」「体調が悪化したら責任をとってくれるのか！」など，延々と電話口でまくし立て，対応していたスタッフが根負けして「今回に限って処方医の了解を取り付けます」と，期間延長に応じてしまうのが現状だと思います。筆者の知る限り，多くの医療機関で窓口でのトラブルを回避するため期間を延長しており，ある病院では通常，4日より長い日付を記していました。

そもそも療養担当規則で使用期間を4日間に限定している理由は何なのでしょうか。明治薬科大学の菅野敦之客員教授は，「4日間には医師の診断の精度の意味合いが多分に含まれているという解釈もできる。つまり，時間の経過とともに容態が変化し診断時点での決定した治療内容と異なってきてしまう可能性が高くなるために設定されたと考えるべきである」と説明しています。

一理あるとは思うのですが，筆者は，投与日数が医師の裁量によって可能となったこともあり，処方せんの有効期間も一律に4日以内と限定せず，ある程度医師の裁量で可能とすべきだと考えます。なぜなら，患者の状態そして処方内容を一番知っているのは担当医師だからです。それが実現できないのであれば，厚生労働省は「長期旅行」以外の「特殊の事情」の内容を示すべきです。

処方せんの期限切れ防止対策として，交付後最寄りの調剤薬局に速やかに提出することを勧めている保険医もいるとのことです。そうすることによって，忘れることなく後で調剤薬を取りにいくことができるからです。また，FAXによる処方内容の電送の他に電子メールによる処方内容の電送も可能となったので，処方せん交付の際に一言患者に説明してはいかがでしょうか。

関係法令など

• 保険医療機関及び保険医療養担当規則第20条（診療の具体的方針）

1. 診察　（略）
2. 投薬　（略）
3. 処方せんの交付

イ　処方せんの使用期間は，交付の日を含めて4日以内とする。ただし，長期の旅行等特殊の事情があると認められる場合は，この限りでない。

ロ　前イによるほか，処方せんの交付に関しては，前号に定める投薬の例による。

CASE 86 患者の残置物の処分

1週間前に待合室に雑誌を忘れてしまったという患者から電話が。処分済と説明したら……。

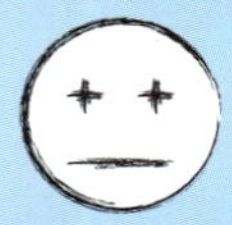

患者が忘れていった物を勝手に処分しないでよ！

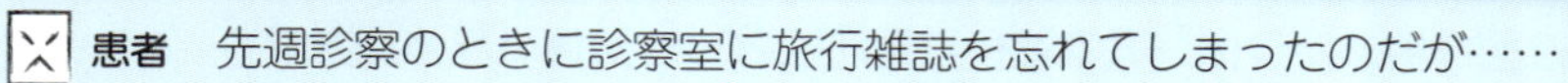

患者　先週診察のときに診察室に旅行雑誌を忘れてしまったのだが……

病院　ああ！　そうでしたか。1週間保管しておいたのですが，誰からも申し出がなかったために昨日廃棄処分してしまいました

患者　買ったばかりの雑誌でまだ全部読み切っていないのに……

病院　申し訳ありませんね……

患者　患者の忘れ物は，申し出があるまで保管するのが普通じゃないんですか？　勝手に人の物を処分する権利など病院にはないと思いますが……

どう対応する？――良い例・悪い例

✕　よく読み終わった雑誌など置いて帰られる患者もいらっしゃり，雑誌や新聞などはその日のうちに処分しております

✕　1週間申し出がなかったので処分いたしました

△　申し訳ございませんでした。当院規定では1週間の保管後，申し出なき忘れ物については処分しております

○　**申し訳ございませんでした。待合室に掲示してありますように，当院規定で1週間保管しておりますが，1週間を経過した物については処分しております。悪しからずご了承ください**

ポイント

みなさんの医療機関では，忘れ物の取り扱いを取り決めていますか。たかだか数百円の雑誌であろうと，まだ全部読み終わっていない患者にとってはもったいないと思うこともあり，執拗に対応を求められる場合もあります。

解説

●忘れ物の取扱い

外来や入院において，忘れ物にも様々な物があります。よくある物としては，読み終わったと思われる新聞や雑誌，診察券，財布，タオル，メガネ，薬，傘，携帯電話，ハンカチなどです。また，退院の際に依頼した診断書を忘れて帰院する患者もいます。これらの忘れ物の取り扱いについてみなさんの医療機関では取り決めをしているでしょうか。

設問のような「読み終わったら捨てるような雑誌」であっても，読み終わっていない患者からすればもったいないと思うわけで，雑誌1冊のことで延々と対応を求められかねない状況にもなります。

忘れ物は遺失物と呼ばれ，法律的には占有者の意思によらないでその所持を離れた物のうち盗難でない物をいいます。遺失物については遺失物法という法律があり，取り扱いも同法に沿った手順で対処するのが最もよいと思います。

その方法とは以下の通りです。

1) 遺失物を拾得した者は，速やかに警察署に届け出るか，病院内での拾得については病院管理者（実際は，事務室や保安課，防災課の窓口）に届け出ることになります。
2) 拾得物の届け出を受けた警察署は拾得物の返還を受けるべき者の氏名または居所が不明の場合には，遺失物法施行令の規定にしたがって，警察署で公示します。
3) 公報3カ月以内に所有者が現れない場合には，拾得者がその物の所有権を取得します。

以上が，法律に則った手順となります。ここで注意しなければならないことは，遺失物といえども横領すると遺失物横領罪（占有離脱物横領罪：刑法第254条）で罰せられ，1年以下の懲役又は10万円以下の罰金若しくは科料となることです。本罪の成立は所有権の帰属を明らかにする必要はなく，他人の所有であることが認定されれば成立することにあります。

医療機関の対応

各医療機関においても遺失物および拾得物に関する取扱要項等の規定を作成していることと思われますが，取扱いとしては前述の法に則った方法が最良と思われます。

忘れ物が無価値の物で廃棄してもよいと思われる場合には警察署に届け出なくても横領に該当しないと言われていますが，他人にとっては無価値な物であっても本人にとっては古い新しいに関係なく思い出の品であったり，記念品であったりする場合もありますので，医療機関で処分の可否を判断する場合には十分な時間と期間を設けて対処することが肝心です。

院内において患者や見舞い客から届けられた遺失物については，医療機関の管理者が拾得者となり当該物の種類や数量など必要な事項を院内の見やすい場所に掲示するとともに届出のあった拾得者の氏名や住所，拾得年月日等必要な事項を記載し，当該物を受け取った旨を証する書面を拾得者に交付しなければなりません（遺失物法施行令第26・27条）。報労金については，医療機関と拾得者で2分の1ずつもらう権利を有していることも覚えましょう。

また，院内の忘れ物については，「1週間を過ぎた物については，当院で処分いたします」といった掲示をするなり，入院患者については入院申込書あるいは入院のしおり等に同様の文言を入れて，なおかつ説明しておけばトラブルになることも少なくなると思われます。

関係法令など

・遺失物法第13条（施設占有者の義務等）

第4条第2項の規定による交付を受けた施設占有者は，速やかに，当該交付を受けた物件を遺失者に返還し，又は警察署長に提出しなければならない。

・遺失物法第15条（施設占有者の留意事項）

施設占有者は，第4条第2項による交付を受けた物件については，第13条第1項により遺失者に返還し，又は警察署長に提出するまでの間，これを善良な管理者の注意をもって取り扱わなければならない。

・遺失物法第16条（不特定かつ多数の者が利用する施設における掲示）

施設占有者のうち，その施設を不特定かつ多数の者が利用するものは，物件の交付を受け，又は自ら物件の拾得をしたときは，その施設を利用する者の見やすい場所に第7条第1項各号に掲げる事項を掲示しなければならない。

・遺失物法第28条（報労金）

物件の返還を受ける遺失者は，当該物件の価格の100分の5以上100分の20以下に相当する額の報労金を拾得者に支払わなければならない。

2. 前項の遺失者は，当該物件の交付を受けた施設占有者があるときは，同項の規定にかかわらず，拾得者および当該施設占有者に対し，それぞれ同項に規定する額の2分の1の額の報労金を支払わなければならない。
3. 国，地方公共団体，独立行政法人，地方独立合成法人，その他の公法人は，前2項の報労金を請求することができない。

CASE 87 外部からの問い合わせ

個人情報保護法施行後，外部からの問い合わせなどに過敏に対応している医療機関も多い。

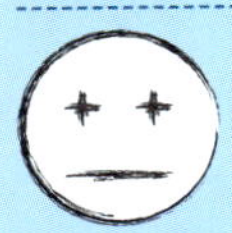

えっ！
親戚でも病室を
教えないの？

電話口　先日入院したAさんに，明日見舞いに行きたいので，病室を教えていただきたいのですが

担当者　個人情報保護法により教えることはできません

電話口　えっ！　親戚でも？

どう対応する？――良い例・悪い例

✕ 大変申し訳ございませんが，個人情報保護法により教えることができません

✕ Aさん宅に連絡していただき，ご確認願います

△ お手数ですが，知り合いの方に連絡を取り，入院部屋を確認してくださるようお願いします

○ **わかりました。ご本人に確認して，折り返し返事をいたします**

ポイント

外来での診察呼び出しを名前で呼んだり，病室入口の入院患者名札をつけることは医療機関がその利用目的を明確にすれば，患者・家族に親切な対応を行うことができます。「人はミスを犯す」という前提に立てば，法よりも優先させなければならないことはあるはずです。

解説

個人情報保護法の施行前は，外来では名前による診察呼び出しは当たり前で，病室入口の入院患者名の名札も同様でした。外部からの問い合わせであっても，特に著名人から口外しないよう求められた場合を除いては対応し，見舞い客に患者の病室を教えないなどということはなかったはずです。ところが，法施行と同時に，ほとんどの医療機関が正反対の対応を採るようになりました。しかし，本当に法ではそこまで規制しているのでしょうか。

かつて法の施行に関わった東京大学法学部・大学院法学政治学研究科の樋口範雄教授は，前述のような問題に対して，「回答を法やガイドラインに求めても答えはない」と言っています。その理由を，「このような問題に対しては，医療機関自身が1つの方針を定め，あらかじめ公表しておくことである。つまり，これらの問題は医療機関の環境，建物の構造，医療機関のポリシーに関係したことであるから」と説明しておられます。

しかし，法においてもまったく規定していないわけではありません。法第18条で「個人情報取扱事業者は，個人情報を取得した場合は，あらかじめその利用目的を公表している場合を除き，速やかに，その利用目的を，本人に通知し，又は公表しなければならない」と規定しています。

すなわち，個人情報の利用目的の1つとして「家族などへの病状説明」「患者名による呼び出し」「名札の掲示」「入院有無の問い合わせの対応」などの利用目的を公表することで，対応可能となるのです。

逆に，このような対応を望まない患者がいれば，その旨を申し出てもらうことで希望の対応ができることになり，医療機関としても法施行前の状況（常識的でしかも親切な対応）が可能となるのです。

医療機関の対応

某病院の見学で驚いたのは，入院病棟に案内された際，入口に入院患者名が一切ないことでした。間違えることがないのかどうか伺ったところ，「看護師は自分の担当患者を覚えているので問題はないが，医師が間違えて他の部屋に行く場合もたまにある」という話でした。プライバシーを考慮してのことでしょうが，間違えて病室に入ることくらいは笑い話で済みますが，「いずれ事故でも起きないのだろうか」と気になった次第です。

「医療は不確実なもの」「人は間違えるもの」という認識に立てば，まずミスを防止する手立てを考えなければなりません。そのためには，法より優先して実施しなければならないことはいくつもあると考えます。たとえば，外来の名前による診察呼び出し，病室入口の入院患者名の名札の掲示，外部からの問い合わせへの対応，見舞い客に対する患者の病室案内，など。これらは法施行前の通り実施しても問題ないと思われます。

参考文献

• 樋口範雄：続・医療と法を考える．有斐閣，2008．

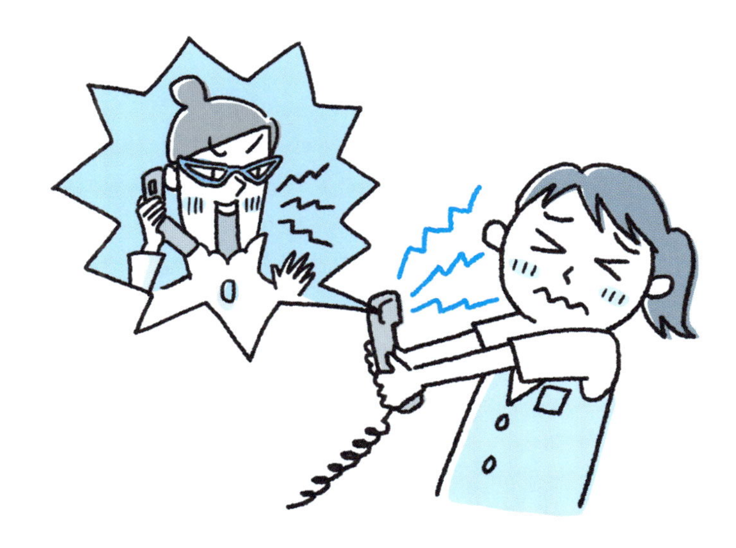

CASE 88 学校事故時の対応

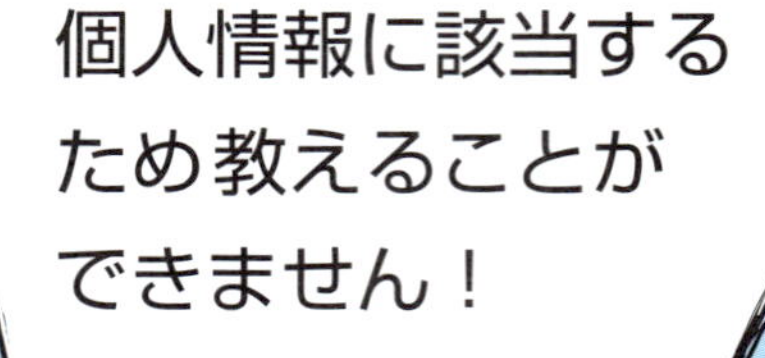

個人情報保護法施行後，日常生活においても過敏に反応している方がいる中で，本当に必要としている方に情報提供されない事態も生じている。

先生 本日，体育の授業中転倒し，救急で貴院に搬送されたＡ君の教師ですが，診察結果を教えていただきたく電話したのですが？

医師 個人情報につき，本人の同意を得ないと教えることができないのですが……

先生 個人情報ということはわかりますが，生徒を預かる学校の教師として聞いているのですが……

医師 今，処置中につき教えることはできません

どう対応する？――良い例・悪い例

✕ 個人情報ですので，一切教えることはできません

△ 生徒の担任といえども無理です。親の同意があれば説明します

△ 個人情報に該当しますので，親御さんから電話を入れて下さるようお願いします

○ **（教員からの電話を一旦切り，改めて医療機関から学校へ電話をかけて）診察結果ですが，CT所見やＸ線撮影では骨折の異常は認められませんでした。当院で少し経過を診て帰院させる予定でおります**

ポイント

個人情報をどのようなときに，どのような方に教えてよいか，そのときの根拠となる条文は何かなどを理解することでスムーズな対応が可能となるものと思われます。

解説

●児童のけがも個人情報？

個人情報保護法施行後，ある日の朝刊に「児童のけがも個人情報とは」という題で投書されていたので概略を紹介します。

「授業中にけがをして治療を行っても，症状は個人情報ということで，医療機関が付き添いの教員に症状を説明しない事例が増えており，その結果，保護者に児童の症状を伝えられない状況となっている。保護者も学校に対して不信感を抱くだろうし，学校にとっても症状を知らないまま日常の指導を行うことに不安感が残る」といった内容でした。

この投書に対し，後日ある医師が「学校が保護者との間で，児童の診察情報のやり取りについてのルールをつくり，保護者がこのルールに同意していることを医療機関が把握できれば，問題ははるかに減るだろう。ただし同意していない保護者とは個別に対応する必要がある」という投書が同じ新聞に掲載されていました。これを読んだときに，個人情報保護法の趣旨とこの投書の内容に少し違和感を感じました。

●ガイダンスで示している内容および趣旨

個人情報保護法に基づいて，「医療・介護関係事業者における個人情報の適切な取扱いのためのガイダンス」(平成29年4月14日，厚生労働省）(以下，「ガイダンス」）により医療機関における具体的運用指針が示されていますが，保護法第23条（第三者提供の制限）の運用として「学校からの照会」の対応について示されています。「児童・生徒の健康状態に関する問い合わせ」と「休学中の児童・生徒の復学の見込みに関する問い合わせがあった場合」の2項目について本人の同意なしでは回答してはならないと例示しております。例示は学校事故により搬送された児童の症状の問い合わせを想定していないような文言となっていますが，一般的にはこの例示に倣い対応している医療機関もあると思われます。

本件に関して「医療機関等における個人情報保護のあり方に関する検討会」の座長を務められた樋口範雄東京大学法学部・大学院法学政治学研究科教授は「上記のような報道があったが，このような対応は本来の趣旨と異なること，学校事故による救急搬送の場合は一種の緊急時と考えられ，第23条の同意原則の例外規定のうちの，『人の生命，身体または財産の保護』に入ると解して情報提供の正当化を試みることが可能と思われること，学校事故の場合には，あらかじめ同意をとったり通知公表項目に入れておかなくとも，例外とすることが可能と考えられること」と説明しています。また「ガイダンスの例は，たとえば病気等で長期入院している生徒についての問い合わせを想定していると思われること，『人の生命，身体または財産』という項目を利用する場合，通常は『児童の生命，身体に関する安全』を考え，親との連絡がつきにくければこの項目を利用すると考えられること，そして解釈として学校事故であり，学校の責任（金銭補償）ということを考えると『財産』ということで考えることもできる」と説明しています。

医療機関の対応

以上を踏まえて，学校事故で救急搬送されてきた児童および生徒の治療の問い合わせに対する医療機関の対応として，学校の教員に説明することは法の趣旨および解釈から言って何ら違反にならないということを理解することです。

ガイダンスの「Q＆A」でも，「けがの原因となった事故の再発防止や再発した際の応急処置等に有効であり，学校側に必要な情報を伝えておくべきと医師が判断できる場合は，『人の生命・身体の保護のために必要がある場合』に該当し，仮に当該生徒本人の同意が得られない場合であっても，必要な範囲で担任の教師に情報提供できると考えます」と回答しています。学校としても学校教育基本法等で児童・生徒の監督責任および安全管理への配慮が求められており，保護者にしても学校の教員から子どもの症状の報告を受けることに対して何ら違和感を持つことはないはずです。以前なら常識的な判断で対応してきたことが，法律施行後，厳格な解釈と運用でおかしな現象が発生していることはご存じの通りです。

前出の樋口教授も「眼目は常識的に許されることは許すべきだということ。法は非常識であってはならないから」とはっきり言い切っています。

関係法令など

・個人情報保護法第23条（第三者提供の制限）

個人情報取扱事業者は，次に掲げる場合を除くほか，あらかじめ本人の同意を得ないで，個人データを第三者に提供してはならない。

2. 人の生命，身体又は財産の保護のために必要がある場合であって，本人の同意を得ることが困難であるとき。

参　考

・医療・介護関係事業者における個人情報の適切な取り扱いのためのガイダンス

・医療・介護関係事業者における個人情報の適切な取り扱いのためのガイダンスに関するQ&A（事例集）

CASE 89 文書送付嘱託

断りなく裁判所に文書を送付するのは違反じゃないの？

先日，患者から自分に断りもなくどうして裁判所にカルテを提出したのかと苦情を申し立てられたが，本人に同意を得る必要があるのだろうか。

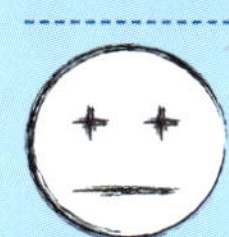

患者　先日，裁判所に私のカルテが提出されたと聞きましたが本当ですか？

病院　はい，裁判所からの「文書送付嘱託」ということで依頼がありました

患者　個人情報の提供は本人の同意が必要なのではないのですか？

病院　裁判所からの依頼ですので，問題ないと判断しました

患者　どこからの依頼であっても，本人の同意なしに提出することは個人情報保護法違反ではないのですか？

どう対応する？――良い例・悪い例

✕　申し訳ございませんでした。返送の手続きを取らせていただきます

✕　病院としては間違った対応をしておりません

△　あなたに同意は取りませんでしたが，問題ないと思います

○　**今回の場合は，個人情報保護法第23条の「法令に基づく場合」に該当し，本人の同意を得ることなく提供できることになっており，法的には問題ありません**

ポイント

裁判所の「文書送付嘱託」が，個人情報保護法第23条の「法令に基づく場合」に該当するかどうか理解していればスムーズな対応も可能となります。

解説

医療機関が保管する診療録や看護記録，画像フィルム，諸検査結果などの診療記録について，患者本人または遺族側から直接開示請求されるのとは別に，裁判所から「文書送付嘱託」という方法で開示要求を受けることがあります。素直に応じる医療機関もあれば，本人の同意なくしては応じられないとする医療機関など様々です。同じ，開設者の医療機関でありながら対応が異なっている場合などもあります。

文書送付嘱託とは，裁判所に係属している事件について，当事者からの申立てにより裁判所が文書の所持者にその文書を送付するよう嘱託するものであり，民事訴訟法第226条に規定されている制度です。民事訴訟法に規定されている制度ですから，個人情報保護法第23条の「法令に基づく場合」に該当するので，依頼があれば本人の同意を得ることなく提出して差し支えないということになります。

医療機関の対応

前述のように，「文書送付嘱託」の取り扱いについては，医療機関によって様々です。実際，裁判所に送付した後に，当事者から本人の同意を得ないで送付したことに憤慨して対応に苦慮したという医療機関もあります。個人情報保護法が施行されて以来，医療機関が所有する患者の診療記録については非常に神経を使い対応に苦慮するケースも多々あります。実際，筆者の勤務先にも過去何回となく「文書送付嘱託」依頼を受けたことがありますが，当事者からクレームを受けることはありませんでした。

本件については，以前裁判所に確認したことがあり，「文書送付嘱託」を行う際は利害対立する当事者の双方ともに嘱託がなされることを了解しており知らなかったということはないのではないかという話でした。

医師が事前の同意なく患者の診療情報を漏示した行為の違法性について争われた訴訟（さいたま地裁川越支部平成22年3月4日判決）で，「文書送付嘱託に基づき文書を送付した行為」については「裁判所からの文書送付嘱託に応じて行ったものであり，法令に基づく場合に当たるから，本人の同意を得なくても許されるものである」との判断を下しています。

裁判所も，「文書送付嘱託」依頼を受けた医療機関から裁判所に確認や問い合わせされることが多いことに鑑み，文書送付嘱託制度を解説した説明文を一緒に同封したり，あるいは一緒に当事者の「同意書」を同封して，制度の理解と医療機関が対応に苦慮しないよう協力を得る姿勢で取り組んでいます。

関係法令など

• 個人情報保護法第23条（第三者提供の制限）

個人情報取扱事業者は，次に掲げる場合を除くほか，あらかじめ本人の同意を得ないで，個人データを第三者に提供してはならない。

1. 法令に基づく場合
2. （以下略）

• 民事訴訟法第226条（文書送付の嘱託）

書証の申出は，第219条の規定にかかわらず，文書の所持者にその文書の送付を嘱託することを申し立ててすることができる。ただし，当事者が法令により文書の正本又は謄本の交付を求めることができる場合は，この限りでない。

参　考

平成18年7月4日付で，「最高裁判所事務総局総務局第一課文書総合調整係」から，「各府省等行政機関等個人情報保護担当官」宛に送付した「裁判所における個人情報保護に関する問題事例について（依頼）」という文書の中に次のような説明が記しているので紹介します。

裁判所が官庁・その他の団体に対して行う，民事訴訟法186条や家事審判規則8条に基づく調査嘱託，民事訴訟法226条に基づく送付嘱託，刑事訴訟法279条や医療観察法24条3項に基づく照会，家庭裁判所調査官が行う家事審判規則7条の2に基づく事実の調査等については「法令に基づく場合」として，あらかじめ本人の同意を得なくても，個人情報を第三者に提供できることとされているが，本人の同意なしには提供できないと誤解し，本人の同意を求められたり，嘱託に対して回答を拒否される事例がみられる。具体的には，家事審判規則が法令に含まれないという誤解や，調査嘱託等は強制力がないことから「法令に基づく場合」に該当しないという誤解が多くみられる。

家事審判規則も最高裁判所規則として，法律に準ずるものであり，行政機関個人情報保護法8条1項及び独立行政法人等個人情報保護法9条1項の「法令」に含まれると解されている。
また，裁判所の調査嘱託等は法令上の具体的な根拠に基づくものであり，「法令に基づく場合」に該当すると考えられる。

補論／資料／解説

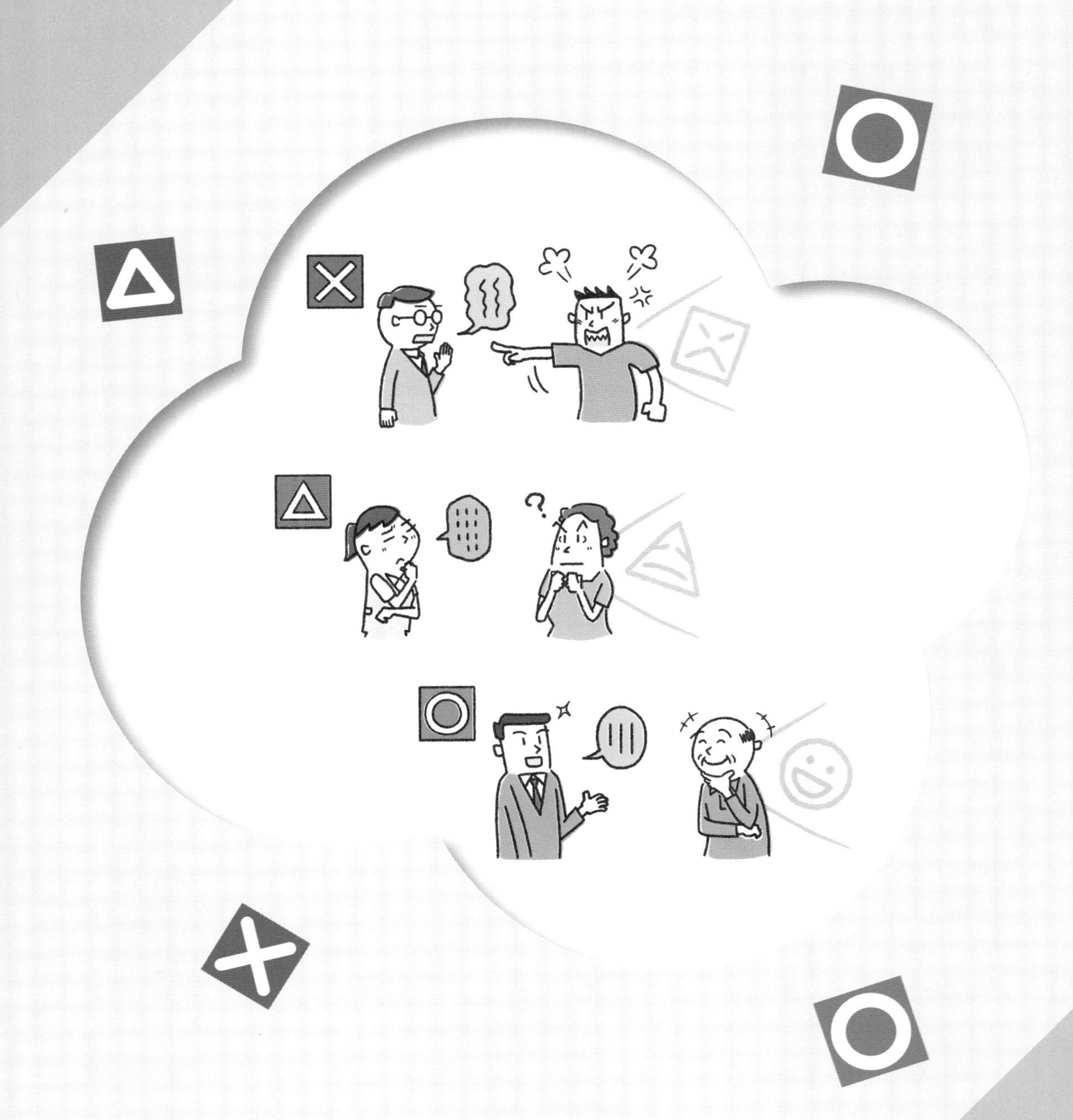

保険医療機関および保険医とは

保険医療機関および保険医の位置づけ

保険医療機関および保険医は，健康保険法第70条第1項で省令の定めるところにより「療養の給付を担当しなければならない」と規定されています。この規定によって，保険医療機関および保険医は厚生労働大臣の命令に従って医療を担当しなければならないという法律上の義務を負っています。保険診療を行うには，病院および診療所は保険医療機関の指定を受け，医師は保険医の登録（「二重指定制度」）を行います。これは法律上の義務を履行する旨の意思表示をしたことを意味し，保険医療機関の指定と保険医の登録によって，法律上の義務を履行する旨の公法上の契約が成立したことになります。（下線部分筆者，以下同）

保険医療機関および保険医療養担当規則

厚生労働大臣が定める省令である保険医療機関および保険医療養担当規則（以下，「療養担当規則」）は健康保険法の規定に基づく命令です。したがって，保険診療を行う際，この療養担当規則の下で行われなくてはなりません。療養担当規則は全3章から構成されており，第1章は保険医療機関の守るべき規則，第2章は保険医が保険診療を行う上で遵守すべき診療方針，第3章の雑則は第24条のみ（読替規定）です。

また，わが国の医療保険制度は，いわゆる出来高払い方式を採用（一部に包括医療制度を導入）し，請求額に応じた費用を支払う仕組みとなっています。療養担当規則は，この仕組みの前提となるものです。したがって，その前提を無視したり，逸脱した請求がなされるということは，信頼関係を損ね，医療保険制度の運営を阻害することになります。要するに，保険医療機関および保険医としての責務を果たしていないということになります。

そこで，保険医療機関および保険医が規則を遵守しているかどうかを確認するために，審査支払機関（社会保険診療報酬支払基金，国民健康保険団体連合会）におけるレセプト審査があり，また行政側の医療指導監査があります。これは療養担当規則の周知徹底を図り，適正な保険診療を確保することを目的としており，保険診療の内容や請求業務についての妥当性をチェックしています。療養担当規則に反するような不正，あるいは不当な請求は，反社会的行為とみなされ，罰則の対象となります。

このように，療養担当規則は保険診療を行う上で絶対に理解しておかなければならない規定であるにもかかわらず，医療の現場ではあまり気にせずに診療を行っているのが現状のようです。本来なら遵守すべき規則を遵守しないために，保険医の取消や保険医療機関の取消処分がなされます。「保険医，保険医療機関とは何を意味するのか」をじっくり考え，法令に則った診療を行うことが大事です。

今後，保険診療を行う上で改めて療養担当規則がどのような規則なのか，ぜひ一度お読みいただければと思います。

一方で，一例として挙げた下記の第18条のように，たかだか2行の条文に下記の〈解説〉のような内容を含んでいることは想像できないと思いますので，もっとわかりやすく，誤解の生じない表現にしてほしいと思います。

条文例

療養担当規則第18条（特殊療法等の禁止）

保険医は，特殊な療法又は新しい療法等については，厚生労働大臣の定めるもののほか行つてはならない。

解説

本条は厚生労働大臣の定めるもの以外の特殊療法を禁止した規定です。ここでいう「厚生労働大臣の定めるもの」とは，診療報酬点数表に収載されている医療や通達によって準用する医療，薬価基準表に収載されている医薬品の使用，特定療養費に関する医療を指します。特殊療法とは一般的に行われていないものをいいますが，具体的には点数表未収載の医療行為および薬価基準表未収載医薬品をいいます。特殊療法は安全性や有効性が広く一般に認められておらず，場合によっては患者が不利益を被る恐れがあることから保険診療では禁止しています。また，点数表に未収載ということは，保険診療とは認められていないことを意味しています。

その部分のみを患者から実費徴収することは保険診療の中で，一部が自由診療となることから混合診療とみなされ，保険診療の大原則（混合診療の禁止）に反することになります。ただし，保険外併用療養費（例：先進医療等）を受けた場合については，この部分のみ実費徴収しても差し支えない扱いとなっています。

本条の「療法」とは，治療方法を意味しており，診断書の交付や外用薬の容器の使用は治療方法とは言いません。したがって，本条とは関係なく文書料や容器代を全額患者負担として徴収しても差し支えありません。

患者が医療機関で特殊療法を希望した場合には，その医療行為のみならず入院料や投薬料等すべての行為を自費扱いとしなければなりません。なぜならこれらの行為は特殊療法に付随する一連の行為とみなされるからです。

法令を理解する —療養担当規則と法令用語—

医事業務に関係する法令

ひとくちに法令といってもいろいろあります。国の最高規範として「憲法」があり，この規定に反することなく，国会の議決を経て制定された法規を「法律」といい，健康保険法や老人保健法がそれに該当します。次に憲法や法律の規定を実施するために内閣が制定する命令を「政令」といい，健康保険法施行令などが該当します。それら政令や法律を施行するために各省大臣が制定する命令を「省令」といい，健康保険法施行規則や療養担当規則などがこれに該当します。

そして保険医療機関にとって最も目に触れ，

注意しなければならないものが「通知」です。通知は各省が所管の諸機関（都道府県など）や職員に対し執務上依拠し遵守すべき法令の解釈や運用方針を示すものです。よく「保険発第○○号」という通知を目にしますが，これは保険局の課長名による通知で，都道府県主管課（部）宛に具体的な法令の解釈等を示したものです。官報には法律，政令，省令が掲載されますが，通知は掲載されません。

通知にこだわる理由

通知は本来，上級行政機関が指揮命令権に基づいて下級行政機関に対して法令の解釈や運用方針を示すものであって，国民に対しての命令ではありません。言い換えれば，行政組織の内部に対して拘束するものであり，国民を拘束する法規としての性質を有するものではないということです。法規としての性質を有するものではないことから，誤った通知が裁判所により否定されることもあります。

しかし，通知は各省庁の専門的な職員が立法の背景や趣旨，目的などを十分に考慮して作成するため，法規ではないにしろ，継続して使われているうちに認知されてしまうような1つの慣習法として無視できないものとなっています。実際，診療報酬改正のときに省令が出されても，その後の通知が示されないために解釈がわからず，改正作業に着手できなかったという経験をされた方もたくさんいると思われます。

禁止規定と義務規定

条文を読んでみると，その最後に「……してはならない」とか「……しなければならない」といった表現が出てきます。このうち，「……してはならない」は禁止規定であり，「……しなければならない」は義務規定と呼ばれています。禁止規定や義務規定に違反した行為に対しては，罰則を科する旨の規定が設けられています。医師法第17条を例に挙げると，「医師でなければ，医業をなしてはならない」と規定し，同法第31条に「次の各号のいずれかに該当する者は，3年以下の懲役若しくは100万円以下の罰金に処し，又はこれを併科する」とその罰則規定を設けています。医師法のほかの条文あるいは医師法以外の法令をみても同様に禁止規定や義務規定が設けられています。禁止規定や義務規定を設けているのは，何らかの制裁措置を設けることで実効性を担保するためであるということを理解しておきましょう。

努力規定と訓示規定

規定の中には違反したからといって，必ずしも罰則が定められているものばかりではありません。このような規定を「訓示規定」と呼んでいます。例を挙げると，医師法第23条は保健指導を行うことを規定していますが，罰則は定められていません。

また，「……努めなければならない」という文言の規定も見かけますが，このような規定は「努力規定」と呼び，訓示規定と同様，違反したとしても罰せられることはありません。

法令用語と日常用語

法令の条文には日常生活ではあまり使われなかったり，使われたとしても一般の意味とは異なって使用されている用語があります。いわゆる「法令用語」と呼ばれるものですが，療養担当規則にも随所に用いられています。法令用語を使用せずに日常用語だけで条文を書けば一般の人には読みやすく，親しみを覚えますが，表現の正確さ，簡潔にして明瞭ということになると，日常用語では技術的に不可能なことが多いために，どうしても法令用語が用いられることになります。

療養担当規則における法令用語

法令とは法律と命令を合わせた呼称です。日常の診療と密接に関わりのある療養担当規則は省令であり，この法令用語が用いられているのです。療養担当規則の中で最も多くみられる法令用語に「この限りでない」という文言があります。この用語はその前に出てくる文言の全部または一部の適用を打ち消す意味に用いられ，単に前文を打ち消すだけのものではないのです。

たとえば，療養担当規則第6条は証明書等の交付ということで，保険給付を受けるための証明書または意見書の無償交付を定めた規定ですが，但し書きで「……に係る証明書または意見書については，この限りでない。」と明記されています。この場合の「この限りでない」という意味は，無償としなければならないということを否定しているだけで，必ず有償にせよと言っているのではなく，有償とすることも妨げないという意味です。もし，「有償」なのであればはっきりと「……については，有償としなければならない」という文言になるはずです。

また，注意すべきものを挙げてみますと，「以上」と「超える」という用語もあります。「以上」は基準となる数値を含む場合に用いられ，「超える」は基準となる数値を含まない場合に用いられます。「遅滞なく」という用語も使用されていますが，時間的即時性を現す用語であり，「事情が許す限り早く」という意味です。

法令文の特徴を知る

法令の特徴を知ることで，その理解が深まることは明らかです。この法令文の特徴は誰が読んでも間違えることのないように正確に表現すること，つまり明確性にあります。法令文は正確性を重んじ，日常用語における修飾語で用いられる表現は取り除かれて簡潔，明瞭につくられています。法令用語の意味を理解することで，法令が何を言わんとしているかが理解できます。

捜査機関からの問い合わせと個人情報保護法

法令に基づく情報提供について

医療機関において非常に気を遣う問題に，法令に基づく患者情報の提供があります。なぜなら，必ずと言っていいほど医療従事者に課せられた刑法第134条の守秘義務規定と関係し，個人情報保護法との関係で医療現場が最も対応に苦慮するからです。

筆者の体験例を紹介します。あるとき，地元警察署の警察官が，「1週間ほど前に自宅を出たきり行方不明の老人に捜索願が出され，その行方を捜索していたところ，この病院に受診していたという情報を得たので，病名，治療内容等を聞きたい」ということで来訪しました。筆者が対応しましたが，警察手帳の提示はあったものの，「捜査関係事項照会書」の提出がなく，書面がなければ応じられない旨を説明しました。しかし，警察官は一刻も早く情報を得たいということで執拗に情報開示を求めてきました。筆者としては，法を守るべき立場の方が法に反することを相手方に求めることはどうなのかと難色を示したところ，署に戻って速やかに「捜査関係事項照会書」を用意し，提出してもらった経緯がありました。

捜査機関に協力することは当然です。しかし，同じような場面で，「捜査関係事項照会書」を後日郵送するという約束の下，患者の情報提供に応じたのですが，一向に提出されなかったという経験があり，現在は警察といえども「まずは提出ありき」で対応している状況です。

刑事訴訟法第197条第2項による照会

前述の「捜査関係事項照会書」は，刑事訴訟法第197条第2項に基づくものであり，個人情報保護法第23条（個人情報取扱事業者は，次に掲げる場合を除くほか，あらかじめ本人の同意を得ないで，個人データを第三者に提供してはならない）の第1項第1号（法令に基づく場合）に該当します。したがって，本人の同意を得ずに個人情報の提供を行ったとしても第23条第1項第1号（法令に基づく場合）に該当し，個人情報保護法違反にはならないとされています。

本件に関しては法施行後どのような対応を行えばよいのか各医療機関が最も苦慮してきたことと思われます。樋口範雄東京大学法学部・大学院法学政治学研究科教授は「本人の同意を得ると捜査などに支障を来す恐れがある場合以外は，やはり本人の同意をとるという原則に返る対処法も考えられる。しかし，患者が被害者である場合など，それが患者の利益に反すると思えない場合には情報提供しても民事上もおそらく問題にされることもなく，たとえ問題にされたとしても，損害はないか，あったとしても小さいはずです」と説明しています。

また，電話による警察署からの問い合わせもあるかと思われますが，その場合は管轄警察署名，氏名，電話番号を確認の上，折り返し返事する旨伝えて対応することです。

医療機関の対応

平成27年9月に改正個人情報保護法が施行されましたが，その中で大きく変わったのが，人種，信条，犯罪の経歴とともに病歴も「要配慮個人情報」とされ，本人の同意を得ないで第三者に情報を提供することは原則できなくなりました。

医療機関には，外部から患者に関する問い合わせも多く，返答に躊躇する場合も多々あります。初診申込のとき，あるいは入院手続きのときに，外部からの問い合わせに対しての本人の意思確認を行うことが求められます。

例外として法令に基づく場合は，本人の同意を得る必要はないということです。

医師には「刑法第134条により守秘義務があることから，安易に照会に回答することは患者本人から訴えられることも念頭に置いて対処する必要がある」との考えもありますが，捜査機関として医療機関から情報提供がなければ迅速な捜査を行うことが不可能となり，犯罪解決にも支障を来しかねない状況が考えられます。個人情報保護法施行により，刑法第134条との関係がどうなのか医療現場で非常に腐心している医師も多いことと思われますが，捜査に協力することは国民の義務でもあることを踏まえて対応するべきと思います。

関係法令など

• 個人情報保護法第23条（第三者提供の制限）

個人情報取扱事業者は，次に掲げる場合を除くほか，あらかじめ本人の同意をえないで，個人データを第三者に提供してはならない。

1. 法令に基づく場合
2. 人の生命，身体又は財産の保護のために必要がある場合であって，本人の同意を得ることが困難であるとき。
3. 公衆衛生の向上又は児童の健全な育成の推進のために特に必要がある場合であって，本人の同意を得ることが困難であるとき。
4. 国の機関若しくは地方公共団体又はその委託を受けた者が法令の定める事務を遂行することに対して協力する必要がある場合であって，本人の同意を得ることにより当該事務の遂行に支障を及ぼすおそれがあるとき。

• 刑事訴訟法第197条（捜査に必要な取調べ）

捜査については，その目的を達するため必要な取調をすることができる。但し，強制の処分は，この法律に特定の定のある場合でなければこれをすることができない。

2. 捜査については，公務所又は公私の団体に照会して必要な事項の報告を求めることができる。

• 刑法第134条（秘密漏示）

医師，薬剤師，医薬品販売業者，助産師，弁護士，弁護人，公証人又はこれらの職にあった者が，正当な理由がないのに，その業務上取り扱ったことについて知り得た人の秘密を漏らしたときは，6月以下の懲役又は10万円以下の罰金に処する。

カルテ未記載の影響

カルテ記載の変遷

ずいぶん昔になりますが，筆者が医療機関に勤めだした頃のカルテの記載内容は本当にいい加減だったように思います。その頃は保険請求の際のレセプト作成も全部手書きで行っていました。指導料関係などはゴム印を押印するにとどまり，指導内容はまったく記載していない場合がほとんどでした。

また，酸素の使用量や開始時間，終了時間等の記載がカルテに記載されていないなどで，ひと苦労しました。何で確認したかというと，看護記録からでした。昔から看護記録は正確であり，最も信頼のおける記録でした。また，監督官庁の指導も今ほど厳しくなく，看護記録から補うことでなんとか容認されていました。また，患者が医師に感謝し，医療訴訟とはほど遠い時代でもありました。

しかし，時代は変わりました。医師・患者関係は対等となり，頻発する医療事故によって医療を取り巻く環境は厳しさを増し，患者の医療を見つめる目が以前より厳しくなってきました。あらゆる情報が容易に入手できる時代を迎え，一般国民も医療に関する知識が豊富になり，昔のようなパターナリズムの医療が困難となってきました。こうしたことを背景に，訴訟件数も増加の一途をたどり，カルテの重要性が一気に増してきています。したがって，以前のようなカルテ記載方法では患者への説明はもちろんのこと，訴訟でも不十分と認識されています。

カルテに記載しない場合

医師法第24条には，「医師は，診療をしたときは，遅滞なく診療に関する事項を診療録に記載しなければならない。(以下略)」と規定されており，医師に対して診療録の記載を義務づけています。ここでいう「遅滞なく」とは時間的に遅れてはならないことを示します。その日に記載しなければならないと説明している人もありますが，法律では日にちまでの指定は定めていません。しかし，正当なまたは合理的な遅滞が解消された時点で記載することが求められています。

換言すると，正当なまたは合理的な遅滞は許されるということです。「正当なまたは合理的な遅滞」とは，たとえば救命措置に手が取られて記載する時間がなかったり，緊急会議が招集され会議終了まで記載できなかったなどの場合です。ですから，人間の記憶能力から言っても，1週間後や10日後まで遅延することが許されるわけではなく，やはり事態発生後数日以内と解釈されています。

ちなみに，診療録未記載の場合は50万円の罰則に処せられることになります。

また，診療録に記載のないものについては保険請求不可との扱いとなっており，仮に未記載項目を保険請求した場合には不正請求として行政処分を受けることになります。何よりも訴訟となった場合，診療録に未記載であったばかりに実際に行った医療行為であっても裁判所に認めてもらえず，医師に不利な判決となってしまう可能性すらあります。

カルテ記載の重要性

今日ほどカルテ記載の重要性が求められていることはないのではないでしょうか。

特に2005年4月に個人情報保護法が施行され，カルテの情報は患者個人のものと認識されるようになってから，カルテの開示請求を求める患者が多くなってきたことは事実です。したがって，患者にとっては，何か疑問が起これば，つぶさにカルテを調べ，担当医師に疑義を問い質すこともできます。必要な処置を施したのにもかかわらずカルテに記載されていないために，施行していないと判断されることもありえます。訴訟となった場合に最後に拠り所となるのは，やはりカルテです。そこに適正な記載がなされた診療記録があれば，有事の際，医師救済となることを認識してください。

ここ数年，検査1つ，処置1つ施行するにも十分説明し，かつ納得していただき，同意書に署名してから施行するという手順を取るために患者1人に要する診療時間が以前に比べて大幅に長くなり，昔の3分診療などは本当に過去の話となってきました。今後，ますます時間をかけて診療することが求められるでしょう。しかし，時間をかければよいかというと決してそうではなく，最終的には患者が納得したかどうかということに尽きます。

多忙を理由にカルテへの記載を怠っている医師も多いと思われますが，医療行為だけでなく，患者の愁訴や医師の説明内容も記載するなど，患者の診療に関する事柄を日頃から記載するよう習慣づけることが必要です。いざ訴訟となった場合，自分自身を守るのはカルテであるということを，多くの訴訟を傍聴してきた筆者として声を大にして言いたいのです。

補論5 サービス心が仇

サービス心が仇

医療機関が第三次産業に分類され，サービス業と認識されてから久しく経ち，各医療機関とも患者サービスに力を入れてきています。それぞれの医療機関で工夫して多種多様なサービスを提供しており，患者本位の医療となってきたことは喜ばしいことです。確かに他の医療機関との差別化という点から患者サービスに力を入れている医療機関もあるでしょう。ただ，際限なく広がるサービス競争は医療機関にとって本当に好ましいことと言えるのでしょうか。

サービスも患者が喜べば何でもよいというものではありません。窓口を担当している医事職員は，患者が最初と最後に必ず接する部署であり，また苦情や問い合わせ，相談，質問等々何かにつけて患者との関わりを持つ部署です。ただ，困っている患者，苦しんでいる患者がいたら声をかけ，事情を聞いて適切に対処するということが医療機関の方針または業務の一環であれば問題ありませんが，職員個人の判断によるサービスの場合に問題が起きてきます。

たとえば，大きな荷物を持って待合室で待っている患者に声をかけて診察終了後まで荷物を預かる約束をして返却する際に荷物の中身が破損したり，中の財布が抜き取られていたという場合や，子ども同伴の患者が診察終了するまで預かっているうちに子どもが転んだり，ドアにぶつかってけがをしたなどという場合です。これらはまったくの善意で行った行為ですが，このような事故の場合には当該職員が謝って済む問題ではありません。破損や盗難に遭えば弁償をしなければなりませんし，けがをさせれば治療費はもちろんのこと，慰謝料まで支払わなければならない事態に発展します。

善意の行為に伴う責任

サービスとは言え，医療機関に外来患者の子守をする義務はありませんし，他人の物を預かる義務もありません。しかし，いったん前述のような善意の行為（物を預かったり，子守をすること）を行った場合には，相手方の利益に最も適うよう全うする義務が生じます。これを「事務管理」と言います。事務管理とは，法律上の義務がないのに他人のために仕事をすることを言います。法律では事務管理を始めた場合には，その本人の利益に適合するように管理する義務を負うことになります（民法第697条）。

したがって，善意の行為を始めた場合には善管注意義務（ある行為をするにあたって一定の注意をしなければならない負担を内容とする義務で，一般的に求められる程度の注意義務をいう）を負い，善管注意義務を怠り相手方に不利益を生じさせた場合には損害賠償が発生することになります。

医療機関のため，サービス向上のため，患者のためと考え，良かれと思って行った善意の行為にも十分な注意を払い，かつ対応しないと結局は職員および医療機関に損害賠償が生じ，医療機関のイメージに傷がつく結果にもなりかねません。

微笑が高くつく場合も……

日々多くの患者が来院する中，いろいろな患者がいます。職員が微笑んだだけで「人を馬鹿にして」と誤解して受け止められ，「事務長を出せ，院長を出せ」とわめき散らす患者すらいるのです。実際，このような患者に延々と長時間文句を言われ，辟易してしまったという事務長の話を聞いたことがあります。

職員としては来院している患者に対して親しみを込めて微笑んだだけなのに……。いろいろな患者がいる中，粛々と仕事をこなすことに注力するのが誤解を生じさせない対応なのかもしれません。

関係法令など

• 民法第697条（事務管理）

義務なく他人のために事務の管理を始めた者（以下この章において「管理者」という。）は，その事務の性質に従い，最も本人の利益に適合する方法によって，その事務の管理（以下「事務管理」という。）をしなければならない。

2. 管理者は，本人の意思を知っているとき，又はこれを推知することができるときは，その意思に従って事務管理をしなければならない。

資料

大学病院の４割が院内暴力を経験

私立大学医療安全推進連絡会議*は2013年3月28日，メンバーである都内私立大学附属病院本院11施設の職員2万9,065人を対象に行った「都内私立大学病院本院の職員が患者・患者家族などから受ける院内暴力の実態」調査結果を公表した。大学病院の院内暴力調査はこれが初めてで，約4割の職員が「院内暴力」を受けていることが明らかとなった。（編集部）

（＊連絡会議メンバー：杏林大学医学部付属病院，慶応義塾大学病院，順天堂大学医学部附属順天堂医院，昭和大学病院，帝京大学医学部附属病院，東京医科大学病院，東京慈恵会医科大学附属病院，東京女子医科大学病院，東邦大学医療センター大森病院，日本医科大学付属病院，日本大学医学部附属板橋病院）

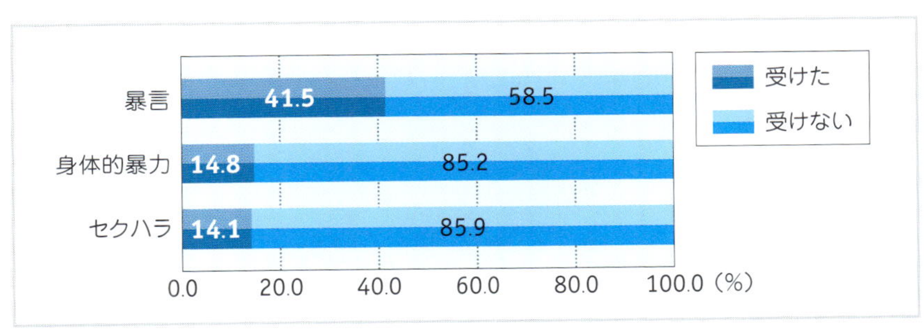

図1 院内暴力（暴言，身体的暴力，セクハラ）の経験の有無（全職種）

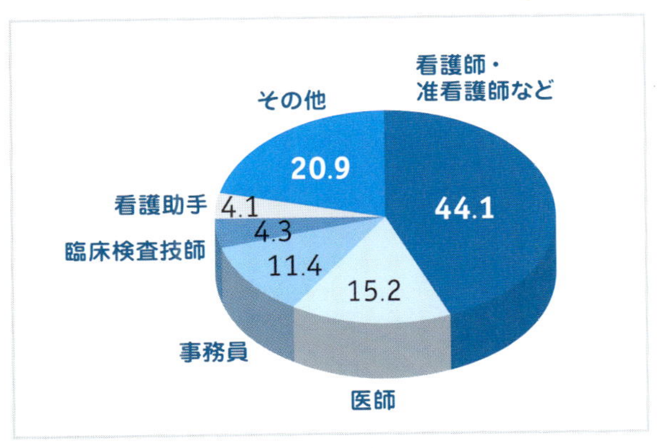

図2 回答者の職種構成比（%）

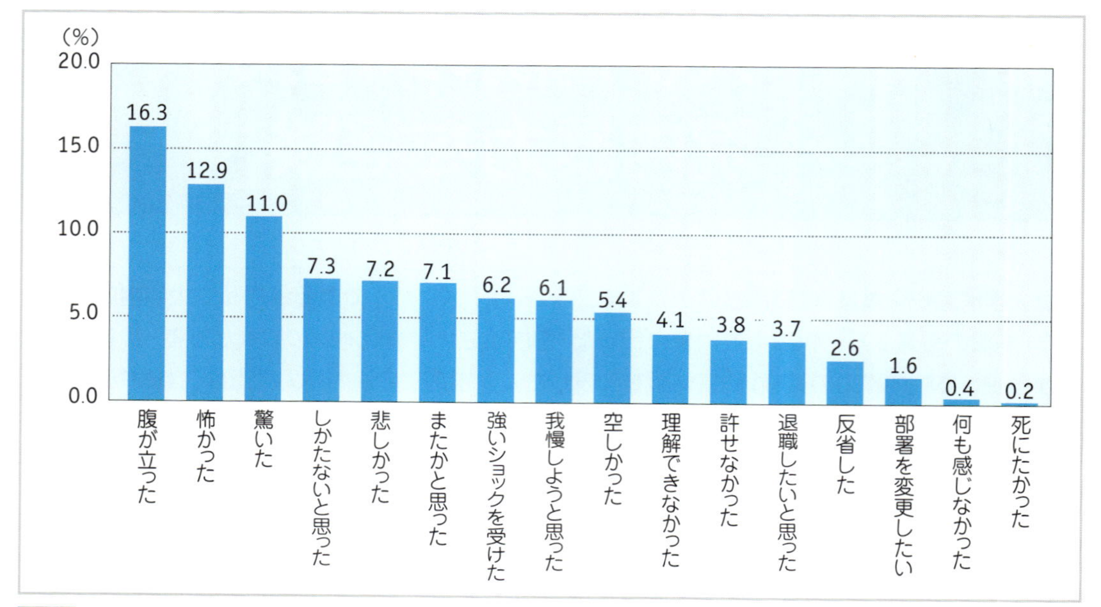

図3 院内暴力（暴言，身体的暴力，セクハラ）を受けた際の思いや気持ち（全職種）（複数回答）

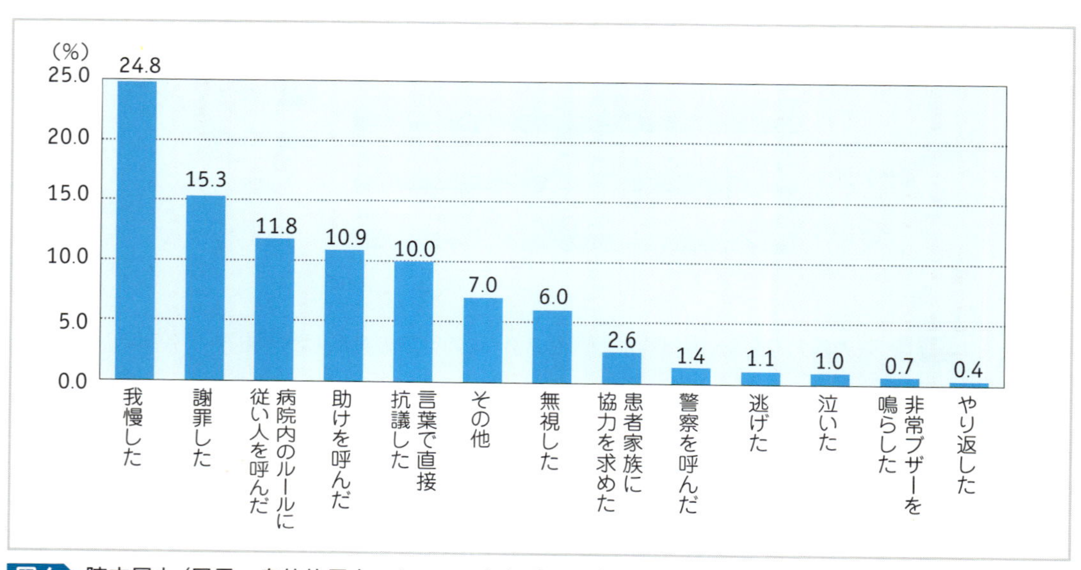

図4 院内暴力（暴言，身体的暴力，セクハラ）を受けた際の個人の対応（全職種）（複数回答）

回答者2万2,738人（有効回答率78.2%）のうち，**図1**の通り，「暴言」を受けたのが41.5%，「身体的暴力」を受けたのが14.8%，「セクシャルハラスメント」を受けたのが14.1%となり，ほぼ2人に1人が「暴言」を，ほぼ7人に1人が「身体的暴力」や「セクハラ」を受けている実態が浮き彫りとなった。

図2は職種別の構成比で，看護師・准看護師・保健師・助産師（以下，看護師等）が44.1%，研修医を含む医師が15.2%などとなっている。

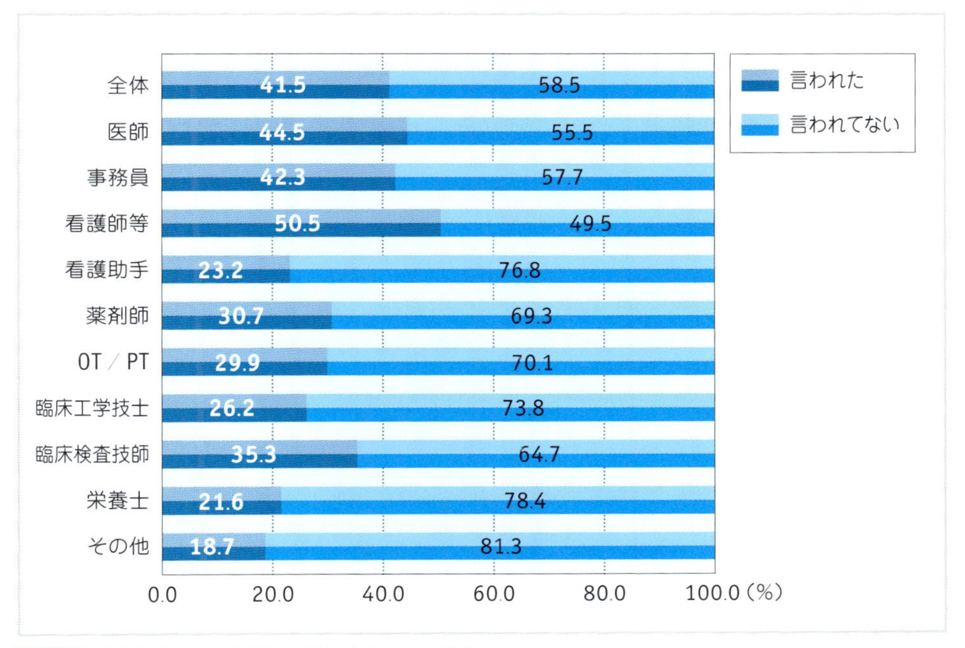

図5 職種別にみた暴言を言われた者の割合

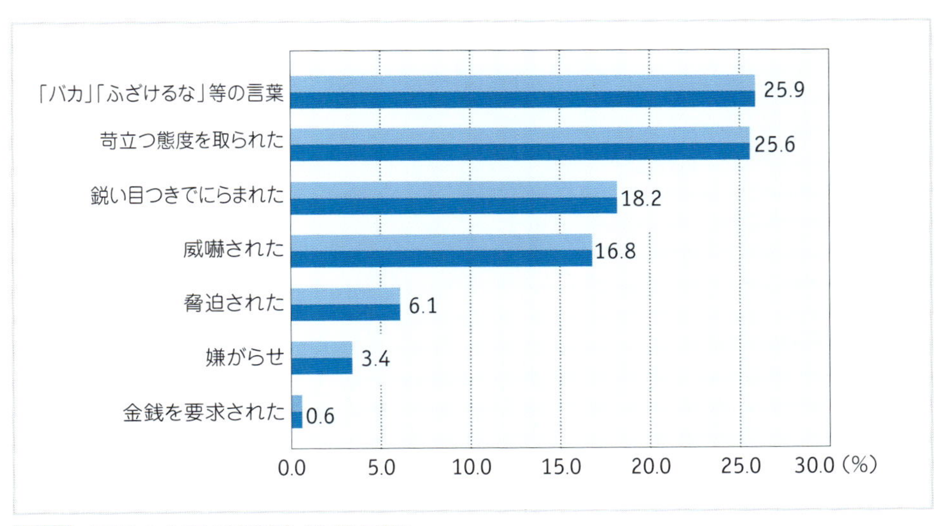

図6 暴言の内容（全職種）（複数回答）

58人が「死」を考えた

図3は「院内暴力」を受けた際の思いや気持ちをまとめたデータで，1位は16.3%の「腹が立った」であった。一方，「怖かった」12.9%，「驚いた」11.0%，「強いショックを受けた」6.2%といった“恐怖・ショック”の反応の合計は30.1%であり，“怒り”の気持ちのほぼ倍となっている。

また，院内暴力が日常化しつつある状況を反映してか，「しかたないと思った」7.3%，「またかと思った」7.1%，「我慢しようと思った」6.1

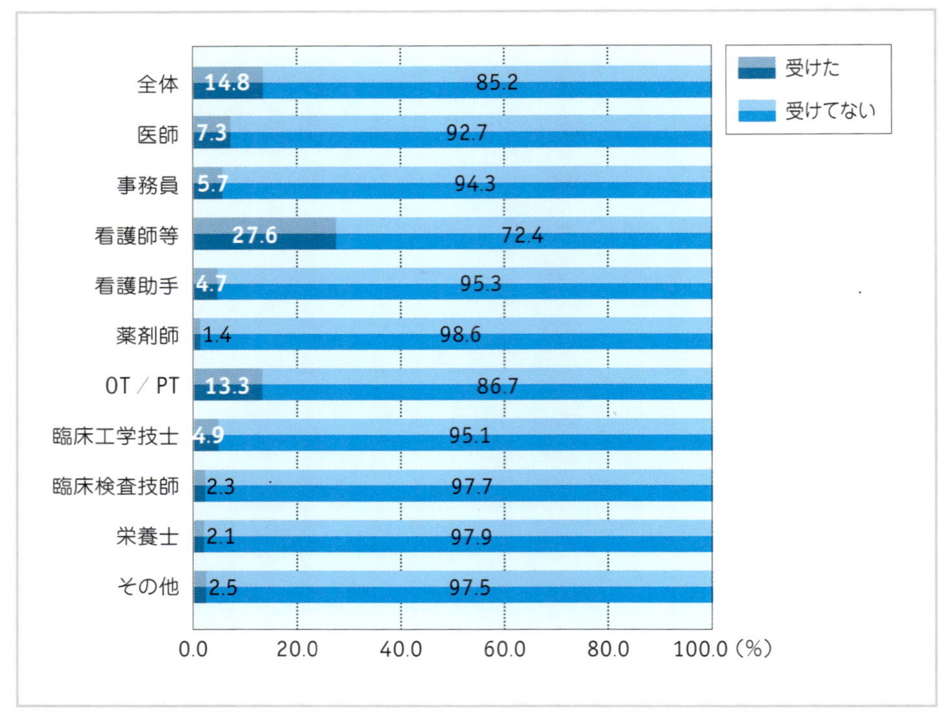

図7 職種別にみた身体的暴力を受けた者の割合

%,「空しかった」5.4%,「何も感じなかった」0.4%という声も上がっている。

深刻なのは,「退職したいと思った」人が3.7%,「死にたかった」人が0.2%いるという事実。この調査で「退職したいと思った」人の実数は1,159人,「死にたかった」人は58人で, 暴言・暴力・セクハラに追い込まれている医療人を見つけ, 救済することが医療現場の新たな課題になっていることは間違いない。

また, **図4**は「院内暴力」を受けた際の個人レベルでの対応（関係した院内暴力の原因が医療者側にないと回答した人のみ）をみたもの。

医療者側に責任がないケースと思っていたにもかかわらず,「我慢した」が最も多い24.8%で, 次に「謝罪した」が15.3%となっている。

「言葉で直接抗議した」10.0%,「やり返した」0.4%という対応もあるが, 自分以外の人の協力を得ようとした（「病院のルールに従い, 人を呼んだ」11.8%,「助けを呼んだ」10.9%,「患者家族に協力を求めた」2.6%,「警察を呼んだ」1.4%,「非常ブザーを鳴らした」0.7%）行動パターンは合計27.4%となっている。

暴言は看護師, 医師, 事務員で高い比率

図5, **図6**は「暴言」に関するアンケート結果。「暴言」を受けた割合が高いのは, 看護師等, 医師, 事務員で, 看護師等は50.5%と半数を超えている。「暴言」の内容は, 罵詈雑言の類（バカ, アホ, ふざけるな, 誠意を見せろ, 土下座しろ等）が25.9%, 苛立つ態度が25.6%

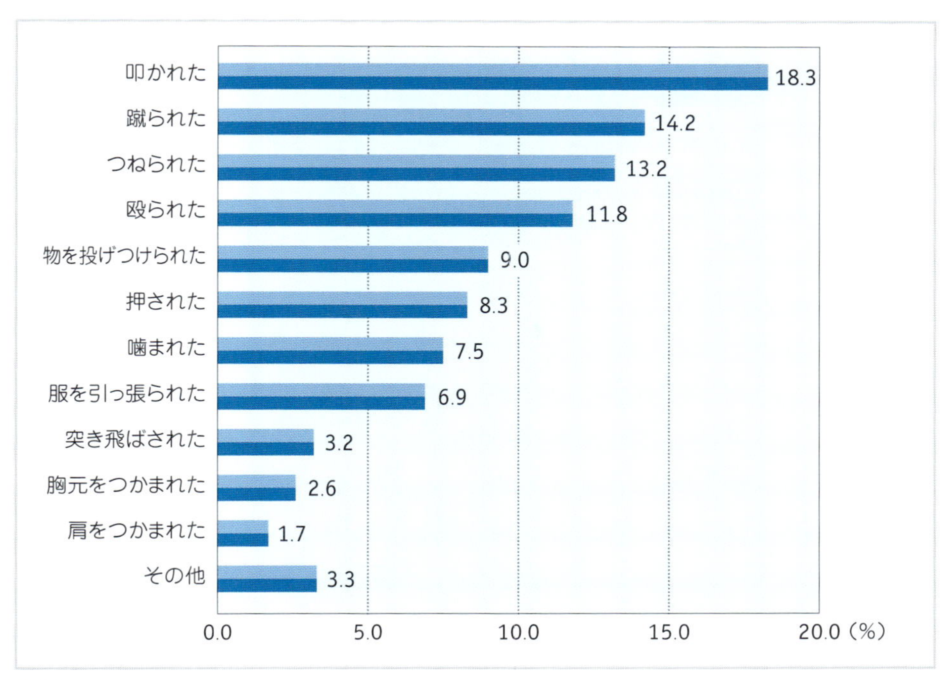

図8 身体的暴力の内容（全職種）（複数回答）

でほぼ同率となっている。

身体的暴力，セクハラは看護師等で高率

図7，**図8**は「身体的暴力」，また**図9**，**図10**は「セクハラ」に関するアンケート結果で，職種別にみると，看護師等が他職種に比べて高率で遭遇している実態がみえてくる。

「身体的暴力」の内容は主に，手を使って痛みを与える（叩く，蹴る，つねる，殴る）ものが多かったが，「物を投げつけられた」9.0%，「噛まれた」7.5%という結果も出ている。

「セクハラ」の内容に関しては，「身体に触る」のが40.6%と群を抜いて高いが，わいせつな写真・発言等の「性的暴力」8.0%，「ストーカー行為」5.2%の割合も高い。

原因の１位は「説明や確認の不足」

関係した「院内暴力」の原因が医療者側にあると感じる人に「医療者側の原因」を挙げてもらったところ，1位は「説明や確認の不足」19.0%であった。

以下，「待ち時間が長い」15.5%，「医療者の態度」11.8%，「患者の意に沿わない医療行為」10.6%，「自分が女性であったこと」9.0%，「コミュニケーションが未熟」8.4%，「自分が新人や研修医など若者だから」6.3%，「言葉遣い」5.2%，「院内の環境（臭気・騒音・温度など）」4.3%，「診療費関係」2.5%の順となっている。

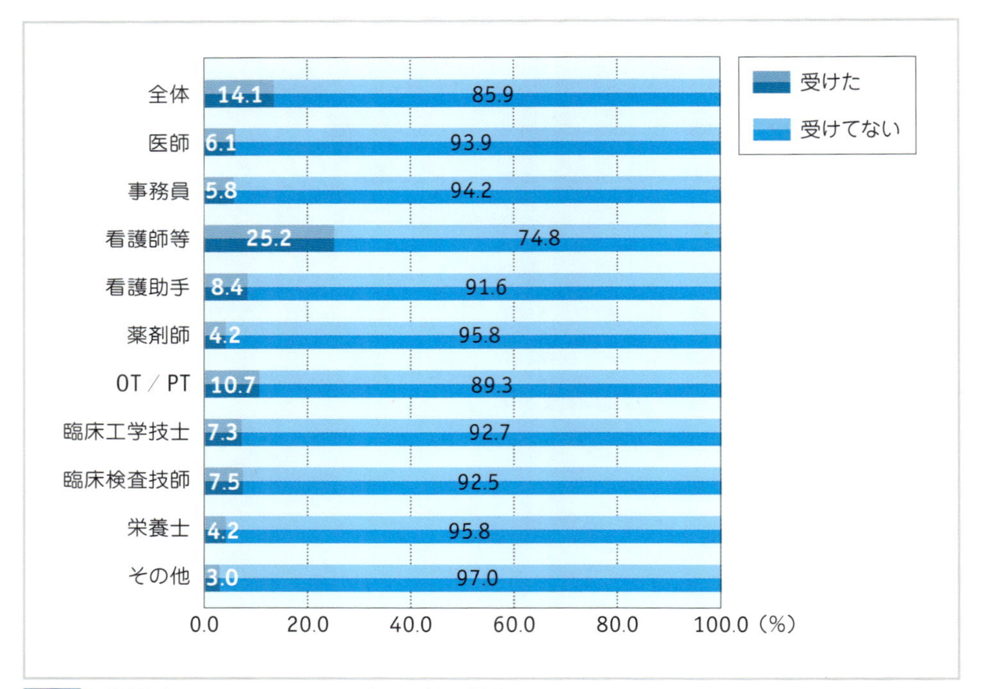

図9 職種別にみたセクハラを受けた者の割合

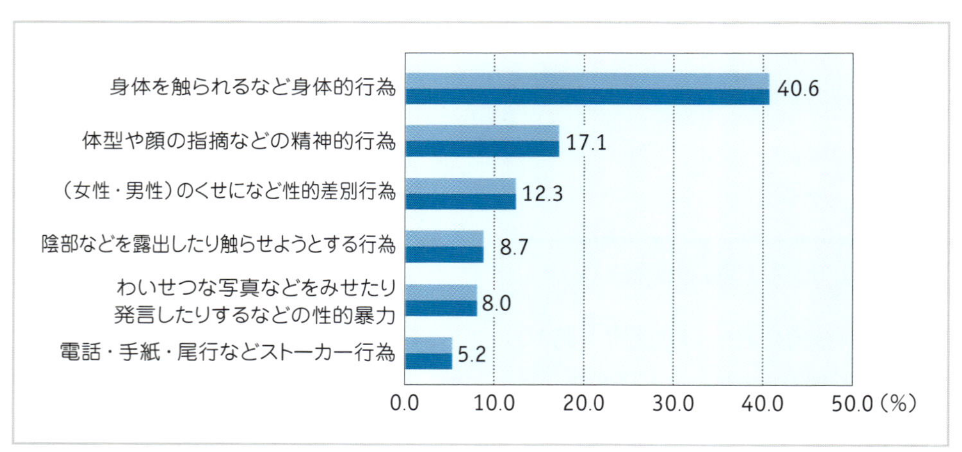

図10 セクハラの内容（全職種）（複数回答）

解説　保険医療機関及び保険医療養担当規則（抜粋）

意外と理解されていない療養担当規則

“保険医療機関”は健康保険法第70条第1項で，また“保険医”は同法第72条第1項で「厚生労働省令で定めるところにより，療養の給付を担当しなければならない」，「……健康保険の診療に当たらなければならない」とそれぞれ定められています。これにより，保険医療機関及び保険医は厚生労働大臣の命令に従って医療を担当しなければならないという法律上の義務を負っていることになります。

保険診療を行うに際し，病院や診療所は保険医療機関の指定を申請し，また医師は保険医としての登録を申請することになりますが，上記を踏まえると，こうした申請は，法律上の義務を履行する旨の意思表示をしたことを意味します。すなわち，厚生労働大臣の指定そして登録を行うことによって，法律上の義務を履行する旨の公法上の契約が成立したことになるわけです。

保険医療機関及び保険医療養担当規則（以下，「療養担当規則」）は厚生労働大臣が定める省令ですが，これが健康保険法の規定に基づく命令なのです。したがって，保険診療はこの療養担当規則の下で行わなくてはなりません。

療養担当規則は全3章から構成され，第1章は保険医療機関の療養についての規則，患者が受診した際に保険医療機関が従うべき規則を定めています。第2章は保険医が守らなければならない診療方針について定めています。第3章は雑則となっています。全体で24条の規定があるのみで，明示されていないものは読替規定となっています。

わが国の保険医療制度は，いわゆる出来高払い方式（一部に包括払い制を導入）を採用しており，診療報酬点数の合計点数に基づく請求金額を審査した上で支払う仕組みとなっています。この仕組みも療養担当規則を前提としています。したがって，その前提を無視したり，逸脱した請求が行われるということは，信頼関係を損ね，医療保険制度の運営を阻害することにもなるわけです。

そこで，保険医療機関及び保険医が規則を遵守しているかどうかを確認するために，審査機関におけるレセプト審査があり，また行政側の指導監査があります。これは，療養担当規則の周知徹底を図り，適正な保険診療を確保することを目的としたもので，保険診療の内容や請求業務についての妥当性をチェックしています。療養担当規則に反するような不正や不当な請求は，反社会的行為とみなされ，罰則の対象となります。

このように，療養担当規則は保険診療を行う上で理解すべき大切なルールであるにもかかわらず，保険医のほとんどは無関心であり，パートナーとなるべき医事職員にも理解されていないのが現状です。

医学教育において医療保険制度の講義時間はきわめて少なく，講義内容も制度の概略を学習する程度で，大学によってはほとんど触れないところもあると聞きます。卒業して，将来は臨床医として働く施設のほとんどが保険医療機関であることを考えれば，療養担当規則を軽んずるのは不思議でなりません。

一方で，医事職員にも読みこなすには難しい条文もあり，厚生労働省の不親切さを感じます。療養担当規則に則って保険診療を行うべき保険医療機関及び保険医が，その条文を理解できなくて何が保険診療と言えるでしょう。厚生労働省は不正や不当な請求をしている保険医療機関を罰するだけでなく，規則そのものを平易な文章に改めたり，各条文の逐条解説に努めるなど，何らかの改善に着手すべきだと思うのです。

これらのことは，今後，厚生労働省に期待するとして，この療養担当規則がどのような内容なのか，主な条文について，以下に解説します。

第１条　（療養の給付の担当の範囲）

保険医療機関が担当する療養の給付並びに被保険者及び被保険者であつた者並びにこれらの者の被扶養者の療養（以下単に「療養の給付」という。）の範囲は，次のとおりとする。

1　診察
2　薬剤又は治療材料の支給
3　処置，手術その他の治療
4　居宅における療養上の管理及びその療養に伴う世話その他の看護
5　病院又は診療所への入院及びその療養に伴う世話その他の看護

■解 説

本条では，保険で行われる診療の範囲を定めています。内容的には日常の診療行為すべてが網羅されています。「居宅における療養上の管理」とは，訪問診療などによる在宅患者に対する医師の医学的管理を意味するものであり，「入院」の解釈に含まれる入院患者に対する医学的管理と対比されます。また「居宅における療養に伴う世話その他の看護」とは，在宅患者に対する訪問看護などを意味します。

第２条　（療養の給付の担当方針）

保険医療機関は，懇切丁寧に療養の給付を担当しなければならない。

2　保険医療機関が担当する療養の給付は，被保険者及び被保険者であつた者並びにこれらの者の被扶養者である患者（以下単に「患者」という。）の療養上妥当適切なものでなければならない。

■解 説

第1項において，保険医療機関は被保険者及び被扶養者の療養を担当するに当たっては，「懇切丁寧に」取り扱わなければならないと規定しています。患者という弱者を対象に診療を行うわけですから，一方的に専門用語でまくし立てることなく，しっかり患者とコミュニケーションを図り，診療に当たることが求められます。保険医療機関として信頼を裏切ることのないように努めて「懇切丁寧」な取り扱いが要求されるのです。

また，保険診療を行うに当たっては個々の患者の症状に最も適した療養が行わなければなりません。第2項の「療養上妥当適切な」取り扱いとは，診療の手続きおよび内容に関する治療方針においても医学的ないし社会的に妥当性を有していなければならないということです。

第2条の4の2 （経済上の利益の提供による誘引の禁止）

保険医療機関は，患者に対して，第5条の規定により受領する費用の額に応じて当該保険医療機関が行う収益業務に係る物品の対価の額の値引きをすることその他の健康保険事業の健全な運営を損なうおそれのある経済上の利益の提供により，当該患者が自己の保険医療機関において診療を受けるように誘引してはならない。

■解 説

昨今，病院経営が厳しくなってきている中，患者サービスのためとか外来収入を上げるためなどと言って，一部負担金の値引きや免除を検討している医療機関もあると聞きますが，このような手段により患者を自院に誘導することを禁止した規定です。受け取るべき一部負担金を減額したり免除したりすることは，療養担当規則違反となります。

第2条の5 （特定の保険薬局への誘導の禁止）

保険医療機関は，当該保険医療機関において健康保険の診療に従事している保険医（以下「保険医」という。）の行う処方せんの交付に関し，患者に対して特定の保険薬局において調剤を受けるべき旨の指示等を行つてはならない。

■解 説

本条は，平成8年度の診療報酬改定の際に行われた療養担当規則の改正において，追加された規定です。以前から指摘されていた大手チェーン薬局の保険医療機関に対するリベートなどの供与問題を背景として，適正な医薬分業の推進をする上で，保険薬局の保険医療機関からの独立性を確保することに重点を置いたものです。

“保険医”については，従来，特定の保険薬局において調剤を受けるべき旨の指示などを行うことについては禁止されていましたが，“保険医療機関”においても同様の行為を禁止した規定です。具体的には，特定の保険薬局への案内図を院内に掲示したり，受付において特定の保険薬局への地図を配布するような行為が禁止の対象となります。また，特定の保険薬局に誘導するだけでなく，特定の保険薬局に患者を紹介することによる見返りに金品などを受理することを禁止しました。ここでいう「金品その他の財産上の利益」とは，金銭はもちろん，物品，便益，労務，饗応，患者一部負担金の減免など広く保険医療機関の利益に供するものも含まれます。

第2条の6 （掲示）

保険医療機関は，その病院又は診療所内の見やすい場所に，第5条の3第4項，第5条の3の2第4項及び第5条の4第2項に規定する事項のほか，別に厚生労働大臣が定める事項を掲示しなければならない。

■解 説

本条は，患者に対する情報の提供の促進を図るという目的から院内掲示を義務づけたものです。食事療養・生活療養に関する内容・費用と，保険外併用療養費に係る内容・費用の掲示のほかに，別に厚生労働大臣が定める事項となっています。この「別に厚生労働大臣が定める事項」とは，①入院基本料に関する事項，②地方厚生（支）局長への届け出事項に関する事項，③明細書の発行状況に関する事項，④保険外負担に関する事項などです。これらのものについては，見やすい場所に掲示しなければなりません。

第3条 （受給資格の確認）

保険医療機関は，患者から療養の給付を受けることを求められた場合には，その者の提出する被保険者証によつて療養の給付を受ける資格があることを確めなければならない。ただし，緊急やむを得ない事由によつて被保険者証を提出することができない患者であつて，療養の給付を受ける資格が明らかなものについては，この限りでない。

■解 説

被保険者などが保険診療を受けることができるのは，被保険者証によって資格が確認できた場合のみという規定です。ただ，必ずしも被保険者証がなければ保険診療を受けられないわけではありません。たとえば，被保険者証の再交付手続き中で手元にない場合は健康保険被保険者資格証明書による受診となります。

窓口でたまに見かける光景ですが，被保険者証の複写をもって資格を満たしていると主張する患者がいます。しかし，いつ複写されたのか，また本当に本人のものかどうか確認できないため，被保険者証とはみなされません。

条文中に「被保険者証によって療養の給付を受ける資格があることを確かめなければならない」とありますが，それでは，どの程度の確認が必要で，どこまで求められるのでしょう。結論から言いますと，保険医療機関として“一般的に要求される程度の注意義務”を果たしていればよいとされています。

ここでいう“一般的に要求される程度の注意義務”とは，診療を受けようとする者の被保険者証の内容（性別・年齢など）と照らし合わせて確認する程度，とされています。ただし，照合の結果，不審な点があれば，さらに本人であることの確認を行う必要が求められます。

保険医療機関において，“一般的に要求される程度の注意義務”による確認を行ったにもかかわらず，受給資格のない者に対して保険給付を行った場合，保険医療機関は保険者に診療報酬を請求してその支払いを受ける権利を有します。この場合，保険者は保険医療機関に支払った費用を不正受給者に対する「不当利得返還請求権」として行使し，返還されることになります。

逆に，保険医療機関が“一般的に要求される程度の注意義務”を怠った場合には，保険者に診療報酬の支払い義務は発生せず，保険医療機関がこの患者から医療費の支払いを受けることになります。このように，受給資格の確認を怠ると保険医療機関が不利益を被ることになります。

第5条 （一部負担金等の受領）

保険医療機関は，被保険者又は被保険者であつた者については法第74条の規定による一部負担金，法第85条に規定する食事療養標準負担額（同条第2項の規定により算定した費用の額が標準負担額に満たないときは，当該費用の額とする。以下単に「食事療養標準負担額」という。），法第85条の2に規定する生活療養標準負担額（同条第2項の規定により算定した費用の額が生活療養標準負担額に満たないときは，当該費用の額とする。以下単に「生活療養標準負担額」という。）又は法第86条の規定による療養（法第63条第2項第1号に規定する食事療養（以下「食事療養」という。）及び同項第2号に規定する生活療養（以下「生活療養」という。）を除く。）についての費用の額に法第74条第1項各号に掲げる場合の区分に応じ，同項各号に定める割合を乗じて得た額（食事療養を行つた場合においては食事療養標準負担額を加えた額とし，生活療養を行つた場合においては生活療養標準負担額を加えた額とする。）の支払を，被扶養者については法第76条第2項，第85条第2項，第85条の2第2項又は第86条第2項第1号の費用の額の算定の例により算定された費用の額から法第110条の規定による家族療養費として支給される額に相当する額を控除した額の支払を受けるものとする。

2　保険医療機関は，食事療養に関し，当該療養に要する費用の範囲内において法第85条第2項又は第110条第3項の規定により算定した費用の額を超える金額の支払を，生活療養に関し，当該療養に要する費用の範囲内において法第85条の2第2項又は第110条第3項の規定により算定した費用の額を超える金額の支払を，法第63条第2項第3号に規定する評価療養（以下「評価療養」という。）又は同項第4号に規定する選定療養（以下「選定療養」という。）に関し，当該療養に要する費用の範囲内において法第86条第2項又は第110条第3項の規定により算定した費用の額を超える金額の支払を受けることができる。

■解 説

本条は，被保険者または被保険者であった者についての保険診療を受けた際の一部負担金の支払いを規定したものです。一部負担金は受益と負担の均衡を期するという趣旨から設けられました。保険医療機関は“善良なる管理者”の立場により一部負担金の支払いを受けることが必要と定められているわけです。

ただし，保険者が健康保険組合でその被保険者の療養の給付を担当する医療機関が事業主医療機関の場合は，組合規定により一部負担金を減額したり免除したりできることになっています。また，健康保険組合の直営医療機関では，当該被保険者の一部負担金を徴収しなかったり減額したりすることが可能です（健康保険法第84条）。

一部負担金の支払いは，保険医療機関が“善良な管理者の注意”をもって行われるものであり，被保険者との間の法律関係となっています。したがって，一部負担金の支払いを受けられなかった場合，その未払い額を保険者に転嫁できません。

なお，一部負担金の受領については健康保険法第74条，国民健康保険法第42条でそれぞれ規定し，国保についてはその財政状況，被保険者の事情などにより一部負担金の減免あるいは一部負担金の直接徴収などの規定があります。

第6条　（証明書等の交付）

保険医療機関は，患者から保険給付を受けるために必要な保険医療機関又は保険医の証明書，意見書等の交付を求められたときは，無償で交付しなければならない。ただし，法第87条第1項の規定による療養費（柔道整復を除く施術に係るものに限る。），法第99条第1項の規定による傷病手当金，法第101条の規定による出産育児一時金，法第102条第1項の規定による出産手当金又は法第114条の規定による家族出産育児一時金に係る証明書又は意見書については，この限りでない。

■解 説

本条は，保険給付を受けるために必要な証明書や意見書などの交付を患者から求められた場合，保険医療機関は無償で交付するよう定めています。

本条の但し書き以降の文章がわかりにくいので，次のように書き改めると理解しやすくなります。「ただし，療養費，傷病手当金，出産育児一時金，出産手当金，家族出産育児手当金に係る証明書又は意見書については，この限りでない」。

按摩・マッサージ，はりおよびきゅうに係る療養費の請求の際に必要な医師の同意書の交付に要する費用については，診療報酬上で評価したことに伴い，無償交付義務の対象から除外しました。

傷病手当金意見書については，100点に対する一部負担金を徴収できます。ただし，被保険者の過失などにより再交付が必要となった場合には，被保険者が負担することになります。

その他の出産育児一時金，出産手当金，家族出産育児手当金に係る証明書又は意見書は，全額有償で交付することができます。

本条でいう「保険給付を受けるために必要な証明書又は意見書」とは，分娩費・出産手当金および家族分娩費の請求に係る出産の事実の証明，育児手当金の請求に係る育児の事実の証明並びに埋葬料（費）及び家族埋葬料の請求に係る死亡の事実の証明に関する書類です。したがって，被保険者が保険給付を受ける目的以外の使用目的をもって，証明書又は意見書などの交付を受けた場合には有償で交付することになります。

その証明書の交付が有償なのか無償なのかは，この第6条が根拠となりますが，その他の規程でも無償交付すべき文書が決められています。

無償で交付すべき文書を有償で交付したり，その逆の取り扱いをしている保険医療機関も見受けられます。保険給付を受けるために必要な無償文書と各法で規定している無償文書をしっかり見極めることが必要であると思います。医師が持つ最高の技術，知識を駆使して慎重に診断した結果を文書に記すことを考えた場合，それを無償で交付することは，医師の技術や知識を否定することにもなりかねません。このような取り扱いを貴院ではしていないか注意が必要です。

本条は，被保険者に交付すべき保険給付に係る文書については無償で交付すべきという趣旨の規定であり，国や各自治体の各種助成制度に係る証明書や意見書（各法で規定しているものを除く）などについては，文書料を徴収して差し支えありません。往々にして，行政機関から依頼された文書は無償で交付するものと勘違いしている医療機関もありますが，特に法律で規定されていないものは有償で交付して差し支えないのです。ただ，行政機関と日頃から親密な関係にあり，協力するという場合には無償で交付しても問題ありません。つまり，無償交付しなければならないと規定されている文書以外の文書は，個々の保険医療機関の裁量で有償か無償かを判断することになると考えます。

第8条　（診療録の記載及び整備）

保険医療機関は，第22条の規定による診療録に療養の給付の担当に関し必要な事項を記載し，これを他の診療録と区別して整備しなければならない。

■解 説

本条は診療録の記載，整備に関する規定です。規定中の「第22条の規定による診療録」とは，療養担当規則第22条で定める様式の診療録を指しています。診療録の記載については，第22条で“保険医”に対する事項を定めていますが，第8条では“保険医療機関”の責任で記載しなければならない事項を定めています。

保険医療機関の記載責任に属する事項として

は，公費負担者番号および受給者番号欄，保険者番号欄，被保険者証欄，被保険者氏名欄，資格取得欄，保険者欄，診療の点数欄などの給付及び診療報酬請求に必要な事項と解されています。ただし，欄外に医療機関が独自に項目を設けて使用することについては許されています。

また，本条において「他の診療録と区別して整備しなければならない」と規定していますが，この「他の診療録と区別して」ということが守られていない保険医療機関は大変多いと言えます。保険診療以外（たとえば，健康診断，労働災害，交通事故などの診療）の場合，別の診療録に記載しなければならないとされています。保険診療において，診療録は診療報酬請求の唯一の拠り所です。したがって，常に適正な記載を心がけ，整理・保管し，行政の監査に当たっては速やかに提出しうる状態にしておくことが重要です。

第9条 （帳簿等の保存）

保険医療機関は，療養の給付の担当に関する帳簿及び書類その他の記録をその完結の日から3年間保存しなければならない。ただし，患者の診療録にあつては，その完結の日から5年間とする。

■解 説

本条は保険医療機関における帳簿などの保存義務とその期間を規定したものです。「療養の給付の担当に関する帳簿及び書類その他の記録」といえば，診療録をはじめ，各科の診療日誌，看護記録，手術記録，温度表，検査所見，指示伝票など，多岐にわたります。

これらの記録は，療養の給付の内容を証明するものとして重要であるため保存を定めているのです。なお，長期の保存は保険医療機関に過重な負担を課すことになるため，民法上，診療報酬債権の消滅時効が3年間と規定されていることを踏まえ，これらの記録の保存期間も3年間と定められました。しかし，診療録については療養の給付内容を証明するものの中で最も重要であること，そして医師法第24条第2項において診療録の保存期間が5年間と規定されていることから，他の帳簿及び書類とは別に，5年間保存すべきと定められています。

規定の中の「完結の日」とは，個々の被保険者などにつき一連の保険診療が終了した日を指すものであり，「治癒」「中止」「転医」又は「死亡した日」となります。また，時効の起算日は健康保険法第194条の規定により「完結の日」の翌日からとなります。たとえば，6月25日に終了した場合には，その診療録の時効の起算日は6月26日です。

また，医療法施行規則第20条の10では，病院日誌，各科診療日誌，処方せん，手術記録，看護記録，検査所見記録，X線写真，入院患者・外来患者の数を明らかにする帳簿ならびに入院診療計画書の保存期間を2年間と定めていますが，保険医療機関における保存期間は3年間であることに注意しなければなりません。さらに，気をつけるべき点は，検査所見や手術記録などを診療録に貼付した場合には診療録の一部とみなされ，診療録と同様，5年間の保存期間になることです。

第10条 （通知）

保険医療機関は，患者が次の各号の一に該当する場合には，遅滞なく，意見を附して，その旨を全国健康保険協会又は当該健康保険組合に通知しなければならない。

1　家庭事情等のため退院が困難であると認

められたとき。

2 闘争，泥酔又は著しい不行跡によつて事故を起したと認められたとき。

3 正当な理由がなくて，療養に関する指揮に従わないとき。

4 詐欺その他不正な行為により，療養の給付を受け，又は受けようとしたとき。

■解 説

本条の1号の「家庭事情等のため退院が困難であると認められたとき」とは，いわゆる「社会的入院」と言われるような，長期にわたる不自然な入院をする患者のことであり，保険診療の趣旨に反するような患者を防止する役割を保険医療機関に期待するとともに，通知によって保険者が適切な措置をとることになります。

2号から4号は，健康保険法上，保険給付の全部または一部を制限できる場合です。

2号は健康保険法第117条に該当します。「著しい不行跡」とは，たとえば婚姻外において頻回に性病に罹患するとか，そのようなことが原因で症状を悪化させるような場合をいいます。

3号は健康保険法第119条に該当します。「正当な理由がなくて，療養に関する指揮に従わないとき」とは，①保険者又は療養担当者の療養の指揮に関する明白な意思表示があつたにもかかわらず，これに従わない者（作為又は不作為の場合を含む。以下同様とする），②診療担当者より受けた診断書，意見書等により一般に療養の指揮と認められる事実があつたにも拘らず，これに従わないため，療養上の障碍を生じ著しく給付費の増嵩をもたらすと認められる者，を指します（昭和26年5月9日保発第37号 厚生省保険局長通知「健康保険法第63条の規定による保険給付の一部制限について」）。

4号は健康保険法第120条に該当します。「不正な行為」とは，たとえば脅迫や贈賄で保険給付を受けるような場合を言います。4号に該当した場合には，傷病手当金又は出産手当金の給付制限が行われます。

本条は，保険財政の無駄遣い防止を図るために，保険医療機関が診療の担い手として保険者に協力し，適正な保険給付が行われることを期待し，保険者に給付制限という強制措置を認めたものです。保険医療機関が本条の各号に該当する患者と知りつつ，保険者に通知せずに診療を続けているような場合，当該診療に関する保険請求が認められなかったり，取り消しや返還措置命令などの処分対象へと発展することもあるので，十分注意を要します。

誤解してはならないのは，全部または一部給付制限できる決定権があるのは保険者であって保険医療機関ではないことです。したがって，本条各号に該当する患者であっても被保険者証を提出し保険診療を求められた場合，医療機関はそれに応じる義務を負うことになります。そして，その後，保険者に通知することによって，保険者が被保険者から保険給付分を直接徴収することになります。

本条の解釈を間違って対応している医療機関も多く，闘争や泥酔で受診した患者に対して健康保険での給付はできないといって自費診療扱いとしている場合も見受けられますが，正しい解釈の下，適正な取り扱いを心がけてほしいものです。

第12条 （診療の一般的方針）

保険医の診療は，一般に医師又は歯科医師として診療の必要があると認められる疾病又は負傷に対して，適確な診断をもととし，患者の健康の保持増進上妥当適切に行われなければならない。

■解 説

保険医の行う診療は保険診療であり，そこには保険医としても一定のルールが定められています。すなわち，保険診療とは保険者と保険医療機関との間で結ばれた契約であり，したがって各種法令に則り医学的根拠に基づいた診療を行うことになります。診療の必要があると認められるのは当然医学上の常識により主治医が判断すべきものと考えられますが，保険診療においては制度上の経済的制約から社会通念上，治療を必要と認める程度の疾病を診療の対象としています。そして，診療対象となる疾病の範囲も時代の要請に合わせて変わってきています。

「適確な診断をもととし，患者の健康保持増進上妥当適切に」とありますが，「妥当」で「適切」とは，いわゆる医学的，社会的，経済的にも適正な診療であるということを意味しています。「適確な診断」とは，画一的な診療を行うのではなく，患者個々に応じた診療を心がけることをいうのであり，その時代の医学水準に照らし合わせた診療を行うことです。医師によっては旧態依然とした診療を行っている場合もあり，医師自らが常にその時の医学水準の診療が行えるように努力すべきです。

また，「適確な診断」のためには必要な検査を行うことは当然ですが，だからといってあらゆる検査を実施してデータを多く集めればよいというものでもありません。個々の検査の感度や特異性，検査そのものの危険性などにも注意を払う必要があります。投薬においても薬漬けにすることのないように，定められた用量・用法を添付文書に沿って適正に使用する必要があります。そして，同一薬効の薬剤であれば高価薬より安価薬を使用するなど，経済的配慮も必要となってくるのです。

第13条 （療養及び指導の基本準則）

保険医は，診療に当つては，懇切丁寧を旨とし，療養上必要な事項は理解し易いように指導しなければならない。

■解 説

第2条は“保険医療機関”における療養の給付の担当方針の規定であり，第13条は“保険医”における診療および指導の基本準則を規定したものです。とかく多忙な保険医は診察もさることながら，症状の説明も専門用語でまくし立て，患者が理解しているかどうかはおかまいなしに対応していることもあります。保険診療においては，患者の信頼を裏切ることなく努めて「懇切丁寧」な対応（つまり，患者情報・医学情報などの提供をはじめとした患者サービスのすべてを含む）が求められ，患者の理解できるような平易な言葉や用語，内容で治療効果を上げるような指導をしなければなりません。

「理解し易いよう」な指導とは，インフォームドコンセントに通じることになります。インフォームドコンセントの趣旨は，情報（医学および患者情報）の公開によって患者と医師の信頼関係を高め，効果的に治療を進めるところにあります。そして治療方針においては選択肢を示し，その決定を患者の意向で行えるような対応が求められるのです。

第14条 （指導）

保険医は，診療にあたつては常に医学の立場を堅持して，患者の心身の状態を観察し，心理的な効果をも挙げることができるよう適切な指導をしなければならない。

■解 説

最近は医学知識の豊富な患者も多くなってきており，自己診断でそれに適応する薬を求めたり， 検査や注射を求めたりする場合もあります。医学知識が豊富であるといっても，それはマスコミやインターネット，市販の書籍から得た知識であって専門的に学習して得たものではありません。保険医の中には必要性を認めないにもかかわらず，患者の求めに応じて投与したり，検査したりと不適切な診療を行っている場合もあります。これでは，医学の立場を堅持しているとは言えませんし，医師そのものの存在理由も問われることにもなります。保険医においては，このような医学的に不要と思われる場合には，患者に十分説明し，誤った考えを正し，適切な指導を行わなければなりません。

第15条

保険医は，患者に対し予防衛生及び環境衛生の思想のかん養に努め，適切な指導をしなければならない。

■解 説

本条は特に見出しはありませんが，これは前条と同様に指導に関する規定となっているからです。保険医は患者の疾病を診療するだけでなく，疾病の誘因となった背景（生活様式や社会環境など）までにも目を向け，さらに予防について被保険者を啓蒙し，健康を維持することまで期待されています。医師法第1条は医師の任務として次のように規定しています。「医師は，医療及び保健指導を掌ることによって公衆衛生の向上及び増進に寄与し，もって国民の健康な生活を確保するものとする」。この規定によっても，保険医は公衆衛生に積極的に協力することが責務とされているのです。ちなみに，本条の「かん養」とは自然に沁み込むように養うという意味です。

第16条 （転医及び対診）

保険医は，患者の疾病又は負傷が自己の専門外にわたるものであるとき，又はその診療について疑義があるときは，他の保険医療機関へ転医させ，又は他の保険医の対診を求める等診療について適切な措置を講じなければならない。

■解 説

医療が高度化・専門化している現在，本条の意味するところは，ますます重要となっています。患者の疾病が自分の専門外であったり，自院に必要とする診断機器が設置されていないなどで十分な診療が行えないと判断した場合には，他の保険医療機関を紹介しなければならないという規定です。紹介に当たっては，相手先の診療機能を十分に理解した上で，常に患者の立場を考慮することが大切です。また，症状が複雑で自己の診断に疑義があるような場合には，速やかにその疾病を専門とする保険医に来てもらうなどして対診を求めるよう患者の診療に万全を期さなければなりません。

最近は診断内容や治療方針，手術方法，その是非などを他の医師に聞きたい（セカンドオピニオン）という患者も増えてきています。このような場合には積極的に同意することも必要ですし，場合によっては他の医師を紹介することも望まれます。 現在は患者の権利意識も高まり，納得のいかない診療に対して訴訟で争う場合も増加してきました。自院で何が何でも最後まで診療する必要もなく，ましてや医療訴訟や手遅れによる告訴を回避するためにも，速やかに他施設および他医を紹介すべきです。

第16条の2 （診療に関する照会）

保険医は，その診療した患者の疾病又は負傷に関し，他の保険医療機関又は保険医から照会があつた場合には，これに適切に対応しなければならない。

■解 説

保険医療機関の機能連携を推進する観点から，平成10年に新設された規定です。要するに，保険医療機関を機能別に分類し，役割分担を図って有機的な連携を推し進めることにより，大病院に患者が集中する事態を是正するのが目的です。本条によって，それぞれの医療機関において重複した検査や投与が行われるのを防ぐとともに，患者の身体的負担も軽減でき，ひいては医療費の節減にもつながることになります。照会を受けた医療機関において治療が一段落した場合には，照会元の医療機関に逆紹介するなどして相互に連携を図り，患者に最適の治療環境を整える努力もしていかなければなりません。

第17条 （施術の同意）

保険医は，患者の疾病又は負傷が自己の専門外にわたるものであるという理由によつて，みだりに，施術業者の施術を受けさせることに同意を与えてはならない。

■解 説

患者が，はり，きゅう，按摩などを受ける場合，医師の同意が必要となりますが，本条は保険医がこの同意を安易に与えることに対しての注意です。つまり，保険医が患者の要求により安易に承諾するのではなく，周辺に紹介可能な医療機関がある場合は，まずその医療機関に依頼すべき，あるいは専門外の傷病については，まずその傷病の専門医に依頼すべきということを規定したものです。

本条でいう「施術業者」とは，按摩，マッサージ師，指圧師，はり師，きゅう師及び柔道整復師を言います。

第18条 （特殊療法等の禁止）

保険医は，特殊な療法又は新しい療法等については，厚生労働大臣の定めるもののほか行つてはならない。

■解 説

本条は厚生労働大臣の定めるもの以外の特殊療法を禁止した規定です。ここでいう「厚生労働大臣の定めるもの」とは，点数表に収載されている医療や通達によって準用する医療，薬価基準表に収載されている医薬品の使用，保険外併用療養費に関する医療を指します。特殊療法とは一般的に行われていないものを言いますが，具体的には点数表未収載の医療行為及び薬価基準表未収載の医薬品を言います。

特殊療法は安全性や有効性が広く一般に認められておらず，場合によっては患者が不利益を被るおそれがあることから，保険診療では禁止しています。また，点数表に収載されていないということは，保険診療とは認められていないことを意味しています。

このため，その部分のみを患者から実費徴収することは，保険診療の中で一部が自由診療となり，「混合診療」とみなされ，保険診療の大原則である“混合診療の禁止”に反することになります。ただし，保険外併用療養費（例：先進的医療など）を受けた場合については，この部分のみ実費徴収して差し支えない扱いとなっています。

本条の「療法」とは，治療を意味しており，診断書の交付や外用薬の容器の使用は治療方法とは言いません。したがって，本条とは関係なく，文書料や容器代を全額患者負担として徴収しても差し支えありません。

受診中の保険医療機関で，患者自身が特殊療法を希望した場合には，その医療行為のみならず，入院料や投薬料などすべての行為を自費扱いとしなければなりません。なぜなら，これらの行為は特殊療法に附随する一連の行為と見なされるからです。

第23条の2 （適正な費用の請求の確保）

保険医は，その行つた診療に関する情報の提供等について，保険医療機関が行う療養の給付に関する費用の請求が適正なものとなるよう努めなければならない。

■解 説

現行制度では，“保険医療機関”は療養の給付を担当し，当該給付に係る費用請求を自らの責任で行いますが，その一方で，“保険医”は直接的に自分の行った診療行為に責任を持つこととなります。このため，“保険医療機関”が費用請求する際には，それが適正なものとなるよう，“保険医”には情報提供するなどの努力が必要となるのです。

具体的には，厚生労働省の監査などの通知にある「不正又は不当な診療」「不正な又は不当な診療報酬の請求」などが挙げられます。また，保険医が保険医療機関の行う療養の給付に関する費用の請求に際して不正請求を助長させるような助言などを行い，不正な診療報酬請求をさせるような行為を慎むべきとされています。

不正請求に関して，保険医療機関は「指定取り消し」「戒告」「注意」を，また保険医は「登録取り消し」「戒告」「注意」などといった行政措置を受けることになります。

索引

電子版のご利用方法

巻末の袋とじに記載されたシリアルナンバーで，本書の電子版を利用することができます。

手順①：日本医事新報社Webサイトにて会員登録（無料）をお願い致します。
（既に会員登録をしている方は手順②へ）

日本医事新報社Webサイトの「Web医事新報かんたん登録ガイド」でより詳細な手順をご覧頂けます。
www.jmedj.co.jp/files/news/20170221%20guide.pdf

手順②：登録後「マイページ」に移動してください。
www.jmedj.co.jp/mypage/

「マイページ」
▼
「会員情報」をクリック
▼
「会員情報」ページ上部の「変更する」ボタンをクリック
▼
「会員情報変更」ページ下部の「会員限定コンテンツ」欄にシリアルナンバーを入力
▼
「確認画面へ」をクリック
▼
「変更する」をクリック

会員登録（無料）の手順

1 日本医事新報社Webサイト（www.jmedj.co.jp）右上の「会員登録」をクリックしてください。

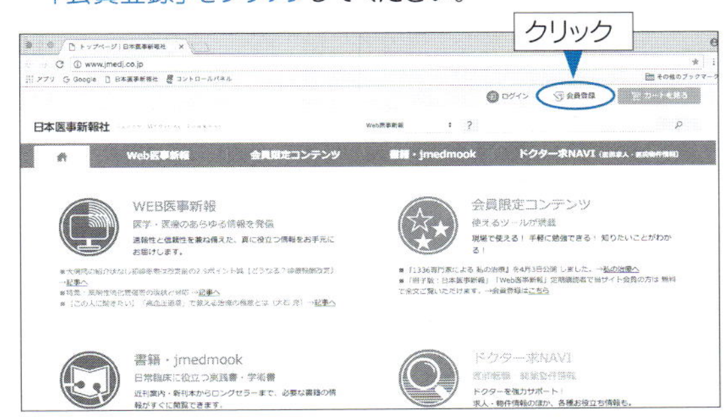

2 サイト利用規約をご確認の上（1）「同意する」にチェックを入れ，（2）「会員登録する」をクリックしてください。

3（1）ご登録用のメールアドレスを入力し，（2）「送信」をクリックしてください。登録したメールアドレスに確認メールが届きます。

4 確認メールに示されたURL（Webサイトのアドレス）をクリックしてください。

5 会員本登録の画面が開きますので，新規の方は一番下の「会員登録」をクリックしてください。

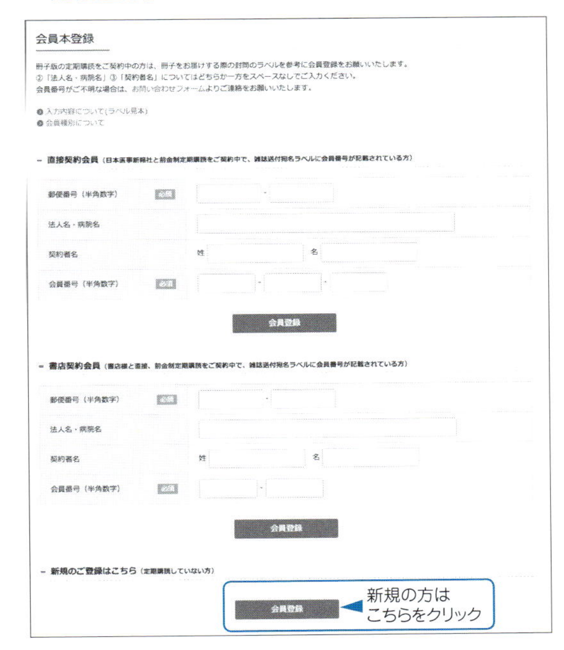

6 会員情報入力の画面が開きますので，（1）必要事項を入力し（2）「（サイト利用規約に）同意する」にチェックを入れ，（3）「確認画面へ」をクリックしてください。

7 会員情報確認の画面で入力した情報に誤りがないかご確認の上，「登録する」をクリックしてください。

■編著者略歴

大江和郎（おおえ　わろう）

1975年3月	明治大学法学部法律学科卒業
同年4月	東京女子医科大学庶務課入職
	医事課長補佐，看護部課長，広報室長などを歴任
2006年10月	附属成人医学センター事務長
2012年10月	附属青山病院兼成人医学センター事務長
2014年10月	学務部長（医学部・看護学部）（～現在）

著書：主な著書

『アカシア病院物語』（1～3巻）（医学通信社）
『医事業務と法律知識』（産労総合研究所）
『改訂 医療保障』（建帛社）
『医療事故緊急対応マニュアル』（産労総合研究所）

もつれない　患者との会話術　第2版

定価（本体3,200円＋税）

2015年10月10日 第1版発行
2018年 1月31日 第2版発行

■編著者　大江和郎
■発行者　梅澤俊彦
■発行所　日本医事新報社
〒101-8718 東京都千代田区神田駿河台2-9
電話　03-3292-1555（販売・編集）
ホームページ：www.jmedj.co.jp
振替口座　00100-3-25171
■印　刷　ラン印刷社

ISBN978-4-7849-5458-2　C3047 ¥3200E